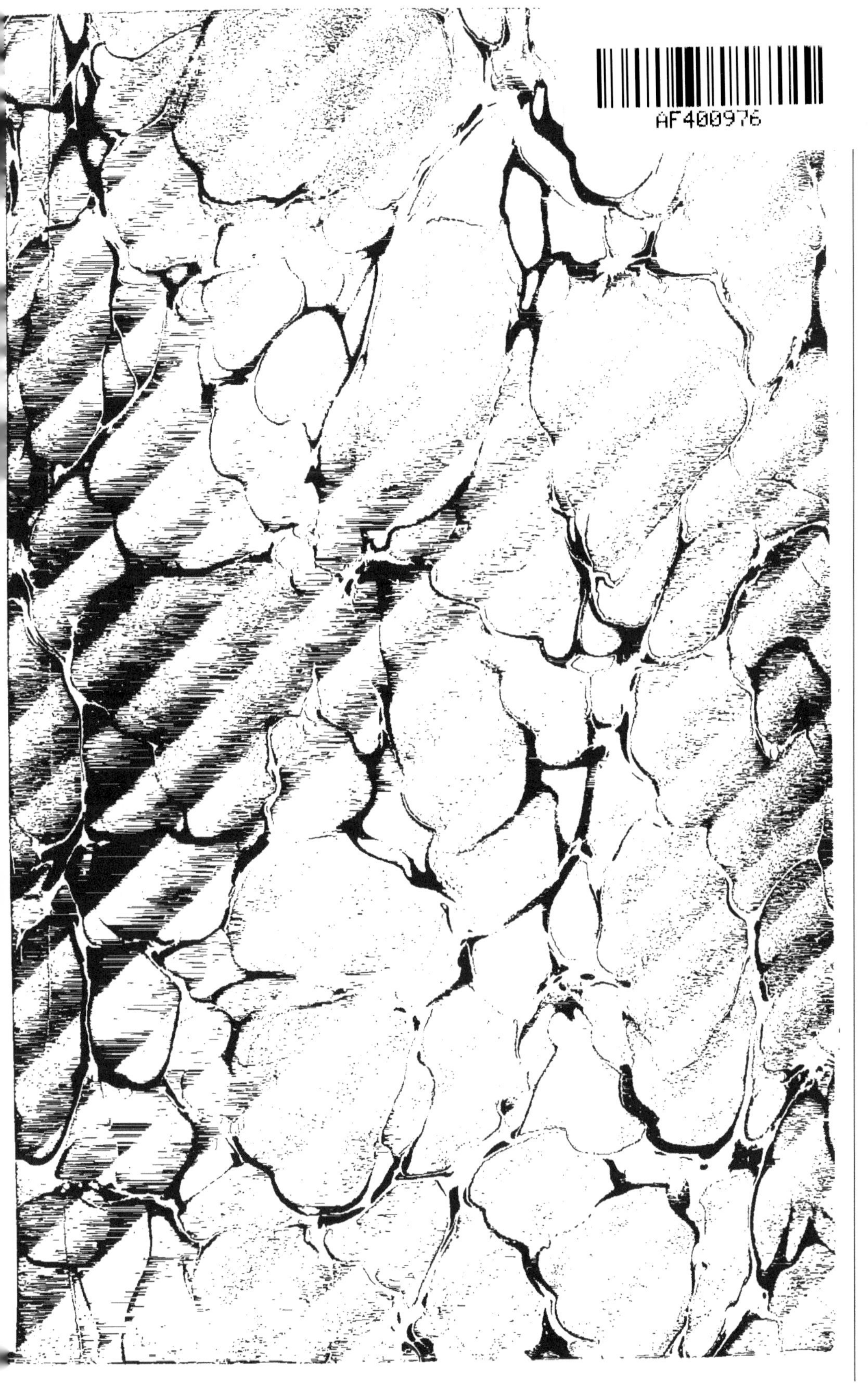

AF400976

G. DUBOIS-DESAULLE

ÉTUDE

sur la

Bestialité

au point de vue

Historique, Médical et Juridique

PARIS

CHARLES CARRINGTON, Libraire-Éditeur

13, Faubourg Montmartre 13

1905

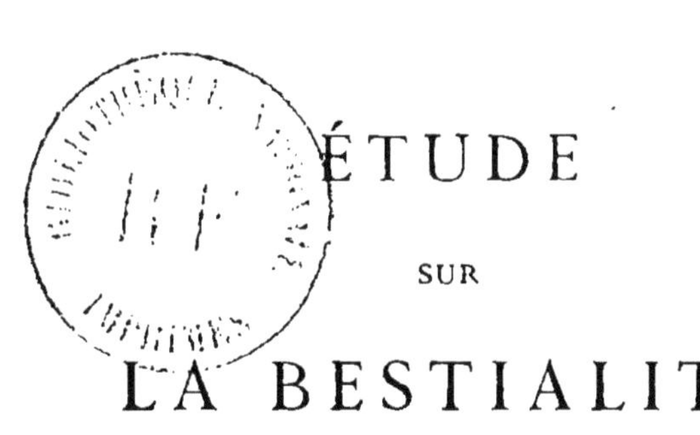

ÉTUDE

SUR

LA BESTIALITÉ

G. DUBOIS-DESAULLE

ÉTUDE

sur la

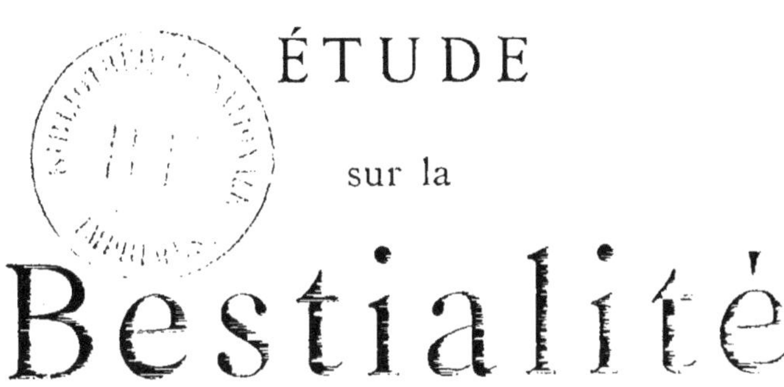

Bestialité

au point de vue

Historique, Médical et Juridique

PARIS

CHARLES CARRINGTON, Libraire-Éditeur

13, Faubourg Montmartre.

1905

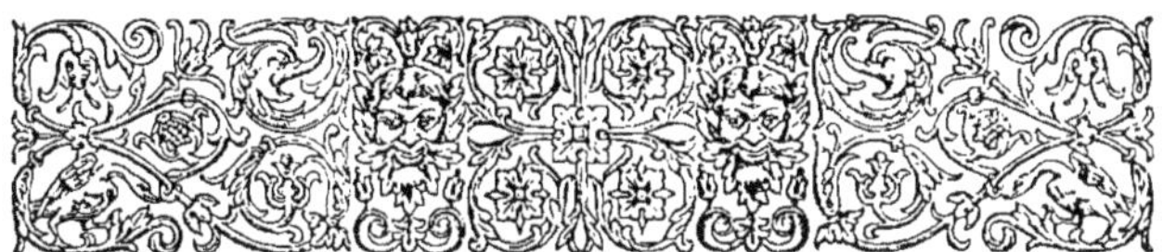

Avant-propos

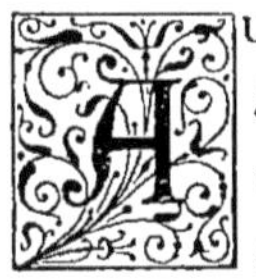u seuil de cet ouvrage, contribution curieuse à l'histoire des perversions humaines, nous nous devons et nous devons aux lecteurs d'évoquer la physionomie sympathique du jeune érudit qui l'a conçu.

Le Destin a voulu que ce livre fût, non pas son dernier, car il en a laissé plusieurs, mais celui auquel il travaillait encore peu de temps avant de partir vers le pays où l'attendait une mort cruelle.

Gaston Dubois-Desaulle a vu se démasquer avant l'heure le visage fleuri d'espoir que la vie montre aux âmes adolescentes.

Son père ne voulut pas croire à sa vocation pourtant très réelle d'artiste et tenta de le diriger vers la carrière de marin et de soldat. Il mourut trop jeune pour imposer sa volonté et l'enfant, sous la tutelle infiniment douce de sa mère, connut un peu de joie.

Ce fut une trève.

Il travailla, étudia, fit de la peinture, de la musique, mais son esprit se passionnait chaque jour davantage pour les questions sociales dont les vivants problèmes le hantaient.

Un événement survint qui le jeta dans la lutte.

En 1894, Dubois-Desaulle faisait son année de service au fort d'Ecrouves, près de Toul. Un sergent, nommé Paul Guillon, fut arrêté pour avoir reçu un paquet de brochures révolutionnaires. Dubois-Desaulle écrivit à Jean Grave et à Mme Séverine pour les avertir de cette arrestation. Le brouillon d'une de ces lettres fut saisi ; on fouilla son paquetage, on y trouva des livres *subversifs* : un traité d'anatomie, un volume de Hæckel, l'*Origine des Espèces* de Darwin, *le Livre de la Voie et de la Vertu* de Lao-Tseu. C'était tout. Mais à ces livres étaient joints des carnets où le jeune soldat consignait ses réflexions. Celles-ci furent jugées offensantes pour l'armée et les chefs ; on mit Dubois-Desaulle en cellule où il resta 75 jours. Il fut privé de son droit à la dispense, expédié aux compagnies de discipline, à Gafsa (Tunisie). Accueilli par des injures révoltantes, mis en prison sous les prétextes les plus futiles, il finit par s'échapper. Repris, il fut de nouveau mis en cellule, au secret, et en décembre 1895, conduit à Tunis pour passer devant un conseil de guerre. Il était passible d'une condamnation aux travaux publics. C'était le terrible engrenage qui ne lâche sa victime qu'au tombeau. Sa mère fit des miracles. Aidée par des amis dévoués dont la plus dévouée fut cette admirable Séverine dont tant de malheureux bénis-

sent le nom, elle put sauver son fils qui, en janvier 1898,
après une incorporation de quelques mois au 4ᵉ zouaves,
à Tunis, obtint sa libération définitive.

Dès lors, Dubois-Desaulle vit son chemin nettement
tracé. Les atrocités qu'il avait vu commettre et dont les
victimes gardaient le secret, par lâcheté ou par crainte,
lui oserait les dire. Son premier livre « Sous la Casaque »
fut une autobiographie, le récit de ce qu'il avait souffert
et de ce que d'autres avaient souffert devant lui.

Puis, dans un second ouvrage au titre pittoresque :
Camisards, Peaux de lapins et Cocos, il raconta l'histoire des corps disciplinaires depuis 1788. Toute une
campagne fut menée par lui, avec une ardeur où il se
dépensait sans compter et il eut la joie de voir ses efforts
aboutir en partie. L'opinion publique s'émut. Il y eut
une interpellation à la Chambre des députés et le
ministre de la guerre lui-même ayant eu communication
des épreuves d'un article de Dubois-Desaulle, partit inco-
gnito pour le pénitencier militaire de l'Ile d'Oléron et
cette visite eut pour résultat une certaine amélioration
du sort des condamnés.

Epris des recherches historiques, Dubois-Desaulle
publia en 1902 un livre composé tout entier de documents extraits des Archives de la Bastille : *Prêtres et
moines non conformistes en amour.*

Le 25 janvier 1903, il partit pour Djibouti comme correspondant d'un journal illustré. Il devait assister à
l'inauguration du chemin de fer de Harrar, cérémonie
que devait rehausser, croyait-on, la présence du négus

Ménélik. Le négus ne vint pas. Dubois-Desaulle trouvant son voyage insuffisamment pittoresque, gagna par chemin de fer la station terminus de Diré-Daouali. C'est là qu'il fit la rencontre de M. Mac-Millen, un riche américain qu'il avait déjà vu à Aden et qui voyageait escorté d'une nombreuse caravane. M. Mac-Millen demanda s'il lui plairait de l'accompagner jusqu'à Addis-Ababa. C'était pour l'aventureux jeune homme une offre bien séduisante ; il accepta.

Le 8 mai, la caravane quitta le camp d'Erlabulla vers six heures et demie du matin. M. Morgan-Browne, secrétaire de M. Mac-Millen, qu'énervait la lenteur de la marche, partit en éclaireur avec son saïs et Dubois-Desaulle. Ils devaient reconnaître la route jusqu'à Bobé où l'on allait camper. Une première fois, le jeune voyageur s'arrêta pour prendre une tortue qu'il avait admirée au passage. Il retrouva facilement les traces de ses compagnons, les rejoignit au moment où ils venaient de s'arrêter pour faire boire leurs mules, puis tous trois se remirent en marche. M. Morgan-Browne, pressé d'arriver, activa son allure, suivi par son saïs, mais la mule de Dubois-Desaulle refusait d'avancer , il resta en arrière.

Quand ses compagnons, ayant atteint Bobé, ne le virent pas, ils crurent qu'il avait été rejoint par la caravane, qu'il arrivait avec elle. Aucun pressentiment fâcheux ne les agita. M. Morgan-Browne était persuadé qu'il n'y avait d'autre danger que de s'égarer. Il savait que son ami, malgré sa jeunesse, était habitué à voyager seul, qu'il avait une grande expérience du pays, beaucoup de sagacité et d'intelligence. Il fit néanmoins allumer de grands feux pour diriger sa marche.

Quand la caravane rejoignit le camp, on eut quelque surprise de la voir sans Dubois-Desaulle, mais nul ne songea à une catastrophe. Ce ne fut donc que le lendemain matin que M. Morgan-Browne partit avec quelques soldats à la recherche du disparu. Ils s'enquirent d'abord à un village près du camp; Dubois-Desaulle n'y avait point été aperçu. On alla quérir des Abyssins très habiles à relever les pistes, on revint sur la route précédemment parcourue et, à une bifurcation, on aperçut des traces de la mule et, à côté, celles des pas d'un homme. Cette piste fit aboutir à l'une des rives du Bobé et c'est là que dans un fourré, on retrouva le corps du malheureux jeune homme. Il avait le cœur traversé d'un coup de lance et son assassin l'avait affreusement mutilé. Ses vêtements ne présentaient aucune trace de lutte. Son bras droit était plié sur sa poitrine, les doigts légèrement recourbés semblant tenir encore les guides ; l'autre pendait à son côté. La mort avait dû être foudroyante.

On recouvrit le corps, auprès duquel une garde d'honneur fut placée. M. Mac Millen, prévenu, vint avec un détachement de soldats, et l'on se mit de suite à préparer l'inhumation de ce jeune homme si plein d'une vie ardente quelques heures auparavant et dont une brute sanguinaire avait fait un cadavre. Les voyageurs choisirent une clairière où se dressaient quelques arbres; tous furent abattus, sauf un, le plus beau, et l'on creusa la fosse à son pied. Au fond, des pierres plates furent disposées pour le lit funèbre qu'on recouvrit de feuilles, de palmes et d'herbes aquatiques.

« Le dimanche 10 mai, au matin, écrit l'un des témoins oculaires, nous enveloppâmes pieusement notre ami dans son linceul, fait de haïcks de soie blanche et d'une étoffe blanche très souple, et il fut déposé au milieu des palmes et des feuilles, sur un brancard fait avec des branches des arbres abattus.

« Les trois blancs de la caravane auxquels se joignirent un chef somali et un chef abyssin, le portèrent à sa dernière demeure.

« Derrière, suivaient les soldats, les conducteurs, les indigènes. Quand on fut arrivé, tous défilèrent en ordre devant le brancard déposé à terre, puis formèrent le cercle autour de la tombe. Spectacle grandiose et tragique dans sa simplicité, funérailles des temps primitifs s'harmonisant avec la nature sauvage et magnifique qui nous entourait.

« Il n'y eut ni discours solennel, ni chants religieux, ni prêtres pour bénir la terre où il allait dormir. Le juste que nous ensevelissions n'en avait pas besoin. Il n'y eut rien que notre profond respect, nos regrets désespérés, l'adieu muet de notre douleur. Non sans angoisse, nous pensâmes, en cet instant suprême, à la mère, dont hier encore, il nous parlait avec tant de tendresse, avec laquelle il vivait dans une si rare communion d'âmes et d'idées.

« Lorsque nous le déposâmes sur sa couche de feuillage,

ce fut vers elle qu'allèrent nos pensées douloureuses, associant ainsi son souvenir à notre dernier adieu.

« Puis on recouvrit le corps de feuilles et de terre, et chacun apporta de grosses pierres afin d'élever à cette place un petit tumulus.

« L'assassin, nommé Myrrha, de la tribu des Débéneth, était un fanatique du crime. Tuant pour tuer, il avait déjà assassiné quarante-trois hommes, dont plusieurs blancs. Il a dû rencontrer notre ami à la bifurcation de la route, et ayant conçu l'idée du crime en le voyant seul, il lui proposa peut-être de l'accompagner, l'entraîna dans un chemin écarté et marcha près de lui avant de le frapper traîtreusement. Il ne fouilla même pas les poches de sa victime.

« Le jour de sa mort, M. Dubois-Desaulle était vêtu d'un pantalon de kaki, d'une chemise de flanelle blanche rayée de bleu, fermée par une cordelière de soie blanche, d'un képi de piqué blanc et, lui serrant les reins, une ceinture de laine bleue, celle qu'il avait aux compagnies de discipline, et qu'il avait tenu à emporter dans ce voyage. »

M. Dubois-Desaulle disait souvent à ses compagnons de route que depuis fort longtemps il désirait faire ce voyage, que cette vie aventureuse était pour lui pleine de charmes, qu'il s'y retrempait pour bientôt retourner en France travailler avec une nouvelle ardeur. Rempli d'entrain, de gaîté, bienveillant pour tous, il avait vu apprécier par tous ses grandes qualités : la bonté de son cœur, sa haute intelligence, la loyauté et la noblesse de

son caractère. Alors qu'il rêvait de grandes choses, la
mort l'a frappé sournoisement, inutilement, misérable-
ment. C'est un nom de plus à ajouter à cette liste funèbre
d'esprits marqués pour un beau destin et que la fata-
lité éteint avant l'heure. Travailleur infatigable, Dubois-
Desaulle a laissé de nombreux ouvrages inédits : deux
romans, *Didiel Hairiel* et *la Faim et l'Amour* ; une
étude sur *Les Conseils de révision*, une étude sur *Les
Joyeux* et cinq volumes tirés des Archives de la Bastille :
Madame l'Abbesse ; *Benjamin Deschauffours* ; *Bar-
daches de Seigneurs* ; *Le Marquis de la Touche* ; *La
Police de la Manchette.*

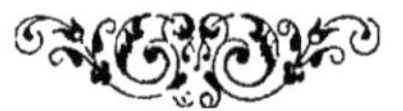

Préliminaires historiques

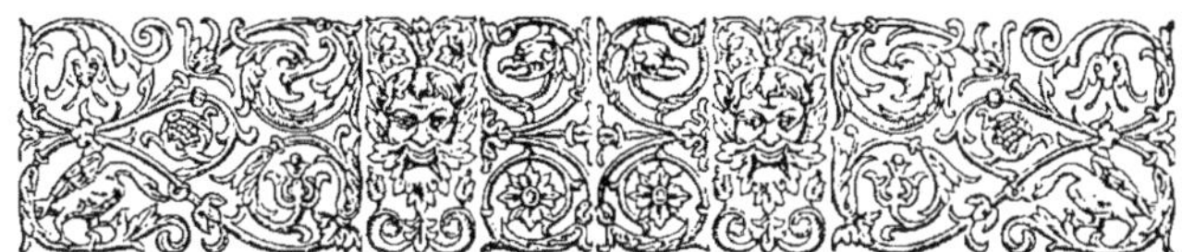

Préliminaires historiques

L'HISTOIRE de la Bestialité présente, dans les temps modernes, de grandes difficultés quant à la documentâtion. Lorsqu'il s'agit de l'antiquité, ces difficultés deviennent des impossibilités. On ne peut établir qu'une agglomération artificielle de faits plus ou moins véridiques dont on ne doit tirer aucune conclusion.

Hérodote dit qu'en Egypte la bestialité était une des formes religieuses et qu'on offrait des femmes au bouc consacré.

Chez les Romains la bestialité était punie du châtiment réservé à la sodomie.

Pendant les Bacchanales, fêtes religieuses données en l'honneur de Bacchus, il est possible que des actes de bestialité furent commis par des individus ivres de vin et de luxure.

Ces fêtes se célébraient pendant la nuit, les hommes et

les femmes y étaient admis et cette promiscuité, jointe à la fureur bachique, donna naissance à tous les excès possibles de la débauche.

De l'Etrurie, où ces mystères prirent naissance, ils passèrent à Rome et furent une école de tous les vices et de tous les crimes.

Les femmes étaient en majorité dans ces fêtes.

Ne trouver de crime à rien était pour les initiés le plus haut degré de la perfection religieuse.

Faut-il en conclure que la bestialité et la sodomie, furent plus connues parmi les fervents de Bacchus que parmi le reste du peuple : c'est une probabilité, mais cela n'est pas une certitude.

L'amour des bêtes fut à Rome un engouement général. Toutes les maisons patriciennes avaient des animaux domestiqués, couchant souvent dans la chambre du maître, mangeant avec lui.

N'en est-il pas encore ainsi de nos jours ? On ne peut donner ces faits que comme indications sans pouvoir en tirer une conclusion.

Les Empereurs romains reproduisirent, tout en les exagérant, les monstrueux caprices des Néron et des Domitien. Caracalla eut un lion apprivoisé appelé Cimeterre, *Acinaces;* il le menait partout, partageant avec lui sa table et son lit, et l'embrassait en public.

Il avait la prétention de rivaliser aussi avec Hercule. Valentinien Ier avait deux ourses favorites, Paillette d'Or et Innocence (*Mica aurea* et *Innocentia*); il avait le plus grand soin de ces monstres familiers, il leur donnait des hommes à manger; leurs cages étaient placées près de sa chambre à coucher, avec des gardiens fidèles chargés d'entretenir en eux cette ardeur sanguinaire. Luxurius, poète du ve siècle, consacra quelques vers à un sanglier que son maître nourrissait dans sa salle à manger et qui venait chercher ses caresses.

Ovide décrit le cerf de Cyparisse et Virgile, celui de Sylvie, belles bêtes habituées à répondre à l'appel de leur maître, à manger à sa table, à sortir et rentrer librement, à se prêter à ses caresses et à ses soins, à recevoir des parures de toutes sortes : guirlandes de fleurs, pompons, chaînes enrichies de pierreries, colliers d'or, etc.

On les baignait, on peignait leur poil luisant, on dorait leurs cornes.

Le lièvre et le lapin sont souvent représentés dans les œuvres d'art entre les mains ou sur les genoux des jeunes femmes et des jeunes gens.

« Il est constant, dit Voltaire, qu'en Egypte plusieurs femmes donnèrent avec les boucs le même exemple que donne Pasiphaë avec un taureau. Hérodote raconte que lorsqu'il était en Egypte une femme eut publiquement ce commerce abominable dans le Nome de Mendès. Il dit qu'il en fut très étonné, mais il ne dit point que la femme fut punie.

« Ce qui est encore plus étrange, c'est que Plutarque et Pindare, qui vivaient dans des siècles si éloignés l'un de l'autre, s'accordent tous deux à dire qu'on présentait des femmes au bouc consacré.

« Cela fait frémir la nature.

« Pindare dit, ou bien on lui fait dire :

> Charmantes filles de Mendès,
> Quels amants cueillent sur vos lèvres
> Les doux baisers que je prendrais?
> Quoi! ce sont les maris des chèvres!

On peut interpréter comme une immolation devant racheter non pas tous les péchés des hommes, mais les péchés spéciaux commis avec la race caprine, le sacrifice du bouc Hazazel que les Israélites devaient emprunter à leurs maîtres et précipiter du haut des rochers.

Ce n'est pas seulement un bouc émissaire qui eût dû être sacrifié au milieu des fleurs dont il était paré, mais aussi une chèvre émissaire.

« On ne doute pas, écrit Lang, que plusieurs Egyptiennes n'aient poussé leur infamie superstitieuse jusqu'à soumettre leurs corps à des boucs, tandis que les hommes commettaient le péché d'impureté avec des chèvres. Cette dépravation a été fort commune dans les pays chauds où les troupeaux de chèvres sont gardés par des jeunes gens ou par des jeunes filles. »

En Lydie et en Phrygie le culte de Cérès et d'Atys donnait lieu à des fêtes où dans l'orgie sacrée se commettaient les débauches les plus monstrueuses. C'étaient des moments de réjouissances générales qui donnaient lieu à un débordement de passion d'une exubérance inouïe, plaisirs effrénés, vices monstrueux.

Dans cette épithète faut-il comprendre la bestialité et la sodomie?

La fornication caprine ne peut, dans l'antiquité, être spécialisée à telle ou telle race, on doit la considérer comme entachant les mœurs de tous les peuples pasteurs, il n'est donc pas étonnant que les Hébreux y aient été sujets.

Le Lévitique constate que la bestialité était très répandue dans le pays de Chanaan.

Les chapitres XVII, XIX, XX de ce livre prescrivaient que les Hébreux n'offrissent plus d'offrande aux velus avec lesquels ils avaient forniqué; que les femmes ne forniquassent point avec les bêtes; que la femme qui aurait servi de succube à une bête serait punie avec la bête et que leur sang retomberait sur eux.

Voltaire commente ainsi ce passage:

« Cette expression remarquable prouve évidemment que les bêtes passaient pour avoir de l'intelligence. Non seulement le serpent et l'ânesse avaient parlé, mais Dieu, après le déluge, avait fait un pacte, une alliance avec les bêtes.

« C'est pourquoi de très illustres commentateurs trouvent la punition des bêtes qui avaient subjugué des femmes très analogue à tout ce qui est dit des bêtes dans la Sainte Ecriture. Elles étaient capables de bien et de mal.

Quant aux velus on croit dans tout l'Orient que ce sont des singes, mais il est sûr que les Orientaux se sont trompés en cela, car il n'y a point de singes dans l'Arabie Déserte. Ils sont trop avisés pour venir dans un pays aride où il faut faire venir de loin le boire et le manger. Par les velus il faut absolument entendre les boucs.

« C'est principalement des boucs et des chèvres dont il s'agit dans ces lois devenues malheureusement nécessaires au peuple hébreu. C'est aux boucs et aux chèvres, aux *asirim* qu'il est dit que les juifs se sont prostitués : *asiri* un bouc ou une chèvre; *asirim*, des boucs ou des chèvres. »

Voltaire abuse des dons précieux de son esprit alerte, railleur, paradoxal, pour maltraiter ces pauvres juifs déjà persécutés de toutes parts. Ce n'est plus de l'histoire mais de la polémique, et pourtant il faut dire qu'en consacrant, dans son *Dictionnaire philosophique*, un chapitre à la bestialité, Voltaire a fait preuve d'un certain courage — dont il était d'ailleurs coutumier — car à son époque comme à la nôtre l'écrivain qui ose écrire ce qu'il pense, ou qui ose aborder certains sujets taxés immoraux, soulève contre lui toute une armée de gens indignés qui crient au scandale, à la corruption. Hypocrisie ou sottise des gens bien pensants. Au chapitre XIV intitulé : « Qui a fait la cour à des boucs et à des chèvres? » Voltaire prenant parti dans une dispute simulée entre « Un chrétien contre six juifs » répond à une protestation :

« Vous êtes fâché contre mon ami de ce qu'il passe selon vous pour avoir dit que vos grands-pères faisaient autrefois l'amour à des chèvres et vos grands-mères à des boucs dans les déserts de Pharan, de Sidin, d'Oreb, de Cadès-Barné, où l'on était fort désœuvré. La chose est très vraisemblable puisque cette galanterie est expressément défendue dans vos livres.

« On ne s'avise guère d'infliger la peine de mort pour une faute dans laquelle personne ne tombe, mais si ces fantaisies ont été communes il y a près de trois mille ans chez quelques-uns de vos ancêtres, il n'en peut rejaillir opprobre sur leurs descendants.

« Vous savez qu'on ne punit point les sottises des pères passé la quatrième génération, de plus vous ne descendez point de ces mariages hétéroclites et quand vous en descendriez personne ne devrait vous le reprocher.

> « On ne choisit point son père.
> « Par un reproche populaire
> « Le sage n'est pas abattu. [1] »

On ne peut disconvenir que la réponse était spirituelle, mais ce qu'il ne faut pas oublier c'est que Voltaire était un antisémite enragé. En toutes circonstances il décoche contre les Juifs ses traits les plus acérés.

Il les hait de parti pris.

C'est une des faiblesses de ce grand esprit.

Il semble étonnant qu'un homme de cette valeur,

---

[1] Lamotte, Ode à Rousseau, Volt., vol. XXIX, page 514.

s'enorgueillissant du titre de philosophe et de penseur, ait pu garder le plus odieux et le plus ridicule des préjugés : celui des races.

Peut-être, malgré son anticléricalisme, y joignait-il le préjugé des religions.

« Il faut, dit-il, que la bestialité ait été commune chez la nation juive, puisqu'elle est la seule nation connue chez qui les lois aient été forcées de prohiber un crime qui n'a été soupçonné ailleurs par aucune législation. »

On aurait pu facilement lui faire remarquer que les documents législatifs font absolument défaut sur un grand nombre de matières connues et que sans aller plus loin, en France, les monuments législatifs que sont les capitulaires, les établissements de Saint-Louis et divers coutumiers faisaient beaucoup mieux que *soupçonner* ce que Voltaire, par un vieux reste d'hébraïsme, appelle un crime.

Relativement à la bestialité masculine, Voltaire écrit :

« Il est à croire que dans les fatigues et dans la pénurie que les juifs avaient essuyées dans les déserts de Pharan, d'Oreb et de Cadès-Barné, l'espèce féminine, plus faible que l'autre, avait succombé.

« Il faut bien qu'en effet les juifs manquassent de filles puisqu'il leur est toujours ordonné quand ils s'emparent d'un bourg ou d'un village, soit à gauche, soit à droite du lac Asphaltite, de tuer tout, excepté les filles nubiles. »

C'est une hypothèse plausible mais qui a le défaut de n'être applicable qu'aux hébreux alors que tous les peuples pasteurs peuvent être légitimement soupçonnés des mêmes faits.

La *Gazette des Tribunaux* a dit avec plus de vraisemblance :

« Moïse remarquait que les habitants des collines et des montagnes avaient la spécialité de pratiquer le coït avec des chèvres et il attribuait ce fait à l'influence de l'altitude élevée qui les poussait, pensait-il, à la bestialité.

« L'influence de l'altitude n'a rien à faire ici, les pauvres chevriers, éloignés de toute créature humaine n'usaient de leurs chèvres que comme pis-aller. »

Voltaire fournit une explication sur la bestialité féminine. Elle résulte simplement d'un tour spécial de son esprit, on ne peut lui attribuer aucune valeur scientifique, c'est une arme de polémique grossière que nous ne citons qu'au point de vue documentaire.

« Le Lévitique fait ce reproche aux dames juives qui erraient dans le désert. Je dirai, pour leur justification, qu'elles ne pouvaient se laver dans un pays qui manque absolument d'eau et où l'on est encore obligé d'en faire venir à dos de chameau. Elles ne pouvaient changer ni d'habits ni de souliers puisqu'elles conservèrent quarante ans leurs mêmes habits, par un miracle spécial ; elles n'avaient pas de chemise. Les boucs du pays purent très bien les prendre pour des chèvres à leur odeur.

Cette conformité put établir quelques galanteries entre les deux espèces ».

Voltaire, l'athée, Voltaire le libre-penseur, n'aurait jamais dû connaître la haine des races, c'est une petitesse d'esprit, un manque de logique, incompatibles avec son génie.

Le véritable historien doit livrer les faits sans les enrichir de louanges ou les dénigrer par de basses insultes. Il ne doit pas chercher à influencer l'esprit du lecteur, ses considérations générales ne doivent être empreintes que d'une sévère impartialité.

Toute une école anticléricale se réclame aujourd'hui de Voltaire qui s'est toujours montré adversaire d'un des principes fondamentaux de cette école : Egalité des races. Solidarité des races.

Voltaire a été un antisémite enragé.

Bizarre contradiction !

Dans tous les pays dès qu'on parle de bestialité, le merveilleux dénature la réalité. La fable joue un grand rôle dans ces récits. Sous la légende on a caché ce qu'il y avait de honteux dans l'union de l'homme et de la bête.

On ne peut donc que citer les rares faits s'y rattachant

en se gardant bien de les qualifier d'historiques. Sans qu'il soit possible de contrôler l'exactitude de leurs dires, des voyageurs rapportent que les femmes des hautes montagnes du Pérou s'accouplaient ordinairement avec des singes et qu'elles accouchaient de monstres qui n'avaient de l'homme que le regard et les parties secrètes.

Saxon le grammairien dit qu'un roi des Goths tira son origine d'une vierge noble qui avait eu commerce avec un ours.

Les peuplades indiennes ont prétendu descendre d'une femme d'une grande beauté qui avait eu commerce avec un chien d'une très grande taille et d'une vigueur remarquable.

Les annales du Portugal citent le cas d'une femme qui avait commerce avec un singe et qui était accouchée de deux enfants.

Job Fincel dit qu'à Padoue il a vu des hommes avoir commerce avec des bêtes.

En Calabre, les bergers étaient les maris de leurs chèvres.

Du xiii° au xv° siècle l'amour des chèvres fut épidémique en Italie.

Actuellement dans certaines contrées de l'Orient, en Syrie, en Afrique, en Egypte, la bestialité est encore très répandue.

Le moyen-âge a certainement dû être l'époque où elle a été le plus fréquente dans nos campagnes.

Tant de préjugés grossiers et stupides régnaient alors; elle est tellement liée à l'histoire de la sorcellerie que, dans la plupart des cas, ceux que l'on brûlait pour avoir eu commerce avec les bêtes étaient aussi brûlés comme sorciers. Quant à ceux-ci, presque tous confessaient avoir eu des rapports charnels avec des animaux, mais il est impossible d'établir quelle part, dans leurs récits, il faut faire à la vérité ou au mensonge.

Nous avons donc traité la bestialité au moyen-âge dans un chapitre spécial.

Un fait de bestialité est signalé dans le journal d'un bourgeois de Paris sous François Ier. « En 1533, fut bruslé, à Bloys, où estoit le Roy, un italien de la ville d'Alexandrie à cause qu'il était *bougre* et sodomitte, et par devant avait été reprins par justice d'avoir contre-faict la signature du chancelier de France mais au pourchas de ses amys le Roy lui avait pardonné. »

Un extrait de la Connestable Paris 1661, nous donne un arrêt du 2 juillet 1588 contre « Jean Dupuy, pour bestialité commise, condamné par sentence du Bailly de Blois d'estre pendu et estranglé, son corps mort bruslé avec ce qui a servi à son crime, confirmée par arrêst au deuxième juillet mil cinq cent quatre vingt huit *qui cum jumento et pecore coïërit morte moriatur pecus autem occidetur.* »

Les faits de bestialité trouvés dans les arrêts du Parlement forment un chapitre spécial.

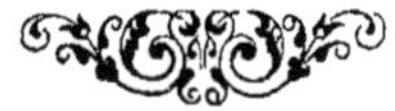

La Bestialité
et la Mythologie

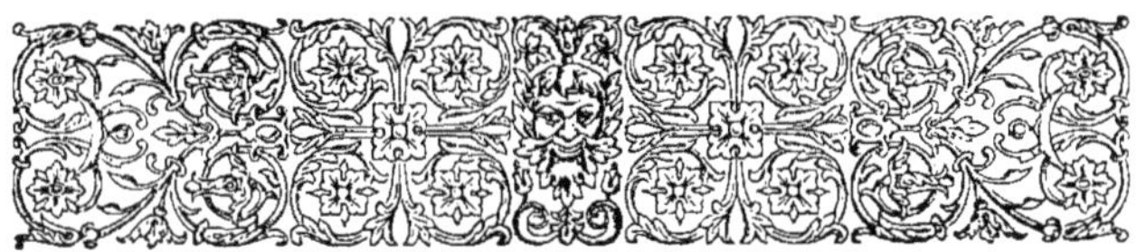

La Bestialité

et la Mythologie

UCRÈCE a dit : « La peur a fait les Dieux. » Ce qui est certain c'est que dans les religions anciennes la *Force* a été la divinité prépondérante. Dans le paganisme, le culte de la Force se confondit avec celui de la Volupté.

Les dieux primitifs furent les véritables embryons des dieux plus parfaits qui leur succédèrent.

Les hommes imaginèrent des Dieux qu'ils conçurent à leur image et ressemblance et il ne pouvait en être autrement. Les Dieux progressent en quelque sorte avec les besoins, les aspirations des hommes qui les enfantent. A mesure que se développe, s'affine le cerveau de l'homme, la conception qu'il se fait des dieux s'épure, s'idéalise. Lorsque les hommes ont atteint un certain degré de développement intellectuel, ils ne peuvent plus adorer un bœuf Apis quelconque, ou leur grand Pan.

Le sauvage qui ne voit rien, ne sait rien, dont l'intelligence sommeille, adore le soleil parce que rien ne lui paraît aussi grand, aussi beau que cette lumière et cette chaleur. Le primitif construira une idole monstrueuse à laquelle il donnera les formes ou la figure des animaux qu'il redoute, il compliquera ce dieu de symboles représentatifs d'idées.

Dans ces grossiers manitous, dans les très anciennes idoles de l'Inde, la nature divine parcourt toutes les formes de la nature inférieure, on reconnaît les traits rudimentaires de la formation.

Aujourd'hui pour nos idées, pour les yeux que la civilisation nous a faits, ces dieux primitifs sont bizarres, informes, monstrueux, avortés, que les Dieux se nomment Bouddha, Vichnou, Jupiter, Zeus, Allah, Jehovah, Kreistos, tous recevront l'empreinte de la race qui les créa, tous symboliseront les aspirations nouvelles des hommes qui les imaginèrent, puis, régnant par la toute puissance morale, les Dieux, armés du pouvoir qu'on leur attribue, pèseront fatalement sur l'humanité, entraveront la marche du progrès intellectuel, courberont les hommes.

L'imagination antique, voluptueuse et poétique, a conçu le paganisme.

Les Grecs raffinés, subtils, passionnés de la beauté,

imaginent Vénus, Minerve, Junon, Jupiter, le terrible
Jupiter, toujours amoureux, en quête de nouveautés, le
plus coureur des dieux, à qui les déesses ne suffisent pas.
Il ne dédaigne pas les mortelles lorsqu'elles sont jolies ;
pour les posséder, rien ne l'arrête. Si sa forme de Jupiter
Olympien le gêne, il l'abandonne et devient pluie d'or,
cygne, aigle, coursier. Si sa transformation est impossible, il métamorphosera son amante. Il aime Io en vache
et se change en taureau pour posséder Europe.

L'exemple est bientôt suivi. Neptune, pour mieux
tromper la fille de Bisaltus, la métamorphose en brebis
et se change lui-même en bélier.

Phébus se métamorphosera en vautour ou en lion
« aux larges flancs » pour posséder Issé, la fille de
Macarée.

La mythologie grecque ne craint pas de montrer parmi ses dieux anthropomorphes quelques exemples de
bestialité ; on peut donc sûrement en conclure que cette
passion existait parmi les peuples de l'antiquité, mais on
ne peut certifier qu'elle leur inspirât l'horreur et le
dégoût qu'elle revêt aux yeux des peuples modernes.
On ne peut, lorsqu'on parle de bestialité et de mythologie, ne pas citer les légendes universellement connues
de Pasiphaë, de Léda et d'Io.

Pasiphaë, fille d'Apollon et de la nymphe Perséis,
devint la femme de Minos, roi de Crète, il eut d'elle
Deucalion, Glaucus, Androgée.

Vénus irritée, paraît-il, contre Apollon qui avait eu
l'indiscrétion de la faire surprendre en conversation cri-

minelle avec Mars, ne trouva rien de mieux pour se venger que d'inspirer à Pasiphaë, une passion non moins criminelle pour un taureau.

Ecoutons Virgile plaindre la victime de Vénus courroucée :

« Triste Pasiphaë, heureuse si jamais il n'eût existé de troupeau pour te consoler, il offre à ton amour un taureau plus blanc que la neige. Fille infortunée ! Quel est ton égarement ? Si les filles de Prætus remplirent les campagnes de faux gémissements, aucune d'elles, du moins, ne rêva un aussi monstrueux hymen, bien que plus d'une fois elles eussent redouté, pour leur cou, le joug de la charrue, et cherché, sur leur front uni, des cornes imaginaires.

« Fille infortunée ! maintenant tu erres sur les montagnes ; et lui, de ses flancs d'albâtre, pressant la molle hyacinthe, il rumine à l'ombre d'une yeuse les herbes pâlissantes, ou poursuit, parmi de grands troupeaux, une génisse, ta rivale.

« Fermez, Nymphes ! Nymphes de Dictée, de ce bois fermez toutes les issues ! Là peut-être, du taureau qui me fuit, s'offriront à mes yeux quelques vestiges. L'attrait de l'herbe fraîche ou quelques génisses l'amèneront peut-être, à la suite d'un troupeau, jusqu'aux étables de Gartyne. »

Pasiphaë assouvit sa passion et donna naissance au Minotaure, monstre moitié homme et moitié taureau. Elle eut de son mari d'autres enfants : Deucalion, Androgée, Glaucus, Hécate, Ariane, Phèdre, Xenodite.

On a voulu expliquer ces fictions païennes. Platon, Plutarque, prétendirent que l'amant de Pasiphaë était un général crétois appelé Taurus, dont Dédale avait favorisé l'intrigue.

Le Minotaure se dédoubla en ses facteurs simples, deux jumeaux dont l'un ressemblait à Minos, le mari, l'autre à Taurus, l'amant.

La mythologie grecque est une source de joies plus ou moins pures pour les « escholiers » ; elle les repose de la métaphysique et de la subtile théologie des catéchismes chrétiens qui renferment eux aussi des mystères incompréhensibles sans l'aide du merveilleux et d'une intervention surnaturelle.

Voltaire a aiguisé sa plume sur la fable de Pasiphaë et les façons diverses de l'interpréter.

« Non seulement, écrit-il, Platon et Aristote attestent que Minos, ce lieutenant de police des Enfers, autorisa l'amour des garçons, mais les aventures de ses deux filles ne supposent pas qu'elles eussent reçu une excellente éducation.

« N'admirez-vous pas les scoliastes qui, pour sauver l'honneur de Pasiphaë, imaginèrent qu'elle avait été amoureuse d'un gentilhomme crétois, nommé Taurus que Minos fit mettre à la Bastille de Crète sous la garde de Dédale ?

« Mais n'admirez-vous pas davantage les Grecs qui imaginèrent la fable de la vache d'airain ou de bois dans laquelle Pasiphaë s'ajusta si bien que le vrai taureau dont elle était folle y fut trompé ?

« Ce n'était pas assez de mouler la vache, il fallut qu'elle fût en chaleur, ce qui était difficile. Quelques commentateurs de cette fable abominable ont osé dire que la reine fit entrer d'abord une génisse amoureuse dans le creux de cette statue et se mit ensuite à sa place. L'amour est ingénieux, mais voilà un bien exécrable emploi du génie. »

Voici la légende de Léda moins grossière que celle de Pasiphaë. Le mythe doit sa grande célébrité aux représentations artistiques dont il fut l'objet en particulier dans l'école attique de sculpture et à l'époque de la Renaissance. Léda, fille de Thestius, roi d'Etolie, ou suivant d'autres traditions, de Glaucus et de Leucippe, fut mariée à Tyndare, roi de Sparte. Malheureusement pour son mari, Léda était très belle, Jupiter en devint amoureux et voulut la posséder. Il alla supplier Vénus de lui prêter assistance. Celle-ci consentit à se changer en aigle, Jupiter en cygne, et l'aigle, avec de grands cris, devait poursuivre le cygne dans les airs. Le pauvre cygne persécuté, se réfugia dans les bras de Léda, qui accueillit fort bien ce tendre suppliant ; elle le consola, le réchauffa dans son sein et ne s'en trouva pas plus mal. Seulement elle accoucha, neuf mois après, de deux œufs ; du premier naquirent Pollux et la belle Hélène ; de l'autre : Castor et Clytemnestre. Le premier couple fut attribué à Jupiter, le second à Tyndare.

La malheureuse Io, fille d'Inachus, avant de devenir déésse et d'être adorée sous le nom d'Isis, connut les infortunes de l'amour. Jupiter s'était épris d'Io qui ne resta pas insensible à la passion que lui témoigna le maître des Dieux. Junon, irascible et jalouse, en apprenant cette nouvelle infidélité de son volage époux, résolut de se venger. Pour soustraire Io à cette vengeance, Jupiter la changea en vache.

Cette métamorphose n'empêcha pas les deux amants de goûter aux joies de l'amour, mais Junon parvint à s'emparer de la vache, sa rivale, et la donna à garder à Argus.

Mercure protégeait les amants. Il facilita la fuite d'Io qui, après avoir erré au hasard, tant sur terre que sur mer, toujours poursuivie, finit par aborder en Egypte.

Jupiter retrouvant sa puissance divine et maritale fit reprendre à Io sa première forme. Elle introduisit en Egypte le culte de Cérès sous le nom d'Isis. Plus tard Io fut également adorée et d'Io devint Isis.

Ovide[1] raconte aussi les amours des dieux se métamorphosant en bêtes pour mieux séduire les déesses, les nymphes et les mortelles, dont ils étaient épris.

« Arachné représente aussi Astérie dans les serres d'un aigle vainqueur, Léda reposant sous les ailes d'un cygne, Jupiter caché sous la forme d'un Satyre, pour rendre mère de deux enfants la belle Antiope ou sous celle d'Amphitryon, pour te séduire, ô Alcmène ! Elle le peint changé en pluie d'or, pour tromper Danaé ; en feu, pour gagner la fille d'Asopus ; en berger, pour triompher de Mnémosyne ; ou en serpent, pour surprendre la fille de Cérès.

« Là, Neptune, sous les traits d'un taureau menaçant, tu

[1] Ovide, *Métamorphoses*, livre VI, page 13.

presses de tes flancs la fille d'Eolus ; tu deviens l'Enipée, pour donner l'être aux Aloïdes ; et bélier pour séduire la fille de Bisaltus.

« La bienfaisante mère des moissons, Cérès aux blonds cheveux, s'abandonne à tes ardeurs, quand tu es changé en coursier : sous la forme d'un oiseau, tu les fais partager à la mère du coursier ailé, à Méduse dont le front est hérissé de vipères ; et à Mélanthe, sous celle d'un dauphin. Là, on voit Phébus sous l'extérieur d'un pâtre grossier, ou couvert du plumage d'un vautour, et métamorphosé, tantôt en un lion aux larges flancs, tantôt en berger, pour séduire Issé, la fille de Macarée. »

Virgile dans sa troisième églogue, fait dire à Damœtas,

> Parcius ista viris tamen objicienda memento.
> Novimus et qui te, transversa tuentibus hircis,
> Et quo, sed faciles Nymphæ risere, sacello.

C'est par allusion à ce passage que Voltaire écrit :

« Sous l'empire florissant d'Auguste qui fit régner les lois et les mœurs, à ce que dit Horace, les chèvres ne furent pas absolument méprisées dans les campagnes : les boucs en étaient jaloux. »

.·.

Chez les Esquimaux on trouve l'histoire d'une jeune fille mariée à une baleine. Ses frères résolurent de l'enlever à ce mari singulier et construisent une barque d'une

vitesse magique au moyen de laquelle ils font fuir leur
sœur. Avant de partir ils avaient eu soin de laisser attachée à un rocher la corde au moyen de laquelle la baleine
traînait sa femme au fond de la mer. L'animal s'aperçut de
sa fuite, poursuivit la barque d'autant plus facilement que
la fugitive semait sur sa route tous les objets qu'elle pouvait attraper, finalement la baleine retrouva la belle, s'en
empara et ils purent de concert échapper aux frères
furieux [1].

Ce fait n'est qu'une légende; la baleine ayant longtemps revêtu pour les peuples du pôle un caractère surnaturel presque divin.

[1] Ch. Lang, page 218, loc. cit.

La Bestialité et l'Hérésie

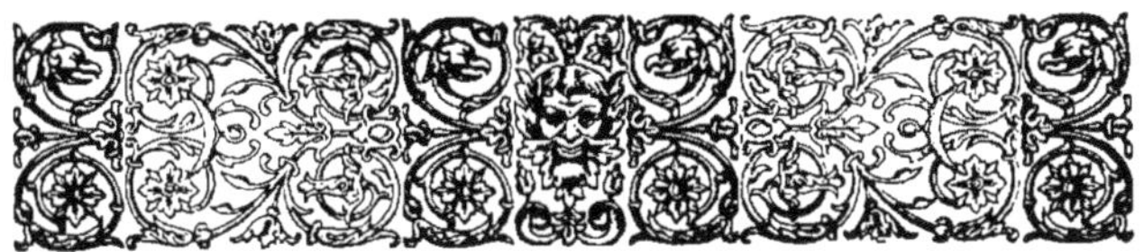

La Bestialité

et l'Hérésie

A seule et véritable histoire du peuple au xv<sup> siècle est l'histoire des sectes religieuses.

Pour abattre sa redoutable ennemie l'Hérésie, l'Eglise ne recule devant aucun crime. Elle soulève les peuples, dresse des bûchers, établit la torture et l'inquisition. Les armées catholiques apportent avec elles le pillage, l'invasion, la ruine des propriétés, les ténèbres de la barbarie. Les villages sont détruits, les maisons incendiées. Femmes, vieillards, enfants à la mamelle, tout est massacré.

Les légats du pape poussent des cris de triomphe en voyant le sang grossir les ruisseaux.

Ce n'est pas encore assez pour l'Eglise romaine d'anéantir son ennemi redoutable, l'hérétique est sali, calomnié, couvert d'opprobres.

Pour les faire bannir de toute société humaine les

fables les plus atroces furent inventées contre eux. Les Begards, les Lolhards, les Adamites, furent accusés de se livrer aux plus monstrueux accouplements.

Non seulement ils étaient incestueux et sodomistes mais encore ils assouvissaient sur des bêtes leurs abominables désirs.

Qui dit cela? Leurs juges, les moines, les tortionnaires. Tous ceux qui ont intérêt à les perdre. N'est-ce pas l'habitude des inquisiteurs d'inventer toutes sortes d'infamies contre ceux qu'ils veulent trouver coupables, donnant ainsi un air de justice aux traitements qu'ils leur font subir.

C'est par ces moyens qu'ils rendirent les Adamites si odieux au monde entier que Zesca, tout révolté qu'il fût contre Rome, s'étant emparé d'une île habitée par les Adamites, les passa tous au fil de l'épée croyant en les exterminant servir la morale et la religion.

On a cru longtemps que les Vaudois, confondus avec les Albigeois, sortaient de la Bulgarie; on les appelait « *Bougres* » et par la suite on donna ce nom de « *Bougres* » à ceux qui pratiquaient l'acte charnel avec les bêtes. Ce nom était considéré comme une grave insulte.

Sous des formes religieuses plus ou moins grossières, les Adamites adoraient le principe de fécondité dans l'univers. De là ce zèle de fureur et de haine avec lequel l'Eglise romaine les dévora.

Ils prêchaient la fécondité et, absurde contradiction, on les accuse de pratiquer la bestialité, négation de l'union féconde.

La doctrine des Adamites était la réhabilitation de la nature, ils se proclamaient *libres*. Alors on les accusa de chercher cette liberté dans l'aveugle satisfaction de leurs penchants et de leurs convoitises les plus déréglées. Persécutés, brûlés, massacrés, ils disparurent.

Il est impossible de trouver dans la doctrine d'aucune secte hérétique une indication permettant d'affirmer que la bestialité était chez les sectaires une habitude ou une tolérance.

En Moravie, des hérétiques qui s'y étaient réfugiés furent accusés d'avoir commerce avec les bêtes, ils furent soumis à la torture et brûlés. Etant traqués comme des bêtes fauves, les malheureux se réfugièrent dans les bois où ils vécurent avec les bêtes et comme elles, ce qui ne veut pas dire qu'ils s'accouplèrent avec elles. Ceux qui furent pris, périrent, les hommes furent brûlés, les femmes furent noyées. On appela cela marier le feu et l'eau.

Félibien raconte qu'à Paris, en 1372, on brûla quelques hérétiques de la secte qu'on nomme les *Turlupins* qui ajoutaient aux erreurs des Begards plusieurs *infamies* ; une femme entre autres nommée Péronne d'Aubenton, native de Paris, ayant été condamnée comme coupable de cette hérésie par l'inquisiteur de la foi, fut brûlée vive dans le marché aux pourceaux hors de la porte Saint-Honoré, le 5 juillet 1372.

Félibien, en écrivant que les Begards commettaient des

infamies, se sert du terme employé à son époque et jusqu'au milieu du xviiie siècle pour désigner les actes charnels commis par les bougres et les sodomistes ; on ne peut donc sérieusement s'appuyer sur cette expression pour conclure que Péronne d'Aubenton se soit rendue coupable de bestialité. Etre hérétique était plus que suffisant pour mériter le feu et l'on sait qu'il est assez dans l'habitude d'attaquer les mœurs des ennemis que l'on veut perdre.

Voltaire accuse de bestialité les juifs qu'il déteste ; l'Église en accuse les hérétiques.

Le cardinal Bermo, dans la vie de Hildebrand, dit que ce pape fut tout à fait adonné à l'idolâtrie, « qu'il sacrifiait aux démons dans les bois, faisant que les femmes dont il voulait abuser, couraient après lui, forcées par un art magique avec lequel il se transformait... les plus grandes abominations lui étant familières ».

Abominations, Infamies, tels sont toujours les termes employés lorsque l'auteur n'ose écrire bougrerie ou sodomie.

Accusation terrible sous la plume d'un cardinal contre un pape.

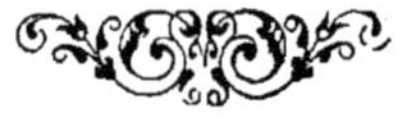

La Bestialité et la Sorcellerie

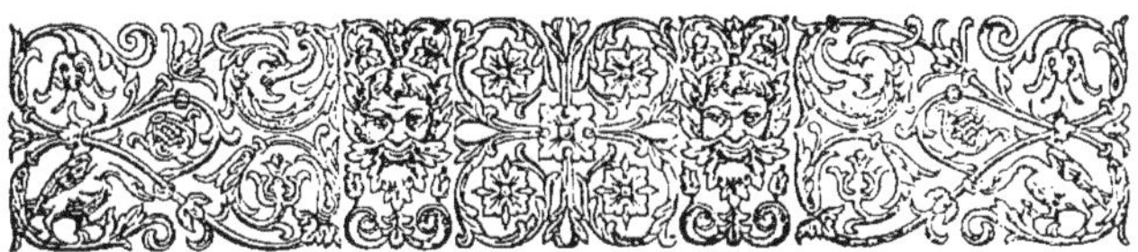

La Bestialité

et la Sorcellerie

—

A Sorcellerie fut au moyen âge la grande pour-
voyeuse des bûchers.

Tout ce qui, dans des siècles d'ignorance
et de grossières superstitions, ne pouvait facilement s'expliquer, était attribué à la magie.

Voulait-on perdre un ennemi, on l'accusait d'être sorcier. Point n'était besoin d'avoir de grandes preuves, un
accident dont les causes échappaient, une maladie sur
le bétail, des allures équivoques et le prétendu sorcier,
saisi et condamné, allait sur le bûcher expier des méfaits
imaginaires.

La misère aussi bien que la richesse, la beauté, le talent, le génie artistique pouvait provoquer les soupçons
de l'envie et de la haine qui y voyait l'œuvre du diable.

A côté des individus accusés faussement de sorcellerie

existait un grand nombre d'individus se prétendant sorciers. Ils étaient assez fortement suggestionnés pour se
croire doués d'un pouvoir surnaturel, en commerce avec
« les démons dont ils employaient la prétendue puissance
à commettre des crimes ou à nuire à leur prochain »,
disent leurs terribles juges.

Si les grandes vérités humaines sont contagieuses,
font des adeptes prêts à donner leur vie pour les répandre et les défendre, il en est de même de l'erreur quelque grossière qu'elle soit.

Les religions, qu'elles se nomment Boudhisme, Maho-
métisme, Protestantisme, Catholicisme ne sont pas autre
chose que ces forces ignorées qui poussent les hommes
à se grouper autour d'un autre homme ou d'une idée, à
les soutenir, les défendre, les propager sans souvent connaître les raisons véritables qui les font agir. Chaque
époque a vu naître et mourir de ces bizarres conceptions.
Ces êtres vivent d'une vie à part ayant en dehors de la
société, dans laquelle ils se sentaient perdus, des mœurs,
des coutumes, des lois enfreignant celles des autres hommes.

Les sorciers se réunissaient en de grandes assemblées
nocturnes appelées Sabbat. [1]

Elles avaient lieu souvent en forêt, dans des endroits
écartés de toute habitation. Le démon y était convié et
apparaissait sous diverses formes, homme ou bête.

[1] C'était une dérivation injurieuse du sens du mot Sabbat, jour du repos
des Israélites. L'opinion populaire condamnant les juifs assimila leur fête
religieuse à une réunion de sorciers.

Après les incantations, les cérémonies burlesques de ce culte, des scènes de débauche avaient lieu entre les initiés ; le diable était leur maître et leur enseignait une luxure effrénée et abominable.

Au Sabbat, Satan, selon les confessions des sorciers, leur apparaissait tantôt en forme d'un grand homme rouge « gehenné, tourmenté et flamboyant, comme un feu qui sort d'une ardente fournaise », tantôt en forme de bouc barbu parce que le bouc est une « beste puante, salace et lascive ». Pour lui faire un grand hommage les sorciers offraient à Satan des chandelles qui rendaient une flamme de couleur bleue et puis le baisaient aux parties honteuses du derrière.

Il y avait encore des démons qui prenaient la forme de boucs ou de moutons et qui accomplissaient l'acte charnel avec les sorciers.

Les filles et les femmes tenaient chacune leur démon par la main ou par la patte. Les danses et trépidations étaient suivies de scènes de débauche.

Françoise Sécretain, qui fut brûlée vive, avoua que le diable l'avait connue charnellement quatre ou cinq fois, tantôt en forme de chien, de chat ou de poule « et que sa semence était froide ». Cette Françoise qui se disait sorcière était peut-être tout simplement adonnée à la bestialité et baptisait démon l'animal domestique qui lui servait à assouvir ses désirs.

Des femmes avouèrent qu'elles partaient au Sabbat tantôt sur un bouc, un taureau ou un chien, tantôt sur un cheval et subissaient souvent les assauts de l'animal qui les connaissait charnellement.

On lit dans un ouvrage sur l'histoire de France qu'en l'an 1458 un grand nombre de femmes et d'hommes furent brûlés en la ville d'Arras accusés les uns par les autres. Ils confessèrent que la nuit ils avaient été transportés aux danses et qu'ils avaient couché avec le diable, les uns sous figure humaine, les autres sous forme de bête.

En Allemagne, au pays de Constance et de Navenspurg, en l'an 1485, Jacques Sprenger et ses quatre compagnons, inquisiteurs des sorciers, écrivirent qu'ils avaient fait le procès à une infinité de sorcières qui toutes confessèrent qu'elles avaient eu copulation charnelle avec le Diable ou avec un démon sous la forme d'un bouc, d'un chien ou d'un cheval ailé.

Henry de Coulongue confirme cette opinion, et dit qu'il n'y a rien de plus vulgaire en Allemagne, en Grèce et en Italie.

Car les faunes, satyres et sylvains ne sont autre chose que les malins esprits qui prennent quelquefois la forme de l'animal pour obtenir la possession des femmes.

Saint Augustin, au quinzième livre de la *Cité de Dieu*, dit que la copulation des femmes avec le Diable est si certaine que ce serait grande impudence de dire le contraire.

Sprenger va plus loin et dit que plusieurs fois aux champs et aux bois les sorcières se découvraient et avaient compagnie du Diable en plein jour et souvent avaient été vues dévêtues et trouvées par leurs maris conjointes avec le Diable tantôt sous la forme humaine, très souvent sous celle d'un bouc, d'un mouton noir ou d'un gros chien. Paul Grillard, jurisconsulte italien, qui fit le procès à plusieurs sorcières, récite au livre des sortilèges que l'an 1576, au mois de septembre, il fut prié par un abbé de Saint-Paul, près de Rome, pour faire le procès à trois sorcières lesquelles finirent par confesser entre autres choses qu'elles avaient eu copulation avec le Diable. Au livre premier, chapitre vingt-septième, des histoires des Indes Occidentales, on peut lire que les peuples tenaient pour certain que leur Dieu Cericoto couchait avec les femmes, car ce Dieu n'était autre qu'un diable.

Sprenger écrivait que les Allemands avaient une grande expérience des sorciers et qu'ils tenaient pour certain que de l'union charnelle des femmes et des démons, sous quelque forme que ce soit, naissaient quelquefois des enfants appelés Wechselkind ou enfants changés qui sont beaucoup plus pesants que les autres, restent toujours maigres et épuiseraient trois nourrices sans engraisser. Saint Hiéronyme, Saint Augustin, Saint Chrysostome et Grégoire de Naziance soutiennent contre Lactance et Joseph qu'il n'en provient rien et que s'il en venait quelque chose ce serait plutôt un diable incarné qu'un homme.

Maître Adam Martin, procureur au siège de Laon, a dit qu'il avait fait le procès à la sorcière de Bieure qui est à deux lieues de la ville de Laon en la justice du Seigneur de la Boue, bailly de Vermandois, l'an 1556. Elle fut condamnée à être étranglée puis brûlée ; par la faute du bourreau, elle fut brûlée vive. Elle confessa que Satan qu'elle appelait son compagnon avait sa compagnie ordinaire, qu'il prenait quelquefois la forme d'un animal et qu'il avait toujours la semence froide.

Boguet [1] qui a reçu les confessions de sorciers et de sorcières, écrit que « la laideur et la difformité de Satan est en ce qu'il connaît les sorcières tantôt en forme d'homme tout noir, tantôt en forme de bête, soit chien, chat, bouc ou mouton. Satan connut Thévienne Saget et Antoine Tornier sous la forme d'un homme noir. Lorsqu'il s'accouplait avec Jaquema Saget et Antoine Gaudillon, il prenait la figure d'un mouton noir, portant des cornes. »

Le grand juge ajoute qu'il n'y a rien d'étonnant que le Diable emprunte le corps d'une bête pour connaître charnellement une femme puisque l'on a vu autrefois à Paris et à Tolose (Toulouse) des femmes qui abusaient d'un chien naturel et que ces femmes furent brûlées pour expier un si grand crime.

Le cas de Françoise Sécretain qui a connu le diable sous la forme d'une poule semble extraordinaire au juge : « Je me doute, dit-il, qu'au lieu d'une poule elle n'ait voulu dire un oison, d'autant plus que le diable se transforme en oison, d'où est venu le proverbe : que Satan a des pieds d'oie. »

Boguet ne conteste pas la puissance de Satan, qui peut prendre telle forme qu'il lui plaît, aussi bien celle d'une oie, d'une poule que d'un chien.

De quoi il rapporte deux exemples.

Le premier, d'un chien que l'on disait être un démon,

---

[1] Henri Boguet. *Discours abominable sur les sorciers*, Lyon, 1607. Il se vanta d'avoir fait brûler 700 sorciers lorsqu'il était grand juge de Saint-Claude.

lequel levait les robes de certaines femmes du diocèse de
Cologne pour en abuser.

L'autre, de chiens qui ne voulaient pas sortir de dessous les lits de certaines femmes du pays de Hesse, en
Allemagne.

Saint Athanase nous apprend que le diable prend souvent la forme d'une bête et qu'ainsi il possède plus facilement ceux qu'il convoite.

Il écrit, dans la *Vie de saint Antoine*, que les démons
se présentaient à ce saint sous la forme de taureaux, de
loups, d'aspics, de scorpions, de léopards, d'ours et de
dragons épouvantables.

Dans les Confessions de Rolande du Vernois et de Georges
Gaudillon, on voit que le diable avait eu des rapports
avec eux sous la figure d'un gros mouton noir portant
des cornes, et qu'il paraissait très souvent au sabbat en
mouton ou en bouc.

Du reste, les sorciers prétendaient s'attacher les animaux d'une façon toute particulière.

Agrippa de Netlesheim aimait son chien et son chien
l'aimait si bien que, à la mort de son maître, à Lyon, la
pauvre bête, désolée et inconsolable, se jeta dans la Saône.

En un temps où ces belles choses étaient comprises de
si peu de monde, un animal comme celui-là, avec un
patron qui lui-même, d'ailleurs, passait pour magicien,
ne pouvait être que le diable.

Simon le Magicien avait de même un chien dressé à
dévorer ceux qui voulaient entrer de force dans sa maison.

Sans être sorcier, on a encore de nos jours de vigoureux chiens de garde.

Saint André chassa sept démons qui tourmentaient les paysans, et la vue seule du saint les fit changer en chiens.

Thévet raconte que chez une peuplade du Brésil, existait un démon appelé Agnan, qui changeait de forme et possédait alternativement les hommes et les femmes.

Boguet prétendait que la colombe et le taureau de Mahomet n'étaient que des démons métamorphosés.

Les démons, même lorsqu'ils possédaient les femmes, sous la forme d'un animal, s'efforçaient de leur persuader qu'ils étaient très passionnés jusqu'à être jaloux des rapports naturels que les maris avaient avec leur femme.

Clauda Jamprost, Jaquema Paget, Antoine Tornier, Antoine Gaudillon, Clauda Janguillaume, Rolande du Vernois, Clauda Paget, Jeanne Platet, plusieurs autres sorciers ou sorcières qui furent brûlés, confessèrent, avant de mourir, avoir eu des rapports amoureux avec Satan, soit en homme ou en femme, soit en animal. Et, dit Boguet, Satan n'agissait ainsi que parce qu'il savait que les femmes sont adonnées aux plaisirs de la chair et que les hommes ne leur cèdent guère en lubricité.

Une grande question, qui passionnait les inquisiteurs, les juges, les théologiens, enfin tous ceux qui avaient voix au chapitre dans les jugements et les condamnations des sorciers, était de savoir si l'union des sorciers et des sorcières avec le diable, sous quelque forme que ce soit, pouvait produire un résultat.

Les avis étaient partagés.

Boguet ne croyait pas qu'il pouvait naître quelque chose de l'accouplement d'une sorcière avec un mouton, un chat, un chien, à cause de la trop grande disproportion qu'il y a entre eux. Pourtant il raconte que les deux femmes qui furent brûlées à Toulouse et à Paris étaient accouchées de l'œuvre d'un chien naturel qui les avait engrossées.

Et ce qui prouve qu'à cette époque la bestialité était assez répandue, Boguet ajoute :

« On verrait la terre remplie pour la plupart des fruits provenus de telles copulations, car ce n'est pas dès aujourd'hui qu'elles sont en pratique, malgré les punitions que la loi de Dieu infligeait à ceux qui se rendent coupables de ce crime et que la mort soit le châtiment réservé à l'homme ou à la bête. »

Martin del Rio écrit que l'imagination est tellement puissante sur les femmes enceintes que l'on a vu des femmes enfanter l'une un loir, l'autre un rat sauvage, l'autre un monstre ressemblant à un ours.

Torquemada pense que ce sont des châtiments que Dieu envoie aux femmes qui s'adonnent à des accouplements désordonnés et abominables.

Entre autres exemples : Alcipe enfanta un éléphant.

En Suisse, en l'an 1278, une femme accoucha d'un lion.

En 1471, à Pavie, une femme enfanta un chien.

Enfin, en 1531, une autre femme, d'une même ventrée, enfanta premièrement un chef d'homme, enveloppé d'une taie ; deuxièmement, un serpent à deux pieds ; en troisième lieu, un pourceau entier.

Les sorcières qui allaient au sabbat, à défaut de « balai rôti », enfourchaient un animal quelconque.

Rolande du Vernois y partait sur un gros mouton noir.

Jehanne Lebinat, sur un chien énorme.

Marie-Magdelaine Larue, sur un cheval.

Une femme, amenée prisonnière au château de Bretoncourt, conçut dans son cachot un petit chien blanc.

Alors qu'elle était détenue, Thévenne Paget, qui fut brûlée, aimait le diable sous la forme d'un chat.

Wier cite l'observation d'un démon, agité de la folie sexuelle, qui se déguisait en chat à Hensberg et courait après les filles.

De Lancre résume ainsi le récit d'une de ces malheureuses : « Danser indécemment, festiner ardemment, s'accoupler diaboliquement, sodomiser exécrablement, blasphémer scandaleusement, se venger insidieusement, courir après tous les désirs horribles, sales et dénaturés brutalement, tenir crapauds, vipères et lézards et toutes sortes de poisons précieusement, aimer un bouc puant ardemment, le caresser amoureusement, s'accointer et s'accoupler avec lui horriblement et impudemment : telles étaient les choses qu'elles confessaient[1] »

---

[1] Jules Boissac, *Les grands jours de la sorcellerie*.

Le sabbat était-il imposture, rêve ou réalité ? Michelet[1] le considère comme un reste du paganisme.

Les mystères du sabbat furent dénoncés en 1353, dans un procès qui eut lieu à Toulouse; l'épidémie démoniaque devait durer trois cents ans.

Ce qui caractérise tout spécialement la sorcellerie, la rattache en quelque sorte à la bestialité, en la distinguant de la magie proprement dite, c'est surtout le commerce charnel avec le diable, souvent sous la forme de bête.

« Les malheureux, infatués de cette horreur, écrit Voltaire, se mettaient à genoux vis-à-vis d'un bouc dans leurs assemblées et le baisaient au derrière, et la nouvelle initiée, qui se donnait au diable, se soumettait à la lasciveté de ce puant animal qui, rarement, daignait condescendre aux désirs de la femme. Ces infamies n'ont jamais été commises que par les personnes les plus grossières de la lie du peuple, et dans tous ces procès on ne voit que rarement le nom d'un homme un peu qualifié.

« Il est constant que la cohabitation des sorcières avec un bouc, la coutume de le baiser au derrière, qui est passée en proverbe, la danse ronde qu'on exécute autour de lui, les petits coups de verveine dont on le frappe, toutes les cérémonies de cette orgie viennent des Juifs, qui les tenaient des Egyptiens. En effet, ce furent les Juifs qui enseignèrent, dans une partie de l'Europe, la sorcellerie. »

[1] *La Sorcière.*

Le jésuite Del Rio, dans ses *Disquisitions magiques*, en 1599, sur la foi des jurisconsultes du temps, assurait même qu'en 1595 une femme accoucha, à Bruxelles, d'un enfant que le diable lui avait fait, déguisé en bouc, et qu'elle fut châtiée pour ce fait.

La science moderne a fait raison de ces superstitions et n'ajoute aucune créance aux récits invraisemblables de ces démomaniaques dont les hallucinations enfantaient le commerce avec le démon sous la forme de bouc ou de lycanthropes qui, au milieu même des plus violentes tortures, avouèrent s'être accouplés avec des louves et avoir éprouvé, pendant ces accouplements, autant de plaisir que s'ils eussent été unis à des femmes.

On ne peut en conclure que la bestialité, au moyen-âge, était communément répandue dans les villages puisqu'il est impossible de vérifier l'exactitude des faits. Les aveux mêmes arrachés par la torture ne peuvent servir de preuves, la plupart avouant sans être coupables ; d'autres, suggestionnés, se croyaient coupables sans l'être.

C'est un indice seulement.

La Bestialité

devant la Justice

de l'Ancien Régime

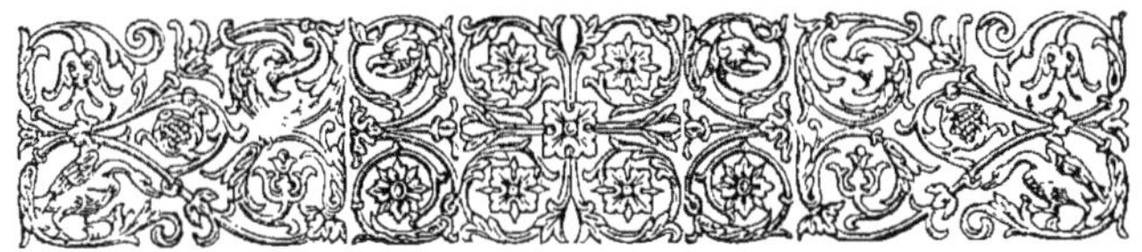

La Bestialité

devant la Justice

de l'Ancien Régime

ous ce titre, nous avons réuni les procès de bestialité que le Procureur du Roi, Gueullette, réunit dans les collections de documents qu'il destinait vraisemblablement à un ouvrage considérable intéressant toute la justice civile et criminelle de l'ancien régime.

Gueullette a transcrit ces documents par ordre chronologique. Ne pouvant les présenter selon une méthode analytique par suite de l'absence des renseignements nécessaires, nous avons cru mieux faire en établissant des groupements qui partagent les sujets selon les caractères généraux qui leur sont communs. Les renseignements

biographiques fournis par le procès nous ont permis
d'établir les groupes suivants :

1° Les actes de bestialité commis par des célibataires
adultes ;

2° Les actes de bestialité commis par des enfants ou
des adolescents ;

3° Les actes de bestialité commis par des pédérastes
actifs ;

4° Les actes de bestialité commis par des hommes
mariés ou vivant en concubinage ;

5° Les actes de bestialité commis parallèlement avec
l'inceste ;

6° Les actes de bestialité commis par des individus
coupables de viols hétérosexuels ;

7° Les actes de bestialité commis par un individu du
sexe féminin.

PROCÈS DE GUILLAUME GARNIER

— 1539 —

Quelques efforts que l'on fasse pour immobiliser la morale dans certaines formes, l'on ne pourra jamais empêcher qu'elle ne soit éminemment variable, et que des individus aux tempéraments différents ne jugent point sous un même angle les multiples actions exercées par l'homme.

Par les paroles attribuées à Guillaume Garnier, on voit qu'il serait inexact de lui donner le nom de vicieux, simplement parce que ce que nous appelons *le vice* lui semblait un acte normal.

Guillaume Garnier, « vêtu de drap gris de fer », était, en compagnie d'une grande chienne noire, traduit, le 14 mars 1539, devant le bailly [1] de Meaux.

C'était un homme de trente-cinq ans. Il était accusé du crime de sodomie avec cette chienne qui lui appartenait.

Il nia d'abord le fait. La chienne lui avait été donnée très jeune, il l'avait élevée et il l'aimait sans que cependant elle remplaçât pour lui une épouse. Devant le châtiment

---

[1] Officier royal de robe longue qui rendait la justice dans l'étendue d'un certain ressort, et dont les appellations ressortissaient immédiatement au Parlement.

pénal, Garnier nia ce qu'il avouait dans la conversation avec ses amis.

Le jour du précédent mardi-gras, Garnier dit à Jean Durand « qu'il ne voulait point se marier ni même avoir une maîtresse, attendu qu'il en avait une qui ne lui coûtait pas d'entretien et qui, au moins, lui était fidèle », et il avoua que c'était sa chienne.

Garnier tint les mêmes propos à Guillaume Bradefer et à Simon de Paule. Ceux-ci essayèrent de lui représenter « la grandeur de son crime », mais Garnier s'entêtait à répéter « qu'il ne faisait de tort à personne, que cela ne faisait aucun mal au prochain », secouant la tête, il ajoutait que « chacun avait son goût et que c'était le sien ».

Garnier qui méprisait si fort les femmes, ne dédaignait pas de les choisir pour confidentes. Il avoua, un jour d'octobre 1539, à Antoinette Bardon que sa chienne « était un trésor inestimable, et que, si elle savait sa valeur, elle voudrait en posséder une semblable ».

De telles paroles excitèrent fort la curiosité de la dame qui pressa constamment Guillaume Garnier de lui dire à quoi lui servait cette chienne et « quel profit il pouvait en retirer ».

Garnier n'osa probablement pas spécifier quels services l'animal lui rendait, il s'en tira par un récit mensonger. Il raconta à la commère stupéfiée « que cette chienne le conduisait tous les samedis au sabbat et que là le diable lui donnait autant d'or et d'argent qu'il en voulait ».

Le vendredi 15 avril, Garnier subit un nouvel interrogatoire ; il se jeta aux pieds du bailly, lui demandant grâce, sur quoi le bailly répondit « qu'il n'était pas en son pouvoir de lui faire grâce, mais qu'il pouvait recourir contre sa sentence devant le Parlement ».

Le mercredi 20 avril 1539, avant midi, après avoir conféré avec le conseiller du Présidial[1], le bailly condamna Garnier « à être brûlé vif, ses biens confisqués au profit du Roi, avec cent livres d'amende et la chienne à être tuée et occise par l'exécuteur des hautes œuvres et son corps enfouy en terre ». Conduit à la Conciergerie du Palais pour être entendu sur l'appel interjeté par lui, Guillaume Garnier comparut, le mardi 7 juin, devant le commissaire-rapporteur et le supplia de lui faire adoucir sa peine, mais l'arrêt du Parlement de Paris du 13 août 1539 confirma la sentence, ordonna seulement que Guillaume Garnier, « après avoir senti un peu le feu », serait étranglé. Quant à la chienne, la cour prescrivit qu'elle devait être brûlée, « ensemble les pièces du procès ».

---

[1] Tribunal qui, pour certains cas, jugeait en dernier ressort. En matière civile, il jugeait jusqu'à la somme de 250 livres et jusqu'à 10 livres de rentes ou le double, par provision, malgré l'appel. En matière criminelle, il jugeait de toutes sortes de cas, à l'exception du crime de lèse-majesté.

PROCÈS DE PIERRE GRONDEAU

— 1542 —

Pierre Grondeau, gagne-denier à Loudun, délaissait les filles pour les ânesses. Peut-être que son extrême pauvreté était une des causes de la dépravation de ses mœurs. Même en 1542, il était peut-être difficile à un pauvre diable, sans sou ni maille, de trouver une fille complaisante. Peut-être était-il d'une excessive laideur ou très mal bâti, ce qui l'empêchait de plaire ; alors faute de femmes qui veuillent de lui, s'accommodait-il d'une ânesse beaucoup moins difficile à contenter. Les documents ne nous donnent que peu de renseignements sur le physique des individus et encore moins sur le moral, on ne peut donc que faire des suppositions plus ou moins erronées. Quelles que fussent les causes qui motivèrent ses actes de bestialité, Pierre Grondeau fut accusé d'habiter charnellement avec une ânesse.

Le gagne-denier ne se méfia pas assez de ses voisins, sa confiance en eux le perdit. Les voisins de tous les temps et de tous les pays ont un point commun de ressemblance, ils cherchent à savoir ce que fait autrui, ils aiment à jaser, le mal surtout les intéresse, jamais on ne prit à raconter une bonne action le même plaisir qu'à

en divulguer une mauvaise. Pierre Grondeau fut un jour
surpris en relations charnelles avec une ânesse par
Jean Dumas, Pierre Brunel, Adam Lecocq, David Ter-
reau, Adrien Septbois et la femme de ce dernier,
Jeanne Vallée, commère avisée et bavarde qui ne cacha
pas l'indignation qu'un tel acte lui causait.

Indignation bien naturelle, en somme ; comment une
femme pourrait-elle pardonner qu'un homme au sexe
féminin préférât un animal ?

Les témoins ne se contentèrent pas de jaser, ils portèrent une plainte contre Pierre Grondeau devant le juge
royal de Loudun, Pierre de Bruères, qui, le 9 octobre
1542, manda Pierre Grondeau à comparaître devant lui.

A tour de rôle les témoins vinrent faire leurs dépositions : les uns, de ce qu'ils avaient vu, les autres de ce
qu'ils avaient entendu dire.

Les 9, 15 et 18 octobre les informations furent faites.
Le 21 octobre les témoignages et les dépositions furent
recueillis par le juge royal.

Convaincu d'avoir été surpris « habitant charnellement
et détestablement avec une ânesse », Pierre Grondeau fut
condamné à être brûlé vif.

Le 24 novembre il fut transféré des prisons de la Conciergerie du Palais en celles de Loudun. La sentence de
mort fut confirmée par un arrêt du Parlement de Paris
en date du 24 novembre 1542.

PROCÈS DE JEAN DEVIALLE

— 1544 —

Jeanne la Grosse, femme de Jacques Ménard, tisserand habitant Chastard en l'an de grâce 1544, trouvait à plusieurs reprises le berger Jean Devialle, blotti dans son étable. Elle crut qu'il se cachait là pour la voler, et le chassa en lui défendant de mettre jamais les pieds dans sa maison. Le malheureux était bien loin d'en vouloir à son bien, il ne désirait que prendre la place des mâles dont manquait peut-être le bétail du tisserand.

Ce Jean Devialle était le plus pauvre parmi les pauvres du pays, il ne possédait rien, pas même une hutte qui fût à lui ni un bout de terre, ni un arbre, ni une bête si petite fût-elle.

Ses parents étaient morts il y avait longtemps, si longtemps qu'il ne se souvenait plus d'eux. Alors qu'il était encore un enfant on l'avait mis berger afin qu'il ne coutât plus à nourrir.

Il avait toujours été malheureux, d'autant plus qu'il n'éveillait aucune pitié ; il était laid, mal fait, les filles riaient de lui lorsqu'il passait, les garçons en faisaient leur souffre-douleur.

D'enfant il devint homme. Mais il n'embellit pas, au

contraire, et n'étant toujours qu'un berger il ne s'enrichit pas.

Vivant avec les bêtes il les aimait, au moins elles étaient dociles à sa voix, meilleures pour lui que les hommes dont il ne recevait que des coups, n'entendait que des mauvaises paroles.

Lorsque l'âge vint où il commença à sentir en lui le travail mystérieux des désirs charnels, il regarda avec envie les gars qui, plus heureux que lui, s'en allaient avec leurs promises se promener dans les champs après la vesprée ou danser le dimanche sur la place de l'Eglise.

· Il assistait à la vie des bêtes, par elles il connut les mystères de l'union sexuelle qu'il ne faisait que soupçonner.

Un moment vint où il fut incapable de maîtriser ses désirs, et quoiqu'il regardât les femmes avec concupiscence, il n'aurait pas osé penser à elles pour satisfaire ses désirs, il se sentait trop loin d'elles ; plus près de lui, ces bonnes bêtes qu'il aimait étaient accessibles à ses désirs. Nul ne s'inquiétait de lui, il couchait dans une hutte près du troupeau, il pouvait sans être vu s'introduire la nuit dans une chaude étable. La chaumière des Ménard était non loin de là ; une nuit il s'enhardit, et comme un voleur ou un amoureux sans faire de bruit s'introduisit dans l'étable et après avoir consommé l'acte bestial, s'endormit. Plusieurs fois il recommença, tant et si bien qu'il fut surpris par la Jeanne qui n'était pas une commère commode mais qui était loin de soupçonner ce qu'il venait faire chez elle.

Ne pouvant plus y retourner, Devialle chercha un autre endroit pour satisfaire sa passion. Peu à peu dans le village on sut que ce vilain garçon à sa laideur, à sa bêtise, à sa misère ajoutait le plus grand des crimes: qu'il aimait charnellement les bêtes.

Le mercredi 22 novembre 1544, Jeanne la Grosse s'en fut déposer devant le juge de Chastard ; là, elle rencontra des voisins qui ne lui laissèrent aucun doute sur les attirances que Jean Devialle avait eues longtemps pour son étable et du danger que la vertu de ses bêtes avait couru.

Voici les faits qui avaient amené Devialle devant le juge:

Le 11 août, Jean Carpin, laboureur, surprit Devialle « en copulation charnelle avec une génisse dans une étable à lui appartenant ».

Le 23 août suivant, le chirurgien Joseph Valdatte le surprenait aussi « en copulation charnelle avec une chèvre noire ». Le praticien le menaça d'une dénonciation, Devialle le supplia de n'en rien faire. Il n'était pas toujours d'humeur aussi conciliante et parfois supportait mal les reproches que lui valait son vice. Un de ses cousins germains, Hugues Minelle, gagne-denier qui connaissait sa détestable inclination, « lui ayant fait des remontrances » la veille de la Saint Denis, Devialle irrité « prit un gros bâton et le lança à toute volée mais manqua son coup ».

Antoine Podelette, ouvrier en toile, connaissait aussi la « détestable passion » de Devialle et l'en avait aussi réprimandé, mais le malheureux lui avait avoué « qu'il n'en était pas le maître ».

Dans l'interrogatoire qu'il subit le lundi 27 novembre à huit heures du matin, Devialle avoua son crime.

La sentence rendue le 3 décembre 1544 par le juge de Chastard et confirmée au Parlement de Paris par arrêt du 9 janvier 1545 le condamna à être pendu et étranglé.

PROCÈS DE JACQUES GION

— 1550 —

En 1550, le château de Chamarolles était une vaste demeure seigneuriale entourée de bois, de prairies, de vignobles. De nombreux domestiques étaient attachés au service particulier du châtelain et de sa famille, mais pour la culture des terres et l'entretien des jardins, le seigneur employait encore de nombreux serviteurs travaillant au château mais demeurant au village.

A cette époque ne comptaient dans les villages que le *Château* et l'*Eglise*. Autour, se groupaient les chaumières, misérables demeures des paysans.

Être au service du château était considéré comme un honneur pour ces simples et aussi comme une chance; il y a toujours quelque chose à gagner à fréquenter les riches.

Aux yeux des serfs, la maison de Dieu et celle du Seigneur étant des lieux révérés, un méfait s'aggravait d'y être commis. Aussi on peut facilement s'imaginer quel dut être le scandale qui éclata le jeudi 23 février 1550 lorsqu'un homme fut surpris au château à 7 heures du matin, accouplé avec une bête.

Des tâcherons qui se rendaient à leur travail virent en

traversant la cour du château un laboureur de Chamarolles qui, appuyé contre un fagot, commettait la sodomie avec une vache.

S'approchant, ils reconnurent Jacques Gion. Indignés
et scandalisés au plus haut point, ils se saisirent du
laboureur, le maintinrent fortement, et avec l'aide des
domestiques accourus à leurs cris, lui lièrent les bras et
les jambes et l'enfermèrent jusqu'à l'arrivée de la maréchaussée.

Puis les témoins s'en furent déposer leurs plaintes ;
Charles Bouffain, vigneron, Adrien Lejuge, valet de
ferme et Thomas Trousse racontèrent au juge de Chamarolles ce qu'ils avaient vu.

Les informations furent faites et après la comparution
de Jacques Gion, le juge de Chamarolles par sentence du
17 mars 1550, édicta que Jacques Gion serait « brûlé
avec la vache ensemble le fagot sur lequel ledit était
appuyé pour commettre le crime de bougrerie. »

Dans cette procédure il faut remarquer que non seulement le coupable est atteint avec la vache, inconsciente
complice, mais le fagot, ayant servi à la perpétration de
l'acte, est condamné aussi à disparaître ; du reste il ne
manquait pas à sa destinée, un fagot n'ayant d'autre raison d'être que de servir au feu.

.Jacques Gion manifesta un grand repentir, fit des pro-
messes solennelles qu'il ne retomberait jamais en un
crime aussi odieux, mais le juge, strict observateur de
la loi, resta insensible.

Le vendredi 14 avril Gion était conduit dans les prisons de la conciergerie du palais et le 30 avril le Parlement confirmait la sentence prescrivant qu'il serait exécuté sur le grand chemin allant à Poitiers mais que « cependant par grâce et sans tirer à conséquence, il « serait étranglé avant de sentir le feu. »

PROCÈS DE JACQUES PRENAULT

— 1551 —

Jacques Prenault habitait le bourg de Saint-Martin ; vigneron de son métier, il gagnait de bonnes journées, il aurait pu vivre et mourir tranquille s'il n'eût eu une détestable passion.

Jacques Prenault aimait les chèvres, ce fut ce qui le perdit. Quand sa passion parlait, il ne gardait aucune prudence, ne cherchant même pas la solitude pour satisfaire ses désirs ; plusieurs fois il fut pris sur le fait mais aucune dénonciation n'ayant suivi, Prenault continua sans se gêner à fréquenter les chèvres lorsqu'il en trouvait à sa convenance.

Un lundi, le 24 avril 1551, Jacques Prenault fut surpris « en train d'abuser charnellement et détestablement d'une chèvre noire » dans un pâturage de l'île de Ré, non loin du bourg de Saint-Martin.

Cette chèvre noire était l'objet des prédilections de Prenault, et appartenait justement à un des témoins de l'acte, un des plus acharnés accusateurs, l'aubergiste Eustache Robinet.

Robinet, accompagné de Pierre Duloir, marchand ; Claude Dubois, gagne denier ; Louis Grandjean, vigneron ; Jean Levire, tisserand, déclarèrent qu'ils avaient vu Prenault « vêtu de drap rouge, avec des culottes de peau et des bas de chausses y jointes caresser charnellement la chèvre noire et consommer avec elle l'acte sexuel ».

Prenault fut arrêté et remis entre les mains du chef de la brigade de maréchaussée, le nommé Leroux. Accompagné de la chèvre noire, Prenault fut conduit à deux heures de l'après-midi devant le juge royal de l'île de Ré. Jacques Prenault, interrogé, déclara au magistrat qu'il était âgé de quarante ans, était né au bourg de Saint-Martin où il exerçait la profession de vigneron ; il ajouta que la chèvre noire n'était pas à lui mais appartenait à Robinet, marchand de blé à l'île de Ré et que jamais il n'avait commis le crime qui lui était reproché.

Le mercredi 26 avril, le juge royal ouvrit une information ; tous les témoins s'accordèrent à déclarer que maintes fois ils avaient surpris Prenault commettant l'acte bestial avec cette chèvre. Louis Grandjean qui avait été souvent en conversation avec Prenault, fut très explicite, il ajouta à son témoignage une confidence que Prenault lui avait faite plusieurs fois.

Entre autres jours qu'ils parlaient ensemble des filles du pays, Prenault lui avait dit « qu'il aimait mieux cette chèvre qu'une femme ».

Un autre témoin ajouta que Prenault n'aimait pas les femmes, qu'on ne lui avait jamais vu de cotillon autour de lui mais qu'en revanche il avait toujours paru aimer cette chèvre qu'il caressait en public et avec laquelle on le rencontrait souvent.

Le samedi 29 avril, Prenault fut de nouveau interrogé, mais il nia de plus belle, assurant même que tous les témoins avaient été subornés par Eustache Robinet qui lui en voulait particulièrement et qui, depuis longtemps, voulait tirer vengeance de plusieurs querelles qui avaient éclaté entre eux. Prenault raconta au juge que le jour de la précédente fête de Saint-Rémy il s'était disputé avec Robinet, que les coups avaient succédé aux injures et que Prenault, emporté par la colère et ne sachant plus trop ce qu'il faisait, avait frappé Robinet à la tête et si malencontreusement que Robinet dut garder le lit et appeler à son chevet le chirurgien de Saint-Martin-de-Ré, le nommé Alexis Prade, qui pourrait attester la véracité de ces paroles ; Robinet avait gardé rancune à Prenault des coups reçus, qu'il n'avait pu rendre, et avait juré de se venger de Prenault. En voyant celui-ci jouer dans un pré avec une chèvre noire qui lui appartenait, Robinet avait résolu de profiter de cette circonstance pour le perdre et avait inventé cette odieuse histoire ; pour trouver des témoins il leur avait promis quelque récompense.

Après cette déposition, Prenault affirme de nouveau qu'il est innocent.

Le lundi 15 mai une confrontation eut lieu, les témoins affirmèrent avoir vu Prenault se servant de la chèvre noire comme d'une femme et la caressant abominablement; Prenault maintint ses dénégations.

Le juge royal menaça alors l'accusé de le soumettre à la question.

Effrayé, Prenault supplia le magistrat de lui épargner

cette épreuve et avoua alors les relations qu'il entretenait avec la chèvre noire, vers laquelle il se sentait entraîné irrésistiblement. Il demanda grâce, promettant de se corriger de cette affreuse passion, mais le juge appliqua la loi et Prenault fut condamné à être pendu, étranglé et brûlé sur la place de Saint-Martin-de-Ré. Par arrêt du Parlement fut confirmée cette sentence de mort.

Dans son interrogatoire, Jacques Prenault avoua qu'il se sentait irrésistiblement entraîné à commettre l'acte sexuel avec une chèvre, non pas avec une chèvre quelconque, mais une certaine chèvre noire qu'il savait appartenir à celui qu'il considérait comme un ennemi redoutable.

Dans un moment d'abandon il commit l'imprudence de faire à un camarade l'aveu de cette bizarre passion, confessant qu'il préférait cette chèvre à une femme, aveu qui se retournera un jour contre lui, lorsque le camarade sera devenu, par la force des choses, un de ses accusateurs.

Plusieurs fois, il fut surpris accouplé avec cette chèvre; il sait qu'une indiscrétion peut le perdre, que son secret est à la merci de tous; il ne doit pas ignorer quel terrible châtiment est réservé à ceux qui se rendent coupables de ce crime. Rien ne l'arrête, sa passion est plus forte que sa volonté; quelque impossible que cela puisse paraître, la vue de cette chèvre noire le rend faible devant ses désirs, il perd toute prudence et ne songe qu'à satisfaire son penchant, c'est ainsi qu'il est surpris dans un pâturage de l'île de Ré, arrêté et conduit devant le juge.

Là il se défend habilement, niant énergiquement actes et propos ; d'accusé se faisant accusateur, il rejette tout l'odieux de cette calomnie sur son ennemi mortel, ce Robinet, propriétaire de la chèvre noire. Dans sa défense on voit qu'il est doué de quelque intelligence, malheureusement chez Prenault l'instinct commande d'une façon obsédante et impulsive et en esclave docile il obéit à sa honteuse passion.

PROCÈS DE JEAN DE LA SOILLE

— 1555 —

Monsieur du Terron, bourgeois de Paris et seigneur de la ferme des Bois, sise auprès de Villeneuve-l'Archevêque, avait en qualité d'ânier un garçon de 26 ans, natif de Villeneuve, appelé Jean de la Soille.

Agmon Groupeau, tonnelier, remarqua que de la Soille prenait un soin tout particulier d'une certaine ânesse, poussant la prévenance jusqu'à la faire coucher dans une étable séparée.

Labiche, garçon au service de Josse Valcroin, marchand épicier, assura souventes fois à son maître que la Soille « était un infâme sodomite, qu'il abusait d'une façon abominable et contre nature d'une ânesse dont il prenait un grand soin ».

Aucune preuve jusqu'alors ne pouvait établir si ces dires étaient exactement conformes à la vérité. Mais sur la fin d'octobre 1555, Thomas Dupont, marchand mercier, allant à la ferme des Bois, acquit la certitude que ces bruits infamants étaient fondés.

Devant lui La Soille entra dans l'étable aux ânesses, il l'en vit sortir peu de temps après dans un état indécent et ayant été frappé à la jambe par une ânesse.

Le mercier, comme bien on le pense, colporta cette nouvelle, il en parla à l'aubergiste Roger Dumoulin qui, partageant la conviction générale, surveilla l'ânier de près et le prit plusieurs fois sur le fait « commettant le crime de sodomie abominable et contre nature avec une ânesse ».

Le samedi 13 novembre, il le fit arrêter en flagrant délit et le lundi suivant, à 9 heures du matin, de La Soille comparaissait devant le juge civil et criminel et bailly de Sens.

Le lundi, 22 novembre, lors de la confrontation et du recollement des témoins, l'ânier confessa avoir « eu habitation charnelle, abominable et contre nature avec une ânesse, et requit son pardon ».

Le 4 décembre, le bailly de Sens rendit sa sentence.

Jean de la Soille devait être mené dans un tombereau auquel l'ânesse serait attachée, puis lui-même attaché à un poteau planté dans la grand'place de Villeneuve-l'Archevêque » et lorsqu'il serait « monté au haut de l'échelle appuyée contre la potence » l'ânesse brûlée sous ses yeux ; « quoi fait » lui-même ensuite « pendu et étranglé et son corps jeté dans le feu. » Outre cela, ses biens confisqués avec 100 francs d'amende envers le Roi et le prix de l'ânesse versé au sieur du Terron.

Par arrêt du 5 janvier 1556, le Parlement de Paris confirma la sentence du bailly en spécifiant toutefois que « les cendres seraient jetées dans la rivière d'Yonne ».

PROCÈS DE JEAN GERBOURT

— 1560 —

Adrien Martel, fermier de la ferme de la Geolle, avait à son service un charretier nommé Jean Gerbourt, né à Daumartin, et alors âgé de quarante-huit ans.

Gerbourt était un bon ouvrier qui ne rebutait pas à la besogne, aussi son maître y tenait-il malgré les mauvais propos qui couraient sur son compte.

On disait dans le pays que Gerbourt avait une passion extravagante pour une ânesse; plusieurs affirmaient qu'ils l'avaient surpris sur le fait. Gerbourt avait avoué à quelques-uns qu'il avait une inclination pour une ânesse et que cela était malgré lui.

On parla tant et si bien que dame Justice, qui n'est sourde que lorsqu'elle le veut bien, finit par s'émouvoir. Devant le juge et bailly de Laguy, Pierre de Hautefeuille, comparut Jean Gerbourt, arrêté par Joseph Castagne, exempt, Paul Duguerre, Abraham Bausy, Jérôme Vitard et Toussaint Piquot, cavaliers de la maréchaussée. En même temps que Gerbourt, comparut l'ânesse, à l'audience du magistrat, l'homme et la bête accusés du crime de bestialité.

Interrogé, le délinquant nia énergiquement être coupable du crime qu'on lui reprochait. Les informations commencèrent le mercredi 27 août 1560.

D'abord parut le boulanger du village, Etienne Dutrot « vêtu de rouge » ; un boulanger qui se respecte est toujours au courant de ce qui se dit et se fait. En venant chercher le pain du ménage, les femmes jacassent, et c'est toujours très intéressant pour des commères que de parler d'un sujet aussi scabreux. Etienne Dutrot convint donc « que le bruit était public ».

Le brasseur Nobert Dubuisson « vêtu de drap bleu et veste rouge » fut plus explicite. Il savait davantage et ne se fit pas tirer l'oreille pour le raconter.

Il dit donc au magistrat qu'il savait que Gerbourt avait la détestable inclination de commettre la sodomie avec des bêtes brutes et qu'il avait une ânesse dont il usait comme d'une femme, d'ailleurs Gerbourt lui avait avoué être possédé de cette détestable passion.

Dubuisson essaya de lui donner quelques bons conseils, de lui remontrer l'énormité de son crime; Gerbourt accepta les conseils avec douceur mais à toutes les remontrances il trouvait la même réponse «qu'il n'en était pas le maître».

Le tanneur Simon Bonhomme avait eu Gerbourt à son service pendant quatre ans et demi, il avoua qu'il avait eu des soupçons sur la mauvaise conduite de son serviteur mais qu'il n'avait jamais pu le convaincre de ce détestable penchant.

Un autre témoin, Adrien Martel, mandé par le juge, ne put se présenter; étant retenu au logis par une maladie assez grave, il envoya à sa place son fils, Joseph Martel, qui, le mercredi 3 septembre, déposait au lieu et place de son père.

Il déclara que, depuis l'arrestation de Gerbourt, ils avaient entendu dire que celui-ci avait toujours pris un soin particulier de l'ânesse emmenée par la brigade de la maréchaussée. Pour se conformer, ajouta-t-il, à la vérité il ne pouvait rien ajouter de plus précis, il n'avait jamais vu Gerbourt avec l'ânesse ni avec aucune autre bête ; ce qu'il savait du malheureux penchant de l'accusé, il l'avait appris par les causeries de l'un et de l'autre.

Aucun de ces témoignages ne reposait sur quelque chose de précis, sur la constatation d'un fait matériel indéniable, aussi Gerbourt nia-t-il avec la plus grande énergie les accusations portées contre lui jusqu'au moment où le juge lui fit subir la question pendant laquelle il s'avoua coupable. .

C'était ainsi qu'on procédait au xvie siècle, lorsque des accusations étaient portées contre un individu, fût-il même innocent, le juge le pressant de questions pour obtenir l'aveu de la faute qui lui était imputée. Si l'individu ne voulait avouer, on le condamnait à la question, les tortures avaient raison de son mutisme et souvent il se produisit ce fait que des innocents avouèrent des fautes qu'ils n'avaient pas commises afin d'échapper aux souffrances qu'ils enduraient.

Gerbourt, ayant avoué, fut condamné par Pierre de Hautefeuille à être pendu et étranglé, son corps brûlé avec celui de l'ânesse, les cendres jetées dans la rivière de Marne, ses biens confisqués au profit du Roi, en plus une amende de cent livres pour le Roi et vingt livres de dommages et intérêts à Martel, propriétaire de l'ânesse.

L'arrêt du Parlement du 9 octobre 1560 confirma la sentence du 20 septembre, sauf que la Cour décida que les cendres seraient jetées au vent.

PROCÈS DE PIERRE POULAIN

— 1561 —

Jacques Théraucourt, cultivateur à Angondessus, **en** Picardie, occupait depuis deux ans Pierre Poulain **en** qualité de berger.

Poulain vivait avec ses bêtes en quelque sorte hors du monde, se mêlant rarement aux villageois ; il négligeait la conquête souvent difficile et trop coûteuse pour un misérable tel que lui, des filles de ferme ; il prit femme dans son troupeau, et jeta son dévolu sur une **vache** rouge confiée à ses soins.

Cette union ne pouvait longtemps passer inaperçue. Le tisserand Jean Rebule apprit, on ne sait comment, que Poulain usait de la vache comme de sa femme. Un jour, il le surprit auprès de la dite vache dans une attitude déshonnête. Rebule ne ménagea pas les reproches au berger qui lui promit de ne plus recommencer, mais n'en continua pas moins son malheureux commerce qui ne fut pas sans l'avarier quelque peu.

Barthélemy Ognon, chirurgien de la paroisse **de** Champcourt, vint une fois donner ses soins au berger ; l'ayant pansé, le praticien reconnut que le mal ne pouvait venir que de la vache dont il savait que Poulain se servait comme d'une femme.

Poulain avait avoué à quelques-uns que c'était son goût, et il ne craignit pas de l'affirmer au teinturier Geoffroy Lesée et, sur quelques observations que lui fit son confident, Poulain lui répondit, en parlant de son étrange consort, qu'il ne la troquerait pas contre la plus belle fille du village et même de la Picardie.

Ces faits parvinrent à la connaissance de la Justice. Pierre Poulain fut arrêté, et le juge d'Angondessus le condamna, par sentence du 2 juillet 1561, à être pendu, étranglé avec la vache, de plus, à payer à son maître cinquante-quatre livres de dommages-intérêts pour prix de la bête que les experts Isaac Serrau et Pierre Bouticourt avaient ainsi évaluée.

Par arrêt du 31 juillet 1561, le Parlement de Paris confirma la sentence en spécifiant que Poulain serait exécuté sur le grand chemin qui conduit à Amiens, et, qu'en outre, ses biens seraient confisqués avec 10 livres d'amende envers le Roi.

PROCÈS DE COLLAS HILLAIRE

— 1599 —

Le lundi 15 novembre 1599, Pierre Dufort, chef de brigade de la maréchaussée, Henri Simon, Claude Brusquet, Mathieu Cordel et Louis Le Pleutre, cavaliers, amenaient devant le bailly de Thouars, Collas Hillaire, vallet de basse-cour de Thomas Blanchamp, fermier de la ferme de Thouars.

Hillaire était accusé d'avoir commis acte de bestialité et sodomie détestable avec une vache noire. Malgré les témoignages accusateurs de Josse Perdit, Jean Duffault, Baptiste Coudray, Regnault Le Fèvre, Odon Marquet, boulanger, Alexandre Priday, médecin, Vincent Bourderaie, chirurgien, Collas Hillaire ne voulut pas avouer son crime ; il fallut la torture pour l'y contraindre. La question fut ordonnée par une sentence du 18 décembre. Par celle du 29 décembre, Hillaire fut condamné à être pendu, étranglé et brûlé. Elle fut confirmée par arrêt du Parlement de Paris du 20 janvier 1600.

Aux termes de cet arrêt, Hillaire devait être conduit sur le lieu du supplice dans un tombereau, puis, lorsqu'il serait arrivé au haut de l'échelle, voir la vache assommée, son corps brûlé, et enfin être pendu à son tour.

Ses biens furent confisqués avec 18 livres d'amende envers le Roi et 42 livres de dommages-intérêts à Robert Fortin, valeur de la vache noire estimée à ce prix par les experts Benjamin Duflos et Thomas Minière.

PROCÈS DE GILLES DOBREMER

— 1600 —

Gilles Dobremer, âgé de cinquante-deux ans, était natif de Montdidier ; il habitait Flavencourt, en Picardie, où il travaillait comme laboureur. Aimant à boire, il avait pour camarade André Potelle, fervent disciple de la bouteille avec lequel il faisait des parties de ribotte.

Un jour qu'il était chez Potelle, celui-ci lui montra une vache rousse qu'il venait d'acheter depuis peu. Cet animal fit une telle impression sur Dobremer qu'il regarda attentivement, examinant sa taille, sa forme, etc., et, finalement, proposa à Potelle de la lui acheter pour vingt-cinq écus ; Potelle tenait à sa vache, et ne voulait pas la vendre ; il fit donc observer à Dobremer qu'elle n'avait pas beaucoup de lait et qu'elle n'avait encore vêlé que trois fois. « C'est justement ce qu'il me faut », s'écria Dobremer, paraissant enchanté, et, sur-le-champ, il offrit une pistole d'arrhe à Potelle qui ne savait que penser d'un tel enthousiasme qu'à son avis elle ne méritait pas.

Survint la femme de Potelle. Etonnée d'abord de l'empressement de Dobremer à leur acheter cette vache, elle se méfia et, en paysanne avisée, pensa qu'il fallait que sa vache possédât des qualités qui leur étaient restées inaperçues pour qu'un laboureur aussi madré que Dobremer lui en offrît un si bon prix. On voulait acheter sa vache, elle ne voulait pas la vendre. Gourmandant son mari, elle rompit le marché, alléguant que la vache était, au contraire, une excellente laitière, qu'elle était très contente de l'avoir dans son étable.

Dobremer, un peu penaud, s'en retourna, maudissant les femmes qui se mêlent de tout. Mais le lendemain, il revint à la charge, sut amadouer son ami, et enleva la vache pour cent livres.

Les époux Potelle parlèrent longtemps de ce marché inespéré et cherchèrent, mais en vain, ce que cette vache avait d'extraordinaire pour valoir un tel prix ; ils ne l'apprirent que le 25 novembre 1599, le jour de la Sainte-Catherine. Tout Flavencourt se répétait la singulière aventure de Dobremer ; alors leur fut expliquée la cause de « l'attache » qu'avait montrée Dobremer pour leur vache rousse.

Un jour, Aizon Soquier passant par une ruelle qui communiquait par derrière aux maisons de son mari, Benjamin Crespet, se trouva tout à coup en face d'un spectacle qui la cloua quelques instants sur place, sans pouvoir ni avancer ni crier ; sa stupeur s'étant changée en une peur horrible, elle prit la fuite éperduement, fermant aux verroux la porte du jardin, croyant avoir le diable à ses trousses. Encore toute apeurée, elle raconta à son mari ce qu'elle avait vu : Dobremer en copulation charnelle avec la vache rousse qu'il avait achetée !

Benjamin Crespet partagea l'indignation de sa femme,

déclarant qu'il ne voulait plus fréquenter un pareil individu, malgré la vieille amitié qui les liait et les réjouissances qu'ils prenaient ensemble tous les dimanches et jours de fête.

De cabaret en cabaret, Crespet colporta l'aventure et la décision qu'il avait prise de rompre avec son camarade, pendant que sa femme faisait partager son effroi à toutes les commères.

Le boulanger Gilles Guérin affirma qu'il savait depuis très longtemps que Dobremer « avait habité charnellement avec cette vache », qu'il l'en avait même réprimandé, mais que Dobremer avait toujours tourné les choses en raillerie. Le récit de la frayeur éprouvée par Aizon Soquier fit tant et tant de chemin que le jeudi 2 décembre 1599, Gilles Préaucourt, chef de la brigade de maréchaussée d'Abbeville, Mathurin Ardon, Benoist la Vallée, Bernard Trippet et Raoul Hamon, cavaliers, conduisaient devant le Lieutenant criminel d'Abbeville « un quidam vêtu de drap rouge », qui n'était autre que Gilles Dobremer, « accusé et pris en flagrant délit et crime abominable de sodomie avec une vache rousse. »

Le 9 janvier 1600, le Lieutenant criminel rendait sa sentence qui condamnait Gilles Dobremer à être pendu, étranglé, brûlé avec la vache, les cendres jetées dans la rivière de Somme ; ses biens confisqués au profit du Roi, avec cent livres d'amende envers Sa Majesté.

Par arrêt du 9 février 1600, le Parlement de Paris confirma la sentence en spécifiant que Gilles Dobremer serait exécuté sur le grand chemin de Favencourt à beville et que ses cendres seraient jetées au vent.

PROCÈS DE DIDIER LANGARAT

— 1604 —

La grosse Fanchon, servante du sieur de Sirvancourt, passait, le mercredi 14 octobre 1604, dans la rue Basfroi, par derrière l'église de Joinville pour quérir ses provisions, lorsqu'elle s'arrêta, coite : dans un renfoncement des contreforts, se passait une scène bien singulière et qui intéressa fortement la curieuse. Un homme, qui paraissait monter un cheval, se livrait à des mouvements désordonnés qui parurent bizarres à la curieuse servante.

Après avoir regardé le mieux qu'elle pouvait, la Fanchon crut comprendre et, se retirant doucement, s'en fut appeler des témoins pour leur faire voir ce spectacle extraordinaire.

André Dupont, maître apothicaire, Pierre Thourg, compagnon maréchal, Bastien Languedoc, garçon tanneur, Alexandre Dumontel, serrurier, furent vite ramassés par la commère. Ils s'avancèrent prudemment, en longeant les murs de l'église, et purent constater que l'homme était « accouplé et en copulation charnelle et détestable avec une jument ».

L'homme les entendit, se dégagea et voulut s'enfuir,

mais les voisins le rejoignirent et voulurent s'emparer de lui ; la lutte fut vive ; le tanneur Languedoc reçut dans la jambe un coup de pied lui enlevant « la chair vive jusqu'à l'os », mais force resta aux défenseurs de la morale, le bestial fut capturé, ligotté et remis entre les mains de la maréchaussée, représentée par Charles Nozelay, exempt, Thibaud Legendre, François Frappin, Gautier Lesueur et Jean Trompette, archers de la brigade de Joinville, qui conduisirent leur prisonnier devant Jules-Henry d'Armause, écuyer, sieur de la Berthe-Hironger et bailly de Joinville. Interrogé sur-le-champ, il dit se nommer Didier Langarat, être âgé de 37 ans, natif de Sancerre, dans le diocèse de Bourges, être arrivé à Joinville depuis six semaines seulement, où il exerçait la profession de garçon cordonnier chez Etienne Taillard.

Quant à l'accusation qui pesait sur lui, Tangarat la dénia complètement, assurant que « s'estant mis pour lâcher de l'eau auprès de la cavalle, plusieurs bourgeois étaient accourus et l'avaient accusé de ce à quoi il n'avait jamais pensé ».

Le bailly n'usa pas de la question pour obtenir l'aveu « du crime », les témoignages lui suffirent pour rendre sa sentence, et le vendredi 16 octobre 1604, Didier Langarat était condamné à être pendu et étranglé à une potence dressée à cet effet dans la grand'place de Joinville, son corps brûlé avec celui de la jument, préalablement étranglée, les cendres jetées au vent, ses biens confisqués, dix livres d'amende envers le Roi, soixante-dix livres de dommages et intérêts à Nicolas Rousseau, vigneron, auquel appartenait la cavale ; cette somme était le prix de la bête exécutée.

Le Parlement de Paris rejetant l'appel, par son arrêt du 27 octobre 1604, ajouta que Langarat serait « conduit la corde au col et tenant au poing une torche de cire jaune du poids de deux livres, devant l'église principale de Joinville », et là ferait amende honorable, déclarant que « méchamment, il avait souillé et pollué les murs de la dite église ».

PROCÈS DE PIERRE GAUTHIER, dit BARAT

— 1606 —

Pierre Gauthier, dit Barat, était commis de Monsieur l'Intendant de Riom, cet emploi lui permettait la fréquentation de la petite bourgeoisie de la ville, ayant en plus des appointements de sa place un petit revenu, il aurait été un bon parti pour les filles à marier s'il n'avait eu un malheureux penchant qui l'éloignait des femmes.

Par la nature de ses fonctions il n'était pourtant pas appelé à fréquenter exclusivement des animaux, l'argent ne lui manquait pas, il pouvait donc, habitant une ville, satisfaire normalement ses besoins sexuels. Comment lui vint pour une brebis noire la détestable passion qui devait causer son malheur, c'est ce que les documents ne disent pas.

Bientôt des bruits suspects circulèrent sur son compte. A l'oreille on se chuchotait que Monsieur le commis de l'Intendant avait un goût singulier pour une brebis; on l'épia, et bientôt des témoins affirmèrent qu'ils avaient vu Pierre Gauthier en commerce abominable avec la brebis noire.

Le Sénéchal de Riom apprit ces faits et le mardi 28 avril 1606 fit comparaître Pierre Gauthier devant lui.

Le commis avait été arrêté par Pierre Legeret, exempt
et chef de la brigade de maréchaussée, escorté de ses cavaliers Barthélémy, Didier, Joseph, Ignace, Lafleur, Bes-
nard, Labbé du Timont, sous l'inculpation « d'avoir
connu détestablement et contre nature une brebis
noire ».

Dans les procès de bestialité les accusés appartiennent
généralement au monde rural : travailleurs des champs,
garçons de ferme, domestiques, les témoins sont des
paysans ou les petits marchands en rapports quotidiens
avec eux.

Dans le procès de Gauthier des témoins occupant une
position bien supérieure à celle de l'accusé vinrent déposer contre lui.

La qualité de Conseiller du Roi qu'ils possédaient dut
certainement faire une certaine impression, sinon sur
l'accusé au moins sur le juge.

Le sieur Melchior Gaspard du Trollet, écuyer, seigneur de Ravière, président et trésorier du bureau des
finances de Riom, déposa que le nommé Pierre Gauthier,
dit Barat, commis de Monsieur l'Intendant, s'était rendu
coupable du crime affreux et détestable de bestialité,
montrant pour une brebis noire un attachement désor-
donné, lui prodiguant des caresses hors nature et se
livrant sur elle aux « pratiques charnelles ».

Le sieur René du Manoir, écuyer, conseiller du Roi,
notaire et garde-note royal de Riom, commença sa déposition en exprimant tous ses regrets d'entretenir Monsieur le Sénéchal d'une si honteuse et abominable action,

mais il ne pouvait par son silence donner un encouragement tacite à un crime qui fait horreur à Dieu et aux hommes, il déclara donc que Gauthier était fortement soupçonné d'avoir eu habitation charnelle avec la brebis noire, qu'il préférait même à une jolie fille.

Puis vinrent des témoins de moindre importance mais dont les dépositions furent tout aussi catégoriques.

Pierre Jacques Mantrey, marchand de vins ; Jean Joseph de la Maripaudière, commis intéressé dans les affaires du Roi ; Lancelot de Pradel, bourgeois de Riom. A ceux-ci se joignirent deux dames qui ne se montrèrent pas les moins indignées, Michelle Françoise Desportes, veuve de Toussaint Bellemontée, qui de son vivant était écuyer, conseiller du Roi, secrétaire du Roi, maisons, couronne de France et de ses finances. La haute situation qu'occupait Madame Bellemontée ne l'empêchait pas d'être fort bien renseignée sur les gestes, plutôt hasardés, du petit commis de l'Intendance. Elle ne le ménagea pas. Du reste on ne peut s'empêcher de remarquer que lorsqu'un homme est accusé de bestialité, si des femmes viennent déposer contre lui, leurs dépositions sont beaucoup plus haineuses que celles des témoins masculins. Il semble que les femmes prennent comme une injure grossière, faite à leur sexe, la préférence d'un homme pour un animal et cela se comprend, une femme, quel que soit son rang, pardonnera toujours à un homme un manque de respect provoqué par ses charmes, jamais le dédain de sa personne.

Certes Madame Bellemontée n'eut pas pardonné à Gau-

thier une avance même insignifiante, elle aurait au premier mot, au premier geste, vite fait comprendre à l'im-
prudent qu'entre la veuve d'un conseiller et secrétaire du
Roi et un petit commis d'Intendance était une distance
qu'il ne devait pas franchir. Et pourtant dans la déposition de la grande dame il y avait comme une rancune,
une hostilité cachée, elle se trouvait offensée en tant que
femme qu'un homme pût à ce point mépriser tout le
sexe.

Une autre femme déclara aussi au Sénéchal ce qu'elle
savait du crime abominable de Gauthier, c'était la dame
Barbé Tescot, femme d'Adrien Gentillet, marchand de
blé, habitant Clermont.

Pierre Gauthier savait quelle peine était réservée à celui qui était convaincu de ce crime, il essaya de sauver
sa vie, nullement intimidé par la qualité des témoins, il
donna à tous un démenti formel.

Le samedi 16 mai il faisait au magistrat une requête
verbale demandant à ce qu'il soit visité ainsi que la brebis
noire, alléguant qu'il était impuissant et inhabile.

Le Sénéchal obtempéra à ce désir et par une sentence
du lundi 18 mai nomma en qualité d'experts Pierre Saget,
chirurgien, Thomas Hilaire Barbeville, chirurgien juré,
qui procédèrent le 20 mai à leur expertise. Ils déclarèrent que Pierre Gauthier « avait bien pu connaître charnellement la brebis, mais non l'engendrer ».

Cette dernière affirmation semble d'une grande naïveté
et superfétatrice, mais à cette époque on croyait que
l'union sexuelle d'un homme et d'une femme avec un ani-

mal pouvait avoir pour conséquence la procréation. Le samedi 23 mai le Sénéchal convoqua les témoins qui confirmèrent leurs précédentes déclarations. La confrontation eut lieu, les témoins précisèrent les détails de ce qu'ils savaient et à bout d'arguments Gauthier se décida à avouer son crime.

Le samedi suivant la sentence de mort fut rendue contre lui : il était condamné à être brûlé vif.

Il interjeta appel, mais par arrêt du 3o juin 16o6 il vit la sentence confirmée par le Parlement de Paris.

Cet arrêt édictait que le condamné serait étranglé avant d'être brûlé, que ses biens seraient confisqués au profit de Sa Majesté et frappés de 2oo francs d'amende envers le Roi.

La sentence du Sénéchal n'ayant pas fixé le sort de la brebis, le Parlement la condamna à être également étranglée et son corps jeté à la voirie. [1]

[1] On ne possède sur ce procès que l'arrêt du Parlement.

PROCÈS DE JEAN SARDON

— 1608 —

Par un beau dimanche de mai 1608, les cloches de
l'église de Château-Regnault appelaient à la messe les re-
tardataires. Quelques villageoises avec leurs enfants étaient
accourues précipitamment et sans examiner les alentours
de l'église y étaient entrées, se plaçant dans les bas-côtés,
près de la chaire.

La place de l'église était vide, autour régnait un grand
silence, des maisons voisines ne sortait aucun bruit,
tous les habitants étaient à l'église et dans toutes les demeures était observé le repos dominical.

Catherine Rouget accourait précipitamment ; elle se
savait en retard et soucieuse de ne pas manquer le service divin elle ne prenait pas garde aux rayons brûlants
du soleil qui chauffait la place de l'église. Passant derrière l'abside elle jeta autour d'elle un regard inquiet, il
lui semblait entendre des soupirs, lorsque ses yeux furent frappés par un spectacle si épouvantable qu'elle se
sauva en poussant des cris perçants. Dans sa fuite éper-
due, elle rencontra une de ses voisines, Gillette Harang,
qui l'arrêta et, s'inquiétant de la voir si émue, la questionna
pour connaître la cause d'un tel émoi, ne voyant autour

d'elles aucun danger qui le légitimât et connaissant Catherine Rouget pour une femme posée et calme. Catherine ne sachant comment s'y prendre pour satisfaire la curiosité de Gillette, le sujet lui paraissant difficile à aborder, revint sur ses pas accompagnée de la curieuse. Elles traversèrent la place de l'église et virent un homme « vêtu de toile à carreaux gris et blancs avec un bonnet de laine rouge » accouplé et en copulation charnelle avec une vache blanche et rousse « qui d'un air placide supportait les assauts furieux du quidam ».

Les deux commères indignées ne ménagèrent pas les injures et les imprécations, sans se soucier d'être entendues par les fidèles qui étaient dans l'église ; elles ne trouvaient pas d'expressions assez fortes pour exprimer leur colère. Leurs exclamations furent entendues de Rolland Lenain, vigneron, qui venait chercher sa vieille mère à la fin de la messe ; derrière lui accoururent Marc-Antoine Haugard, Jean-Baptiste-Michel-Ange Boileau compagnon serrurier, Augustin Brouillard, l'épicier le mieux achalandé du pays et chandelier attitré de l'église, Marguerite Plumet, veuve de Pierre Moron, qui troublés dans leurs prières par le bruit fait derrière l'abside sortirent précipitamment de l'église croyant qu'un incendie dévorait leurs demeures ou que la mort avait frappé inopinément un des habitants.

A eux se joignit Georges Thomassin taillandier, qui se disposait à entrer dans l'église ; tous s'approchèrent du groupe singulier formé par le quidam, sa vache, Catherine Roget et Gillette Harang.

Tous pressaient les deux femmes de questions : que faisait là cette vache? pourquoi insultaient-elles si grossièrement le jeune gars qui à la hâte rajustait ses vêtements? Sans ménager la pudeur des assistants, elles racontèrent ce qu'elles avaient vu ; toutes les commères qui avaient été effrayées du tapage en ignorant la cause ne lui épargnèrent ni les lazzis ni les malédictions, les hommes se gaussèrent de lui. On le tournait en dérision, chacun venait avec un mot de mépris ou un quolibet insulter à son abominable passion.

Enfin le taillandier Thomassin, qui jouissait d'une certaine autorité dans le pays à cause de son âge et de sa position solidement établie, déclara que, soucieux de la sanction pénale, « il fallait aller chercher la justice pour châtier un crime aussi énorme ».

Quelques-uns se détachèrent du groupe au milieu duquel étaient enfermés les deux coupables, l'homme et la paisible vache, et allèrent quérir la maréchaussée. Le chef de la brigade Simon du Barteau fut mis au courant des faits, il résolut d'aller arrêter le coupable et donna aussitôt l'ordre de l'accompagner à quelques-uns de ses cavaliers : Mathieu Brisebarre, Jean-Joseph-Simon Béthany, Grégoire Lefort et Hugues-François Labbé.

L'affaire fut vite connue de tout le village, les uns gouaillaient, les autres s'indignaient; les femmes étaient les plus acharnées après le misérable, chacun cherchait s'il n'avait pas eu à se plaindre de lui, car un homme capable d'aimer une vache était capable de tout. Les dévots n'avaient pour lui nulle pitié. Un acte déjà si odieux le devenait plus encore d'avoir été commis un dimanche, à l'heure de la sainte messe, près d'une église. Par cette abominable action il avait troublé les prières des fidèles, empêché des femmes d'assister à la sainte messe, scandalisé tout un village.

Cet homme, disaient-ils, avait gravement offensé Dieu et son prochain et méritait la mort qui l'attendait.

Aussi lorsque le 1ᵉʳ juin le coupable comparut devant le bailly de Château-Regnault, le sieur Ambroise d'Outremer, personne dans le village n'éprouvait pour lui aucune pitié, c'était un criminel dont devaient rougir tous ses parents et ses amis.

Devant son juge l'accusé déclara se nommer Jean Sardon, être âgé de vingt-sept ans, né le 6 janvier 1579 à Pont de la Rivière d'Angers.

Il ne pouvait nier, ayant été pris en flagrant délit. Il crut que son repentir lui concilierait les bonnes grâces du bailly ; se jetant à ses genoux, il confessa son crime, promit de se corriger et affirma que c'était la première fois qu'il le commettait et sans cacher le profond chagrin qu'il éprouvait de se voir par sa faute traîné en justice « il demanda pardon à Dieu, au roi, à nous et à la justice », dit le procès-verbal du bailli qui ajoute :

« A quoi nous avons répondu que cette grâce ne dépendait pas de nous, tout ce que nous pouvions faire en sa faveur était de le juger suivant l'ordonnance et ensuite de le renvoyer au Parlement de Paris qui ferait ce qu'il jugerait à propos et auprès desquels juges il devait solliciter sa grâce. Après quoi Jean Sardon s'étant mis à pleurer, nous lui avons dit qu'il devait commencer par demander pardon à Dieu qu'il avait horriblement offensé et qui était cependant celui auprès de qui il obtiendrait plutôt sa grâce, s'il avait un sincère repentir ».

Lors de la confrontation qui eut lieu le samedi 6 juin, Sardon se mit encore à genoux et réitéra sa supplication, mais le magistrat lui répondit qu'il ne pouvait se dispenser « d'appliquer les lois qui seules le condamnaient ».

Il importe de souligner cette réponse d'un magistrat du xvie siècle. Elle montre que la notion de la loi a des racines beaucoup plus profondes qu'on ne se l'imagine ordinairement et que bien avant la Révolution française les hommes obéissaient à l'expression d'une volonté *collective*, représentée à cette époque par *l'Ordonnance* et maintenant par le *Code*. L'expression *volonté collective* n'est pas un *lapsus calami*. On remarque en effet que le bailli ne parle que du recours *au Parlement;* pour lui, le Roi n'existe pas juridiquement, le Prince est une puissance politique, mais la puissance judiciaire est, dans l'esprit de ce magistrat subalterne, tout entière dans la Cour du Parlement; de même actuellement si un prévenu demandait à un Président de tribunal correctionnel d'échapper à la peine impliquée par le délit, le juge lui répondrait : Je ne peux que vous appliquer la loi avec toutes les restrictions qu'elle permet. Demandez aux juridictions supérieures l'appel de mon jugement ou sa cassation.

A cette époque, l'ordonnance n'admettait pas de circonstances atténuantes pour le crime de bestialité. Ambroise d'Outremer rendit sa sentence le lundi 15 juin 1606; elle condamnait Sardon à l'amende honorable devant l'église avec une torche du poids de deux livres dans la main, puis à être brûlé vif avec la vache préalablement étranglée; ses cendres jetées au vent, ses biens confisqués au profit de qui il appartiendra.

Le Parlement de Paris, par son arrêt du 6 juillet 1606, confirma la sentence en ajoutant toutefois que Sardon serait conduit à l'amende honorable dans un tombereau et étranglé avant d'être brûlé.

PROCÈS DE DIDIER NOTEL

— 1606 —

L'inclination qui porte certains individus vers les animaux semble être quelquefois plutôt le résultat d'une suggestion causée par l'habitat constant avec des animaux ou leur continuelle fréquentation, que celui d'une aptitude particulière du sens génital.

On peut constater en effet que les actes de bestialité sont beaucoup plus rares dans les villes que dans les campagnes, que ceux qui les commettent sont, dans la majorité des cas, des individus chargés de soigner ou de conduire des animaux.

Le cas de Didier Notel vient à l'appui de la thèse de la suggestion produite sur des natures grossières et mal équilibrées par la vue constante des sexualités animales.

A Coissy [1] le Châtel était la maréchalerie de Thomas Girard, la mieux achalandée à vingt lieues à la ronde. Le 4 juillet 1606, un samedi, jour du marché, un laboureur de Coissy, Etienne Dubois, amena sa jument à la maréchalerie.

[1] Le dictionnaire d'Expilly donne Coisy en Picardie, intendance d'Amiens, élection de Dourlans, doyenné de Vignacourt. Village de 52 feux, situé à cinq un quart de lieues nord d'Amiens. Nous n'avons pu déterminer si c'est le même endroit que Coissy le Châtel.

Thomas Girard avait alors comme garçon maréchal, un jeune homme, Didier Notel, dont il était fort satisfait malgré qu'il fût peu intelligent. Notel était soumis, travailleur, ne répondant pas aux observations. Mal équilibré, Notel fuyait la société des garçons de son âge, les femmes lui faisaient peur. Toute la journée en contact avec des animaux, penché sur leur sexe, il ressentait près des bêtes un désir charnel, que les femmes ne lui faisaient pas éprouver, désir qui s'augmentait de l'impossibilité de le satisfaire étant rarement seul, le patron, un client, un voisin qui en passant entrait à la forge, l'empêchant d'assouvir sa passion.

Aussi, ce samedi 4 juillet, le patron étant absent pour la matinée, la patronne partie au marché, Notel incapable de se maîtriser profita d'un moment où il était seul avec une bête de belle apparence pour assouvir ses désirs sur l'animal. Etienne Dubois, rentrant à l'improviste, surprit Didier Notel accomplissant l'acte charnel sur la jument.

Ne pouvant cacher son indignation, Dubois se jeta sur le garçon, le battit, tout en appelant à l'aide; un bon vieux qui se reposait, assis sur un banc, en dehors de sa chaumière, accourut croyant à un malheur, d'autres voisins suivirent qui s'emparèrent du garçon ahuri et le remirent entre les mains de l'exempt du prévôt des Messageries de France, Pierre Gensivoire appuyé de Robert François Lefrère de Laval, Armand Théodore Brettainville, Mathieu Guillaume de Poussemotte, André Maquère, archers et cavaliers de la maréchaussée qui l'incarcérèrent dans les prisons de Coissy.

Lorsque dans le pays on connut l'emprisonnement du garçon maréchal, les conversations allèrent bon train, les racontars ne tarirent pas, chacun se souvint d'un fait en apparence insignifiant, mais qui acquit dès lors sa signification véritable. Didier Notel était un sauvage, il n'allait pas aux veillées, jamais on ne le vit danser aux fêtes du village ou des environs, il ne lutinait pas les filles. Brusque, timide, farouche, il ne sortait guère de la forge, travaillant beaucoup, parlant peu, ne riant pas.

Pas mauvais garçon, mais d'humeur insociable, Notel était un esprit faible, grossier, malade.

Les voisins et les clients du maître maréchal firent leurs dépositions; les uns dirent ce qu'ils avaient vu, d'autres ce qu'ils avaient appris.

Un vigneron de Coissy, André Baratel, témoin oculaire, fit au juge une déposition circonstanciée dont certains détails choqueraient les délicats. Il ne savait pas gazer, le vigneron, et dans sa simplicité et son indignation pensait que puisqu'il ne devait dire que la vérité, il fallait qu'elle fût dite tout entière. L'acte bestial était pour lui un crime épouvantable et il ne voulait pas qu'il restât aucun doute dans l'esprit du juge.

Ensuite vint Marie-Anne Lemaître-Desprez, femme de Thierry Vallère de Blomelle, fermier de la ferme de Lavaux, proche Coissy, et dont le sieur de la Tremblaye, seigneur du lieu, était propriétaire.

La déposition de la fermière avait quelque importance. Tous les chevaux de la ferme et du château étaient ferrés chez maître Girard, les valets de ferme et les fer-

miers connaissaient donc le garçon maréchal ; souvent,
entre eux, ils causaient des allures bizarres de Didier,
ne se gênant pas pour faire des allusions à la singulière
tendresse qu'il portait aux bêtes que l'on conduisait à la
maréchalerie. Il ne se séparait d'elles qu'avec regret, les
traitait doucement, trouvait souvent des prétextes pour
venir les chercher à l'écurie. On le voyait sur la route,
le soir, errant comme une âme en peine ; dès qu'on
l'appelait, il s'enfuyait précipitamment et se cachait. Une
jument de la ferme avait excité chez lui une émotion
extraordinaire. Un petit domestique la conduisit un jour
pour être ferrée ; Notel, en le voyant, ne cacha pas sa
joie. Malheureusement le patron l'aida dans sa besogne
et il ne put satisfaire ses désirs sur-le-champ.

Le patron partit ; alors Notel caressa la bête, la flattant
de la main, l'appelant de noms de filles au grand étonnement du petit gars qui croyait que Notel était fou ou
voulait rire. Quand Notel vit arriver le moment où le
petit domestique allait repartir avec la jument, il prétendit qu'il avait à parler à dame De Blomelle et voulut à
toute force accompagner le jeune garçon.

Au lieu de prendre le chemin direct pour aller à la
ferme, il prit à travers champs et fit si bien qu'il perdit
le petit gars. Après un temps assez long il reconduisit la
jument à la ferme.

Lorsque revint le petit domestique, il raconta, en
mangeant la soupe, ce qu'il avait vu faire au garçon maréchal ; les autres domestiques en parlèrent aux fermiers
qui ne doutèrent pas que ce Notel avait quelque abomi-

nable passion, mais n'ayant aucune preuve certaine, ils gardèrent le silence. Lorsque Notel fut entre les mains de la justice, ce fait oublié leur revint à la mémoire. Un autre jour la fermière surprit Notel dans son écurie, flattant et caressant sa jument, lui parlant comme « à une femme », ses vêtements à moitié défaits indiquaient quelles auraient été ses intentions s'il n'en eût été empêché.

Marguerite la Mortellière, veuve de Nicolas Leblond, marchand et facteur de bois, à Coissy, fut très scandalisée au sujet de Notel. Elle le trouva plusieurs fois rôdant dans son écurie autour d'une jument qu'il avait ferrée. Une nuit même, elle entendit du bruit dans l'écurie ; prise de peur, croyant que quelque voleur s'y était introduit, elle se leva et vit un homme s'enfuir précipitamment du côté du village, elle crut bien reconnaître Didier Notel. Dès qu'il fit petit jour, elle courut à l'écurie, tout y était en état, rien ne lui manquait, ce n'était donc pas un voleur qui était venu la nuit rendre visite à ses bêtes, elle ne s'était pas trompée, ce devait être le garçon maréchal qui manifestait une si grande tendresse pour ses juments. Un dimanche, revenant de l'église, elle vit Didier Notel dans son écurie, l'air hagard, les traits bouleversés, les vêtements en désordre. Elle lui demanda ce qu'il faisait là et pourquoi, depuis quelque temps, elle le voyait rôder autour de sa maison. Il ne trouva rien à répondre et ne put murmurer que des mots inintelligibles. La dame crut qu'il était un peu fou, et lorsqu'il fut sorti de l'écurie, elle appela un jardinier pour le reconduire au village, ne se sentant pas tranquille de voir ce singulier garçon aux abords de sa maison. Elle en parla à maître Girard. Celui-ci ne soupçonnant pas les mœurs hors nature de son ouvrier, ne prêta pas grande attention aux insinuations de la dame Leblond qui, troublée d'entretenir un homme d'un sujet aussi scabreux, n'osa pas préciser ce qu'elle soupçonnait.

Le sieur Pierre Coulingue de Trevenant, concierge de la prison de Coissy, fit également une déposition.

Lorsque le prévôt eut entendu tous les témoins, il interrogea Notel le lundi 6 juillet 1606 sur l'accusation à lui reprochée « d'avoir eu habitude charnelle et sodomitique avec une jument ». Didier Notel nia les faits, prétendant que les témoins s'étaient concertés et mis d'accord pour inventer et soutenir un si noir mensonge, qu'il était doux avec les animaux parce qu'il les aimait, mais non pour satisfaire ses désirs.

Sur la déposition d'Etienne Dubois qui l'avait surpris en flagrant délit dans l'atelier même où il venait de ferrer la jument, Notel prétendit que Dubois lui en voulait sans qu'il sache pourquoi et qu'il n'était pas capable de commettre un si grand crime.

Dubois soutint énergiquement sa déclaration et recommença sa déposition, précisant tout ce qui s'était passé dans la forge avant que la jument ne fût ferrée et ce qui s'était passé lorsqu'il était venu chercher sa bête.

Etienne Dubois résolut de profiter de ce fait pour tirer quelques bons écus. Il n'ignorait pas quel châtiment était réservé à celui qui était accusé et convaincu du

crime de bestialité ; il savait que la bête qui était complice inconsciente du crime de l'homme subissait la
peine de mort, mais que le propriétaire avait droit à une
somme représentant la valeur de l'animal ; en paysan
avisé il pensa qu'à quelque chose malheur est bon et
qu'il serait très avantageux que la jument lui fût payée
plus cher qu'elle ne lui avait coûté, aussi, après avoir
consulté un homme de loi, envoya-t-il une requête présentée le samedi 18 juillet dans le but d'obtenir quatre-
vingt-dix livres d'indemnité.

Le Prévôt [1] commit à l'expertise de l'animal, Thomas
Girard, maréchal, et Simon Jordanier.

Ils n'allouèrent au réclamant que quarante-cinq livres
attendu que sa jument était borgne et qu'elle paraissait
sujette aux eaux [2].

Le Prévôt de Coissy, par sentence du vendredi 24 juillet, condamna Didier Notel à être brûlé vif. Cette sentence fut portée au Parlement de Paris par appel du
substitut pour Didier Notel et par appel d'Etienne Dubois
qui tenait absolument à ses 90 livres d'indemnité, ce
que le Parlement lui accorda dans son arrêt du 12 août
1606, qui prescrivait cependant : « laquelle somme sera

---

[1] Prévôt royal, premier juge royal, dont les appels ressortissaient aux
bailliages ou sénéchaussées.

[2] Il s'agit probablement des *eaux aux jambes,* maladie cutanée qui a son
siège au pied et à la partie inférieure de la jambe chez le cheval, et dont
le symptôme caractéristique est le suintement d'une humeur à travers les
pores de la peau, à moins que les experts aient employé ce terme dans le
sens qu'on lui donne en parlant d'une femme pour désigner un écoulement
de sérosité par les parties génitales.

remise aussitost qu'il aura faict apparaître au Prévost de Coissy-le-Chastel le marché et devis faict par ledict Dubois et le nommé André Sariette le 9 avril dernier, laquelle représentation sera tenu de faire le jour mesme que l'arrest lui sera signifié, faute de quoy l'appel mis à néant. »

Quant à Didier Notel, la sentence du Prévôt fut simplement confirmée sans *retentum*, ce qui permet de croire qu'il fut effectivement brûlé vif[1].

[1] Arrêt transcrit. Arch. Nat., X^{2a}, 167.

PROCÈS DE JEAN POIGNON

— 1607 —

Le lundi 2 août 1607, par une belle matinée, Trajan Dumoulin, Michel Jean Timonville, Regnault de la Tarpondière, Marie Jacques le Noir, ayant à leur tête Pierre d'Apremont, chef de brigade de Messieurs les Maréchaux de France, chevauchaient tranquillement sur le chemin qui de Chailly à Boursault traverse les côteaux qui bordent la Marne, au nord-ouest d'Epernay, au milieu des vignes et des champs.

Arrivés en vue de Boursault, ils entendirent le bruit d'une clameur et aperçurent un rassemblement de paysans et de paysannes qui semblaient houspiller fortement un quidam vêtu de drap rouge.

Heureux de rompre, par une verbalisation, la monotonie de leur tournée, les pandores royaux pressèrent leur allure. En les apercevant, le groupe s'écarta et les deux hommes, qui maintenaient serré le quidam vêtu de rouge, requirent la maréchaussée de le mettre en état d'arrestation.

Tout les assistants assurèrent l'avoir trouvé à sept heures du matin, derrière une haie, en copulation charnelle, bestiale et contre nature, avec une jument noire qui, se souciant peu de toute l'agitation dont elle était cause, entrait en communication hennissante avec la cavalerie de la Prévôté.

Ce quidam inculpé était Jean Poignon, charretier au service de Guérin Bousquin, laboureur à Boursault. Les cavaliers recueillirent les noms des témoins : Jacques Minerve, tisserand ; Alexandre Filloque, boulanger ; Marie-Anne Dupuy, femme de Laurent Tergollisen, suisse de nation ; Benjamin Rambestat, commis intéressé dans les affaires du roi ; Némy Angliverne, languelleur de cochons ; Josse Durand et Guérin Bousquin, laboureurs.

Pierre d'Apremont conduisit Jean Poignon devant François Etienne Dubourg, licencié es loi et bailly de Boursault.

Jean Poignon déclara être âgé de trente-neuf ans ; il n'essaya pas de nier, trop de témoins l'avaient surpris sur le fait.

Par sentence du 3o août, le bailly le condamna à être pendu et étranglé, son corps brûlé et 120 livres de dommages et intérêts pour la jument condamnée à être exécutée avec lui.

Le procureur fiscal [1] interjeta appel en sa faveur, mais l'arrêt de la Cour en date du 3o octobre 1605 confirma la sentence qui le condamnait [2].

---

[1] Officier qui exerçait le ministère public auprès des justices seigneuriales.

[2] Arrêt non transcrit au registre 169. Arc. Nat. ² A.

PROCÈS DE PIERRE FONTAINE

— 1651 —

La manière dont furent découverts les actes de bestialité auxquels se livrait Pierre Fontaine, reflète la mentalité de l'époque, superstitieuse au plus haut point. Dans les plus humbles villages, comme dans les bourgs importants, le soir aux veillées, étaient faits par les anciens des récits de magie, de sorcellerie, d'envoûtement, de maléfices, les « jeteux d'sorts » encouraient les colères des paysans ; ils s'en prenaient à eux d'une mauvaise récolte, d'une maladie sur les bêtes, d'une gelée hâtive, de la sécheresse ou de la pluie.

Le jeudi 1ᵉʳ décembre 1651, Maurice Notteman, laboureur à la Roche-Guyon, accompagné d'Alexandre Trabonnay, gagne-denier, alla déposer une requête entre les mains du juge. Il demandait qu'on ouvrît une information sur les agissements de Pierre Fontaine, vigneron, qui lui avait ensorcelé une vache et demanda que la bête fût examinée.

Le juge envoya aussitôt un ordre à Pierre Huillier et Thomas Poncire, leur enjoignant d'examiner et informer du mal inconnu survenu depuis quelques jours à ladite vache.

D'après le rapport déposé le lundi 5 décembre par les

experts, la vache était enflée extraordinairement et rendait des vers au lieu de lait, elle ne pouvait pas être atteinte d'une maladie ordinaire, mais au contraire avait été méchamment et malicieusement ensorcelée.

A l'information du mercredi 7 décembre, les faits furent précisés.

Thierry Dubois, cardeur de laine et Georges Lazauret, vallet charretier d'Antoine Trobelle, fermier de Mgr le Prince de la Roche-Guyon affirmèrent que pendant la nuit du 3 novembre, Pierre Fontaine s'était introduit dans l'écurie de Notteman et s'étant approché de la vache, lui avait donné un coup de poing sur le front. La vache avait aussitôt mugi effroyablement, s'était débattue toute la nuit et dès le lendemain commençait à enfler.

Jusque-là Pierre Fontaine était indemne de toutes poursuites, car s'il y avait soupçon de sorcellerie, il n'en était donné aucune preuve indéniable. Le vendredi, 9 décembre, les dépositions de trois nouveaux témoins vinrent compliquer l'affaire. Ce fut d'abord Marie Granville, veuve de Robert Pillot, marchand mercier roulant, qui déclara que Pierre Fontaine lui avait avoué et « confessé que le diable lui avait donné le pouvoir de faire ce qu'il voudrait à condition que tous les lundis, il irait dans l'église de la Roche-Guyon et là, il renierait et blasphémerait le saint nom de Dieu et la très Sainte-Vierge Marie et encore qu'il ferait vœu de ne se jamais marier, ni connaître aucune femme, mais seulement une mule ou bête asine que ledit esprit malin lui avait donnée. Comme aussi Pierre Fontaine avait promis de ne jamais prendre d'eau bénite, ni faire le signe de la croix qu'à l'envers et en dérision ».

Lucrèce Millepoix, fille majeure, ajouta que Fontaine « s'était préparé et avait promis et juré au diable de lui faire offrir un sacrifice dans l'église en haine et détestation de Notre Sauveur ».

Le dernier témoin, Germain Nourrissot, jardinier, déclara que Pierre Fontaine avait chez lui une mule qu'il connaissait charnellement et avec laquelle il habitait comme avec une femme.

Si on n'avait pas d'autres preuves que les dépositions de ces témoins on ne pourrait produire ce cas qu'avec réserve, mais dans la confrontation que l'accusé subit le lundi 12 décembre, il reconnut la véracité des accusations portées contre lui. Il fit cet aveu sans avoir subi la question, ce qui justifie juridiquement la sentence rendue le jeudi 22 décembre par le bailly de la Roche-Guyon.

Elle condamnait Pierre Fontaine à l'amende honorable, à être pendu et étranglé ; son corps mort brûlé comme celui de la mule préalablement assommée ; les cendres jetées au vent ; ses biens confisqués avec soixante livres de dommages et intérêts au propriétaire de la vache maléficiée. Sur appel, le condamné fut transféré dans les prisons de la conciergerie du Palais, où il fut à nouveau interrogé par Maitre René Le Bouli, conseiller commissaire rapporteur ; la sentence fut confirmée le 30 janvier 1652 par arrêt du Parlement de Paris [1].

[1] On ne possède sur ce procès que l'arrêt du Parlement.

PROCÈS DE JEAN COCHON

— 1647 —

Le garçon jardinier Jean Cochon — nom on ne peut mieux approprié aux actes de l'individu — fut accusé, devant le juge et bailly de la Roche-Guillon, d'entretenir des relations criminelles avec une cavale et pour ce, fut appréhendé au corps, le 15 octobre 1647, par Michel André Baron, exempt, chef de la brigade de Mantes, Navel Pluchetête, Minos Hamonnet, Barthélémy Vernon, Jean-Joseph de Corbie, cavaliers et archers de la dite brigade.

Le 25 octobre, une sentence du bailly l'élargissait jusqu'à plus ample informé. Il résulta une autre sentence du 3 novembre prescrivant la confrontation de la cavale avec les trois témoins accusateurs : Toussaint Perrinelle, hôtelier ; Marc-Antoine Durand, tonnelier ; Denis-Alexandre Quette, garçon tonnelier ; la confrontation eut lieu le 15 décembre. Il fut établi que la cavale était celle que Jean Cochon conduisait le 15 octobre dans les bois de Ruau, qu'il avait bestialisée et connue charnellement.

Par arrêt du 18 décembre 1647, le Parlement de Paris rejeta l'appel à minima qui avait été fait contre la sentence du bailli et Jean Cochon fut pendu et étranglé, la cavale assommée, les deux cadavres brûlés, leurs cendres jetées au vent.

Le condamné eut ses biens confisqués avec trente livres d'amende envers le Roi et soixante-seize livres de dommages et intérêts au propriétaire de la cavale.

PROCÈS DE ANTOINE BATAILLE

— 1678 —

Emery Bontault, maître apothicaire ; Germain Auffroy Lemaire, maître et marchand épicier ; Hardy de Montoison, bourgeois ; Elisabeth-Aurélienne Ennelière, veuve de Grégoire Bartholomey, maître chandelier ; Milon du Temple, tonnelier et Abraham Hauillon, garçon tonnelier, déposaient le mercredi 9 août 1678, devant le Lieutenant criminel du bailliage de Beaugé contre Antoine Bataille, marchand mercier demeurant à Beaugé, accusé de sodomie, de bestialité et habitation charnelle avec une cavale, suivant le procès-verbal dressé le mardi 8 août.

Après l'interrogatoire subi par l'accusé le samedi 12 août, la confrontation du jeudi 17, le lieutenant criminel[1] rendit le lundi 21 une sentence qui condamnait Antoine Bataille à être brûlé vif, ses biens confisqués au profit de Sa Majesté, 500 livres d'amende envers le Roi, et 180 livres de dommages intérêts à E.-A. Ennelière pour prix de la cavale dont elle était propriétaire, l'animal ayant été condamné à être étranglé.

L'arrêt du Parlement de Paris en date du 2 septembre

[1] Magistrat qui connaissait des causes criminelles.

1678, confirma purement et simplement la sentence sans aucun *retentum*.

Cette circonstance donne à ce procès sur lequel on ne possède que très peu de renseignements, un intérêt tout particulier, puisque Antoine Bataille serait avec Pierre Grondeau et Didier Notel les rares sodomites ayant subi pleinement et véritablement la peine du feu.

PROCÈS DE MACÉ AVRIL

— 1560 —

Le procès de Macé Avril pourrait prendre place dans un recueil de jurisprudence où se trouveraient réunis des jugements suspects — du moins jugés tels sur les seules pièces de la procédure — d'avoir condamné un innocent.

Nous le donnons donc ici, non comme cas avéré de bestialité, mais à titre indicatif parce que la bestialité en fut l'objet.

Macé Avril partit jeune de Gisors, sa ville natale. Il vint se fixer à Magny où on le trouve en 1559, étant alors âgé de trente ans. Après avoir été trois ans valet chez Adam Duchesne, laboureur, il entra chez Norbert Vignot, fermier de la ferme de Monseigneur de Magny et, enfin, la veille de Noël 1559, passa au service de Roger Frippeville, chez qui il exerçait la profession de garçon maréchal.

Le vendredi 4 juillet 1560 « vêtu de drap gris », Macé Avril comparaissait par devant le juge de Magny pour répondre du crime de bestialité qu'il nia énergiquement.

L'information ouverte le mercredi 9 juillet nous apprend sur quelles bases reposait cette accusation.

Adam Duchesne s'était aperçu que Macé Avril avait

un goût détestable de connaître des bêtes brutes qu'il
caressait beaucoup, surtout les femelles, de sorte qu'il
n'osait lui en donner en garde. Ce soupçon, continuait
Adam Duchesne, lui était venu d'un jour que voyant
Macé Avril caresser et flatter une ânesse, il lui avait dit
qu'il avait plus de complaisance pour cette ânesse que
pour une fille, et que Macé Avril lui avait répondu : « Je
suis si laid qu'aucune fille ne voudrait souffrir mes caresses, mais cette bête n'est pas si délicate. »

Le laboureur lui donna alors son congé, en lui promettant de ne dire à personne quel soupçon il avait
conçu.

Mais Duchesne s'empressa naturellement d'en parler
à ses amis, ce qui permit à Pierre Othaire, jardinier, de
déposer qu'il avait su par Adam Duchesne, que lorsque
Macé Avril était à son service, il craignait que ce garçon
n'ait la malheureuse passion de connaître les brutes, par
quelques indices qu'il en avait eu et que sur ce soupçon
il ne voulait jamais lui donner en garde aucune cavale,
jument, vache, ânesse, brebis, ou autre femelle.

Pierre Vignot déclara que lorsque Macé Avril était à
son service pour garder les ânesses, il s'enfermait dans
l'étable sous prétexte de dormir plus chaudement à cause
que c'était en hiver.

Enfin, *ayant ouï parler* de la détestable passion de ce
garçon, il lui avait absolument défendu de dormir dans
l'étable et l'avait mis à la porte.

Hilaire Bastard était camarade de Macé Avril et comme
lui garçon maréchal au service de Roger Frippeville.

Ayant *entendu parler* de l'inclination de son ami, connu dans le lieu pour tel, il lui avait, un jour, reproché de ne pas vouloir se marier parce que sa femme l'empêcherait de caresser des ânesses et des chèvres.

Macé Avril entra dans une grande colère à ces paroles, les deux hommes se battirent et Bastard reçut un coup de poing dans le visage et plusieurs égratignures.

Jean de la Plante n'avait entendu que des ouï-dire. Quant à Roger Frippeville, il ne s'était jamais aperçu de rien.

Facilement, on voit par l'exposé de ces dépositions, les seules qui furent recueillies par le juge de Magny, qu'aucun témoin ne formula d'accusations précises ; personne n'avait pris Macé Avril sur le fait.

Le mercredi 23 juillet, Macé Avril se défendit, faisant remarquer au juge que tous les témoignages à charge étaient uniquement fondés sur des ouï-dire et ne pouvaient conclure contre lui.

Il expliqua qu'étant très frileux il aimait à dormir dans l'étable à cause de la chaleur du lieu, mais sans jamais avoir eu aucune des pensées qu'on lui imputait. Il était vrai qu'un jour qu'il flattait une ânesse, Duchesne lui avait reproché qu'il caressait cette ânesse mieux qu'il ne ferait à une fille, et qu'il avait répondu que cet animal n'était pas si délicat qu'une belle fille, qui, vu sa laideur, serait peut-être plus difficile, mais il ne se serait jamais imaginé que ces paroles auraient pu occasionner le soupçon affreux que Duchesne avait conçu.

Au reste, Duchesne était un imbécile et de si peu d'esprit qu'après lui avoir promis, comme il l'avait lui-même avoué, de ne parler à personne de ce soupçon, il en avait de suite entretenu plusieurs particuliers.

« Tout, ajouta Macé Avril, n'est fondé que sur ce soupçon de Duchesne qui avait brassé tout le mal à cause qu'il le soupçonnait avec plus de raison de caresser sa femme. »

Bastard avait aussi travesti sa réponse, car il avait répliqué que s'il ne se mariait pas ce n'était pas pour le penchant qu'on lui croyait, mais la crainte de prendre une femme coquette, comme la sienne, et qui lui fît porter des cornes.

— Je suis donc cocu, s'était alors écrié Bastard ?

— Tu l'es d'autant plus que tu ne l'ignores pas, avait réparti Macé Avril.

C'est ce qui avait décidé la bataille.

Le juge de Magny se laissa influencer plus par les accusations que par la défense de l'accusé, quelque énergique qu'elle fût, et le 1er septembre 1560, Avril fut condamné à être brûlé vif.

Transféré à la conciergerie du Palais, le lundi 15 septembre, Macé Avril était interrogé par le Conseiller commissaire rapporteur, le mercredi 27, et comme il persistait à proclamer son innocence, il subit la question extraordinaire le samedi suivant.

Les terribles souffrances ne le firent pas faiblir et après le huitième coin il soutint encore qu'il n'était coupable d'aucun acte abominable.

Nonobstant l'absence de preuves et même d'accusations

nettement formulées, le Parlement cassa la sentence du juge de Magny, condamna, par arrêt du 7 octobre 1560, Macé Avril, comme véhémentement soupçonné, à être fouetté dans les trois places principales de Magny pendant trois jours de marché consécutifs, puis banni pour neuf ans, sous peine d'être pendu sans forme de procès s'il rompait son ban.

S'il faut en croire Macé Avril il aurait été l'heureux galant de la femme Duchesne et le mari ne l'ignorait pas, de là la rancune que Duchesne portait à Avril et le désir de se venger de lui. Duchesne voulait bien perdre l'amant mais tenait sans doute à conserver sa femme. Porter plainte en adultère contre sa femme c'était l'exposer à encourir un terrible châtiment; à cette époque, les lois et les coutumes n'étaient pas indulgentes pour les infidélités conjugales féminines.

Ce n'était pas un mauvais moyen que Duchesne employait pour se débarrasser de Macé, que de l'accuser d'aimer les bêtes, chacun savait que la mort était réservée à ceux qui se rendaient coupables de ce crime, que les femmes étaient indignées de cette chose abominable, honteuse, dégradante, que si la sienne croyait à la réalité de l'accusation elle en voudrait trop à son amant pour le regretter.

Quant à Bastard, si Avril lui avait aussi vertement répondu qu'il l'affirmait au juge, s'il l'avait traité de cocu, on comprend sans peine qu'une bataille suivît la dispute et que la rancune qu'eut le mari trompé et battu lui fît ajouter foi aux propos désobligeants tenus sur le compte de son malveillant voisin.

Macé nia énergiquement ; la torture qui avait raison des plus forts ne le fit pas avouer, il est donc possible que toutes les explications qu'il donna étaient bonnes et que certains propos tenus par lui et dénaturés auraient été le point de départ de cette grave accusation.

Malgré l'absence de preuves indéniables, le juge n'hésita pas à condamner à mort Macé Avril.

Le juge de Magny vit son arrêt cassé par le Parlement et la peine que subit l'accusé est déjà assez rigoureuse puisqu'il n'y fut condamné que pour des soupçons et des propos qui purent être dénaturés par la malveillance ou la bêtise.

PROCÉS DE BERNARD BOUTTESOLLE

— 1600 —

A une petite heure au Nord-Est de Dourlens, en pleine Picardie, le village de Gronches-le-Châtel offrait en l'année finale du xviᵉ siècle l'assemblée paisible de ses cinquante-six feux le 15 mars 1600; cette paix fut troublée par un événement dont jamais de mémoire d'homme on n'avait ouï parler dans ce lieu retiré. Les femme s'entretenaient à mots couverts, les hommes, plus explicites, lançaient des brocards et des plaisanteries que le patois rendait encore plus crus et plus expressifs.

Un matin, sur les huit heures, Jacqueline Moutée, femme de Marcel Bellot, passait en compagnie de son garçon jardinier, Toussaint Peruchon, par un chemin longeant les terres appartenant à Thomas le Nuro et la maison de Jean Bouttesolle.

La Jacqueline aperçut dans la cour de Jean Bouttesolle un spectacle singulier. Elle s'arrêta, écarquillant les yeux, poussant des oh ! et des ah ! qui inquiétèrent le placide Peruchon. Qu'avait donc sa maîtresse pour être à la fois si surprise et si irritée ? La Jacqueline ne comprenant pas bien ce qu'elle voyait, désigna à son domestique le spectacle qui l'intriguait si fort. Posant à terre ses lourds paniers, Toussaint, étouffant ses pas, s'approcha de la haie qui bordait sur le chemin le jardin de Bouttesolle et distingua un jeune homme « vêtu de drap gris fer avec un bonnet rouge » qui faisait des gestes extraordinaires ; devant lui était une cavale de belle apparence. Toussaint Peruchon comprit ce qui se passait, les braies du garçon étaient pendantes sur ses jambes, on apercevait sa veste défaite, il connaissait « charnellement et détestablement la cavale qu'il avait attachée avec précaution à un anneau contre le mur de la cour. »

Etant de petite taille, le jeune garçon était monté sur une herse. Les deux indiscrets comprenant fort bien à quel « passe-temps exécrable » se livrait le jeune homme ne purent contenir leur indignation et avant qu'il ait eu le temps de se rajuster, Peruchon et la Jacqueline, enjambant la haie, se précipitèrent sur l'accouplement en poussant des cris perçants.

La voisine des Bouttesolle, Catherine Dunay, veuve d'Antoine Foreau, de son vivant le meilleur hôtelier de Dourlens, accourut au bruit. Elle vit Bernard Bouttesolle déshabillé, la figure « renversée », les yeux injectés de sang, que tenaient fortement le garçon jardinier et sa patronne. Jean Bouttesolle arriva aussi très irrité du bruit que l'on se permettait de faire chez lui. Il se fâcha tout rouge, non contre sa progéniture, mais contre les audacieux qui avaient osé pénétrer chez lui, qui de plus accusaient son fils d'une si vilaine action. Il accabla d'injures et d'insultes la Jacqueline et le Peruchon ; se démenant comme un diable, il assurait à la femme

Foreau que son fils n'était pas capable de cette infamie, que c'était une odieuse calomnie « quoique par l'état dans lequel était son fils il put juger de son action, affirmait Jacqueline Moutée. »

Le garçon jardinier, plus hardi et moins circonspect, fit remarquer au père que la cavale avait sur elle des traces humides indiquant que l'acte sexuel avait été accompli, pareilles taches se retrouvaient sur le linge du jeune homme, que sa maîtresse et lui avaient assisté à la scène et que lorsqu'il s'était précipité sur le jeune Bernard il était « encore en commerce avec la bête ».

Le Procureur fiscal averti, fit traduire Bernard Bouttesolle devant le bailly de Gronches-le-Châtel et le procès criminel s'instruisit.

Bernard Bouttesolle était âgé de seize ans et demi ; il prétendit que ce « qu'il en faisait était pour essayer, sans qu'il eût eu le dessein de l'accomplir. »

Le père affirma que les témoins avaient peut-être vu son fils « badiner » avec la cavale, mais qu'autrement c'était « un innocent et un petit simple ». Selon lui, l'accusation était fausse et due à de vieilles rancunes.

Il raconta que Jacqueline Montée avait pour amant Peruchon, le jardinier de son mari.

Au précédent carnaval, Bouttesolle et Peruchon avaient eu querelle ensemble ; le jardinier lui avait promis vengeance. Il exécutait certainement sa menace en portant cette terrible accusation contre le jeune homme ; Jacqueline Moutée ne pouvait mieux faire que de dire comme ce garçon, avec lequel elle entretenait des relations intimes, ajouta le père Bouttesolle.

Le bailly ne crut pas un mot de ce récit et, le 26 juillet 1600, condamna Bernard Bouttesolle à être pendu et étranglé à une potence dressée au milieu de la place de Gronches-le-Châtel, la cavale étranglée et mise avec lui au feu, les cendres jetées au vent ; de plus ses biens confisqués et deux cents livres de dommages intérêts envers Jacqueline Moutée, pour les injures qu'elle avait essuyées.

Heureusement pour son fils, Jean Bouttesolle ne se laissait pas facilement décourager.

A la suite de l'appel interjeté le 26 juillet 1600, Bernard Bouttesolle fut traduit dans les prisons de la Conciergerie du Palais, à Paris, le 31 juillet, et le 3 août il comparut au greffe de la Cour.

Le lendemain de cette comparution, le père Bouttesolle présentait une requête demandant qu'il soit nommé des experts pour vérifier, sur les lieux, si son fils était véritablement monté sur la herse et s'il avait pu accomplir ainsi l'acte charnel avec la cavale.

La Cour, acquiesçant à cette demande, ordonna l'expertise le 6 août.

Le samedi suivant, par sentence du bailly, le chirurgien Maurice Troppy, Michel Bondance, praticien, Georges Castrelle, garçon chirurgien, se transportèrent en la maison Bouttesolle.

Etant dans la grande cour aboutissant au chemin, ils firent apporter la herse et amener la cavale de poil bai, et là, en présence du Procureur fiscal, Pierre de Rugny, ils examinèrent « s'il était habile et en état de connaître la dite femelle » et ordonnèrent au jeune Bernard de monter sur la herse et de faire ce qu'il pourrait pour connaître charnellement l'animal. Ce que Bouttesolle exécuta et, dirent les experts, « nous nous sommes aperçus qu'à la vérité il pouvait connaître la cavale quoiqu'avec bien de la peine, étant même persuadés qu'il n'aurait pu l'exécuter que lorsqu'on tiendrait la cavale ».

A cette reconstitution d'un genre singulier assistaient les témoins, notamment Jacqueline Moutée et Catherine Dumay, qui regardaient curieusement les essais d'intromission. Le crime, légalisé par la présence des magistrats, devenait une opération judiciaire.

Sur cette expertise, le Parlement déclara Bernard Bouttesolle « véhémentement suspect » de bestialité, mais, vu son âge, le fit élargir pour être remis entre les mains de son père, « chargé dès lors de sa conduite et de sa garde ».

Dans ces quelques procès produits ici, on voit que le bon vieux temps n'était pas aussi exempt de vice qu'il est d'un usage courant de le croire ou de le dire ; que la douce innocence de la vie des champs, que les mœurs patriarcales des siècles disparus, que tout cela n'est qu'un cliché sans grands fonds de vérité.

Qui n'a chanté complaisamment l'un de ces thèmes : Dans l'ancien temps, les hommes étaient innocents, austères, pacifiques. Dans les campagnes, le vice est inconnu ; les villes sont les foyers de corruption ; l'époque actuelle est une époque de décadence et de débauche, etc., etc. Autant de mensonges.

Dans tous les temps, dans tous les lieux, l'homme est à peu près le même.

Ainsi, dans ces procès qui se passent au xvie et au xviie siècles, dans des fonds de campagne, par exemple dans le hameau de Gronches-le-Castel, dans un village de 56 feux, que voit-on en dehors de ce cas spécial de bestialité ?

Un homme qui, pour innocenter son fils, dénonce les témoins comme vivant en état d'adultère, accusation très grave pour le milieu et pour l'époque.

L'adultère n'est donc pas l'apanage exclusif des grandes villes et, jusqu'en 1600, un paysan accuse une villageoise d'avoir pour amant son propre domestique.

Dans le procès Macé-Avril, on voit Duchesne accuser Avril sans preuves indéniables, et celui-ci déclarer que c'est une vengeance de Duchesne, qui l'accuse de bestialité parce qu'il veut le perdre, le sachant l'amant de sa femme.

Bastard appartient également à la confrérie des maris malheureux ; Macé-Avril le lui dit en face et ajoute qu'il n'en ignore rien d'ailleurs, ce qui fait que Bastard, par rancune, accuse Avril d'une chose très grave.

En 1559, à Magny, les femmes étaient donc, ni plus ni moins que celles d'aujourd'hui, infidèles, curieuses et volages, les hommes trompés et trompeurs, haineux et délateurs.

PROCÈS D'EUTROPE BEDEAU

— 1603 —

Le 14 novembre 1603, l'hôtellerie tenue à Provins par le sieur Rémy Loblinière abritait : Raoul Duplessis, sieur de Noleau, ancien officier de cavalerie ; Michel de l'Epine, marchand de vins à Paris, rue de la Huchette, à l'enseigne du *Cygne Rouge ;* Olivier Varonges, valet de chambre de M. de Bellemont, qui avait envoyé pour affaires son domestique à Troyes ; Jean Daubray, huissier à cheval au Châtelet de Paris que ses affaires avaient aussi amené à Provins.

Sur les deux heures de l'après-midi, un grand bruit se produisit dans la cour et mit en émoi cette calme clientèle. Le valet de chambre se contenta de regarder par la fenêtre, mais les autres voyageurs, plus curieux, descendirent précipitamment. Ils trouvèrent le digne hôtelier, maître Loblinière, invectivant et battant à tour de bras son petit domestique Eutrope Bedeau. Etonnés de la colère du paisible aubergiste, ils s'informèrent de la cause qui la motivait et apprirent que le jeune Eutrope avait été surpris par son maître dans l'écurie, accouplé et en copulation charnelle et contre nature avec une jument ;

(1) Secrétaire du Roi, maison et couronne de France.

le délinquant n'avait que 13 ans, ce qui donne un intérêt tout particulier à ce cas.

Il était fils de Gervais Bedeau, teinturier à Sezanne, et de Marie Boullay. A dix ans, il était resté orphelin et s'était vu dans l'obligation d'entrer en service.

Le jeune Eutrope était d'apparence délicate, l'air intelligent et doux ; il n'avait pas la rudesse des petits gars ses camarades. Les durs travaux des champs ne lui convenaient pas. Il ne voulait être ni vigneron, ni laboureur, préférant se placer domestique dans une auberge, où il serait mieux traité et où la besogne serait moins fatigante. L'hôtellerie tenue par Rémy Loblinière jouissait à Provins d'une grande renommée, la clientèle était choisie, la cuisine bien soignée, la cave bien garnie. Bedeau s'y présenta, et, sa bonne mine prévenant en sa faveur, maître Loblinière le prit à son service.

Dans les commencements, tout marcha bien. Eutrope exécutait avec docilité et promptitude les ordres qu'on lui donnait ; l'aubergiste était un brave homme, un peu criard, mais pas méchant ; pourvu que l'hôtellerie fût bien achalandée, que les clients y fissent de la dépense, qu'ils la payassent sans trop de difficultés, maître Loblinière était content et gai, et fermait les yeux volontairement sur les fautes vénielles de ses domestiques ; mais, par exemple, sur la conduite, il ne transigeait jamais ; il ne voulait à son service ni des ivrognes, ni des coureurs, ni des débauchés.

Il tenait au bon renom de sa maison, et ne voulait pas qu'il fût terni par la faute d'un de ces drôles.

Aussi sa colère dégénéra en fureur dans cette fameuse journée du 14 novembre 1603, lorsqu'Eutrope lui donna un spectacle aussi répugnant. Ce n'était du reste pas la première fois qu'il le surprenait commettant cet acte abominable. Tous ceux qui connaissaient le caractère emporté de l'aubergiste avaient été surpris de voir la patience qu'il avait montrée pour Eutrope en diverses circonstances. La première fois que maître Loblinière le surprit commettant la sodomie avec un animal, il le réprimanda sévèrement, lui fit comprendre l'énormité de son crime, la gravité du péché qu'il commettait.

Le brave Loblinière crut que sa sévère admonestation suffirait pour corriger l'enfant de ce vice. A plusieurs reprises, l'hôtellerie fut bouleversée par les corrections qu'il administrait au petit gars incorrigible. Pourtant, Loblinière avait formellement défendu à Eutrope d'entrer dans l'écurie et de s'occuper des bêtes; mais dès que le garçon ne se voyait plus surveillé, il s'introduisait furtivement dans l'écurie ou dans l'étable.

L'aubergiste hésita longtemps à le renvoyer, son jeune âge, l'abandon dans lequel il se trouvait, n'ayant plus de famille pour s'occuper de lui, étaient les motifs qui plaidaient en sa faveur; mais lorsque Loblinière vit que ni les reproches ni les coups n'avaient prise sur l'enfant, il ne voulut pas garder plus longtemps chez lui un garçon corrompu que rien n'avait pu guérir d'une si funeste passion. Il prit donc une grave résolution; trop longtemps la paix de l'hôtellerie était troublée par des scènes d'une si honteuse nature, il fallait en finir; il avertit la justice et, le même jour, le jeune Eutrope fut arrêté par les archers Eustache Robin, Louis Poltrot, Cézar Mangelle, Thierry Dupuis. Le lendemain, il comparut devant maître Jérôme-Antoine de Bordis, licencié ès lois et bailly de Provins.

On pourrait croire qu'un jeune villageois de treize ans, ne sachant ni lire ni écrire, serait impressionné par l'appareil de la justice, qu'il se troublerait et resterait bouche bée. Il n'en fut rien. Eutrope ne se laissa pas un seul instant déconcerter et nia tous les faits qui lui étaient reprochés.

Le magistrat lui ayant lu la déposition circonstanciée du maître aubergiste, Eutrope répondit que s'il avait été battu, c'est que maître Loblinière était très violent et qu'il l'avait pris pour souffre-douleur, n'osant s'attaquer aux autres domestiques de l'hôtellerie, grands gaillards qui ne se seraient pas laissés faire.

Il reconnut avoir été frappé par l'aubergiste lorsqu'il le surprenait dans l'écurie où il allait pour être tranquille, pouvoir jouer ou se reposer, et éviter ainsi les taquineries des autres domestiques ou les corvées désagréables que ceux-ci lui faisaient faire, mais que son maître inventait tout le reste et que, d'ailleurs, nul ne l'avait vu commettre une si vilaine action avec une bête, que Loblinière seul l'accusait si vilainement, et que son témoignage ne pouvait pas suffire pour le faire condamner.

Aucun autre témoin ne se présenta. Les domestiques de l'auberge et les voyageurs ne purent que raconter ce

qu'ils avaient appris de la bouche même du patron
aubergiste, ce qui ne pouvait constituer une preuve, et
le jeune Eutrope le comprit fort bien, puisque, jusqu'au
bout, il persista dans son système de dénégations.

Le magistrat lui ayant dit qu'il était un bien insolent
et bien effronté menteur, Bedeau répondit : « que personne ne pouvait lui prouver le contraire de la négation
qu'il opposait à l'accusation ».

Dans un nouvel interrogatoire, malgré les intimida-
tions du bailly, Bedeau continua de nier. Le mercredi
3 décembre, Loblinière fit sa déposition à laquelle
Bedeau opposa un formel démenti. Huit jours après, le
bailly rendit sa sentence. Eutrope Bedeau était condamné à être pendu et étranglé sur la place de Provins,
son corps brûlé avec celui de la jument, leurs cendres
jetées au vent, confiscation de ses biens au profit de
Sa Majesté, 3 livres d'amende envers le « Seigneur Roy »
et cinquante francs de dommages-intérêts prix de la
jument à René Loblinière. Le Procureur du Roi interjeta appel en faveur de Bedeau qui fut amené à la
Conciergerie du Palais, le lundi 15 décembre, par
Eustache Robin, Louis Poltrot, César Mongelle, Thierry
Dupuis, cavaliers de la maréchaussée.

La Cour rendit son arrêt le 5 janvier 1604. « Eu
égard à son âge, Bedeau fut condamné à estre battu et
fustigé nud de verges, soulz la Custode [1], une fois la
sepmaine deux mois consécutifs, quoy faict à être banni
à perpétuité de toute l'étendue du Royaume et terres de

---

[1] Sous le rideau.

l'obéissance de Sa Majesté », devant quinze jours après être sorti de prison et du château de Bicêtre se trouver hors du Royaume sauf en cas de désobéissance à être « pendu et étranglé sans jugement ni forme de procès ». [1]

[1] Arrêt transcrit Ar. Nat. X 2a 158 fo 235. La copie du manuscrit de la Bible Nate porte que Bedeau devait être fouetté deux fois la semaine. Nous avons donné la pénalité du transcrit.

PROCÈS DE GERVAIS LIÉNARD

— 1612 —

Dans l'étude de ces phénomènes, les catégories ne se limitent pas nettement, il existe des spécialistes de telle ou telle perversion, mais il y a aussi des individus qui en réunissent plusieurs, Gervais Liénard par exemple.

Le jeudi 26 avril 1612, à trois heures de l'après-midi, la tranquillité de la ferme d'Aunoy, près Champigny, fut tout à coup troublée par des cris, des appels qui partaient de la maison d'habitation. Effrayé, le domestique Pierre Boisselier interrompit sa besogne, croyant à un accident, il se précipita vers le bâtiment d'où partaient des appels désespérés. Il trouva la porte d'entrée absolument close. Les cris ne cessant point, il prit une bêche et enfonça l'huis.

Thibaut Valérian, le fils de son maître, se débattait entre les bras d'un individu qu'il reconnut pour être Gervais Liénard, un vigneron du pays.

Le déshabillé et l'attitude du groupe qu'il avait devant lui, ne laissa aucun doute à Boisselier sur le fait qui se passait.

Il était impossible que Gervais Liénard n'eût pas entendu le bruit causé par le bris de la porte, cependant il n'avait pas changé de posture, sa passion forcenée faisant taire toute prudence, il fallut que le valet le frappât pour que son jeune maître puisse se dégager de l'étreinte du bestial.

Josse Valérian arriva et apprit ce qui se passait sous son toit. Il sut que Gervais Liénard, sous prétexte d'avoir à parler au jeune Thibault, l'avait fait entrer dans la salle, avait fermé la porte, mis les verroux, et retiré la clef. Croyant que la ferme était vide et que les cris du jeune garçon ne seraient pas entendus, il l'avait alors violé sauvagement.

Gervais Liénard fut immédiatement conduit devant Michel-François Grossetête, prévôt de Champigny. Josse Valérian fit aussitôt venir à la ferme le chirurgien Georges Brugnieu pour panser et médicamenter son fils. Le praticien mit un emplâtre sur la plaie, déclara que le jeune garçon, âgé alors de treize ans et demi, resterait estropié le reste de ses jours. Pendant le cours du procès une autre accusation surgit contre Gervais Liénard.

Un aubergiste de Champigny, Philippe-Albert Gendron, avait été un des amis les plus intimes du vigneron jusqu'au jour où il s'était aperçu que Liénard avait une honteuse passion pour les animaux. Une jument blanche avait été très longtemps l'unique objet de ses assiduités et cela était connu d'un garçon charretier Grégoire Richard, qui avait été au service de Liénard et qui l'avait surpris plusieurs fois accomplissant l'acte charnel. Le

charretier en avait été si dégoûté qu'il quitta le service
du vigneron malgré qu'il fût mieux payé et mieux traité
qu'à la ferme du pays. L'aubergiste et le charretier qui
craignaient Liénard n'osèrent pas le dénoncer à la justice, mais lorsqu'il eut violé le jeune Valérian, leur indignation ne connut plus de bornes. Le chirurgien ayant
déclaré que l'enfant resterait estropié, l'aubergiste vint
à la ferme d'Aunoy se rendre compte de l'état du jeune
malade qui était très aimé à cause de sa gentillesse et de
ses manières avenantes. Il parla au fermier désespéré et
lui raconta ce qu'il savait sur Liénard, celui-ci lui con-
seilla d'en avertir la justice. Il alla trouver le garçon
charretier et ensemble rédigèrent une déclaration de
tout ce qu'ils savaient sur les mœurs contre nature de
Liénard.

La déclaration écrite fut confirmée par leur témoignage verbal, des témoins furent entendus. Des confrontations eurent lieu, mais Gervais Liénard opposa des
dénégations formelles qui n'influencèrent aucunement
l'esprit du juge.

Le Prévôt le condamna aux peines réservées à ce
crime par sentence du 22 juin.

Liénard fit appel et comme il persistait à nier, la
question lui fut appliquée.

Par arrêt du Parlement du 20 juillet 1612, la sentence
fut confirmée. Gervais Liénard fut condamné à être
pendu et étranglé, son corps devait être brûlé avec celui
de la jument. En outre, il devait payer dix livres
d'amendes envers le Roi, 35 livres de dommages et

intérêts payables à Josse Valérian pour les frais, loyaux,
coûts et salaires de G. Brugnieu chirurgien, 1200 livres
à Thibaut Valérian, pour dommages et intérêts. [1]

[1] Arrêt transcrit Arc. Nat. X ^{2b} Reg. 182, f° 616. La seule pièce que
nous possédons sur ce procès était l'arrêt au Parlement, il manque dans
le récit ci-dessus les détails contenus dans les interrogatoires de Liénard,
du jeudi 2 mai ; de Boisselier, du 10 mai ; de T. Valérian, du 13 mai ;
le rapport de Brugnieu, du 15 mai ; la déposition de Ch. Gendron et
G. Richard, du 22 mai ; les confrontations et récolement des 3 et 5 juin.

PROCÈS DE TOUSSAINT BOUDIER

— 1623 —

Le sieur Blanchard, chirurgien à Bethiay, avait pour garçon chirurgien un nommé Toussaint Boudier. Le praticien ignorait-il les vices de son élève, ou les connaissant se montrait-il indulgent à son égard, on n'aurait pu résoudre cette question que par la déposition que dut faire Blanchard lorsque Boudier fut, par d'autres, livré à la justice ; cette déposition manquant on ne peut que faire des suppositions plus ou moins erronées. Boudier viola et connut charnellement par force, le jeune Léopold-Jean Bourgerau, fils de Jules Bourgerau, suisse de nation.

L'enfant évanoui, souillé de sang, fut trouvé par son père et Conrard Trettembach, quelques instants après que l'attentat fut consommé. Toussaint Boudier en s'enfuyant fut aperçu par les deux hommes et lorsque le jeune Bourgerau revint à lui, il raconta à son père l'horrible scène et se plaignit de ressentir d'atroces douleurs; il nomma le garçon chirurgien et raconta qu'il y avait déjà quelques jours que celui-ci l'attirait en jouant avec lui et en l'embrassant.

Jules Bourgerau et Conrard Trettembach dénoncèrent sur-le-champ, à la justice « l'indigne et abominable sodomiste ».

Le 31 mai 1623, il fut conduit devant le juge de Bethiay qui le décréta de prise de corps et le fit arrêter le jeudi, premier juin. C'est alors que furent dévoilées les turpitudes de Toussaint Boudier.

Le sachant sous les verroux, les langues se délièrent, de nombreux témoins vinrent déposer et déclarer que Boudier avait eu « habitation détestable avec une ânesse » appartenant au chirurgien Isaac Blanchard.

Le charpentier Jacques Guérin avait été employé par Blanchard, pour réparer des poutres et des portes; un matin qu'il avait oublié un outil dans l'étable, il y entra pour le prendre et vit un homme qui caressait l'ânesse du docteur, lui parlant comme à une femme et qui accomplissait avec la bête l'acte charnel.

Le charpentier craignant de s'attirer des ennuis n'en dit rien à personne, mais quelque temps après un maçon avec lequel il travaillait, le nommé Adrien Aponilh, lui raconta en secret, qu'un jour étant allé chez le sieur Blanchard pour chercher un remède pour sa vieille mère, il s'était trompé de chemin et était entré par mégarde dans une écurie où il avait aperçu le garçon chirurgien dans une posture bien singulière, on aurait dit qu'il était accouplé avec l'ânesse. Boudier l'ayant aperçu entra dans une grande colère, le menaça s'il parlait de lui donner un mauvais coup, aussi Aponilh n'avait jamais encore osé en parler. Le cordonnier Henry Garraux, dit Sallebrayer, Jean le Fèvre de Boughiers, gagne-denier, connaissaient aussi la passion de Boudier pour l'ânesse du chirurgien, ils firent leurs dépositions, affirmant que souvent ils avaient vu le garçon chirurgien s'enfermer dans l'étable pour y caresser l'ânesse ; un jour Henry Garraux voulant être certain de ce fait monstrueux se cacha à la nuit tombante et il put distinguer toute la scène, qu'il raconta scrupuleusement au juge sans omettre aucun détail ; s'il ne l'avait pas dénoncé c'était par considération pour ses vieux parents qui seraient à jamais déshonorés et malheureux.

Boudier commença par nier tous les faits qui lui étaient imputés. Le viol du jeune Bougerau fut établi par l'expertise du chirurgien Othon Havelineheim, et le samedi 10 juillet Boudier fit des aveux complets.

Par sentence du jeudi 17 juillet 1623, le juge de Bethiay le condamna à être pendu et étranglé à une potence et l'ânesse « aussi pareillement pendue et étranglée à la dite potence », leurs corps ensuite jetés au feu, les cendres semées au vent.

Les biens de Boudier confisqués avec dix livres d'amende envers le roi. Cent livres de dommages et intérêts à Léopold-Jean Bougerau, trente-six livres au chirurgien Blanchard pour prix de son ânesse.

Par un arrêt du 19 août le Parlement de Paris confirma la sentence, l'amendant toutefois en ce que l'ânesse devait être simplement assommée[1].

[1] L'arrêt du Parlement est la seule pièce possédée sur ce procès. Il mentionne : le procès-verbal du mercredi 31 mai 1623 ;

L'interrogatoire des témoins du samedi 3 juin ;

La requête de Bougerau du 9 juin ;

Celle de Boudier du mardi 13 juin; celle de Bougerau du jeudi 15 juin ; l'interrogatoire de Bougerau du samedi 19 ;

Le rapport de l'expert du mercredi 23 ; l'interrogatoire de Boudier du samedi 10 juillet. Ces pièces eussent fourni les détails qui manquent dans l'exposé ci-dessus.

PROCÈS DE JEAN PÉRIER

— 1624 —

Jean Périer était garçon au service d'André Pradeau, hôtelier, lorsqu'il fut appréhendé au corps par Raoul de Beauséjour, exempt et chef de la brigade de maréchaussée de Poitiers, Jean Beausire de Mimont, Louis-Alexis des Rosiers, Gilles-Antoine Siromay, Mathieu de la Bréaudière, archers et cavaliers. Le mardi 6 mai 1624, il était traduit devant le juge de Chefboutonne.

Le samedi 10 mai, les témoins firent leurs dépositions.

Ambroise Delaporte était le fermier de la ferme de Grosmay, appartenant à M. de Tracy. Il jouissait d'une grande influence dans le pays, sa ferme étant très importante et la mieux tenue du pays. Il ne serait venu à l'esprit de personne de mettre en doute la parole du vieux fermier, on le savait de mœurs irréprochables, ce fut sa déposition qui amena l'arrestation de Jean Périer.

Lorsque Delaporte avait du blé ou des bestiaux à vendre, il s'arrêtait à l'auberge d'André Pradeau ; il aimait à causer des affaires du pays avec les meuniers et les charcutiers, ses principaux clients. Il conduisait lui-même son cheval à l'écurie, ne confiant à aucun valet le soin de le bouchonner. C'est ainsi qu'il fut témoin des actes de bestialité commis par Périer sur une mule appartenant à un voyageur appelé dans le pays pour l'achat de terres touchant les domaines du seigneur de Tracy.

Un conseiller, secrétaire du Roi, maison et couronne de France, et de ses finances en la généralité de Poitiers, le sieur Billaire, s'était un jour arrêté en l'hôtellerie de Pradeau avec son domestique, leurs montures excédées se refusant à continuer la route. Le sieur Billaire entrant le soir à l'improviste dans l'écurie, vit Jean Périer, les vêtements défaits, qui caressait charnellement une jeune ânesse. Se retirant précipitamment à la vue d'un spectacle aussi dégoûtant, il raconta à l'aubergiste ce qu'il venait de voir, ne lui cachant pas son indignation.

Pradier le supplia de n'en rien dire. Son auberge était remplie de voyageurs, cela ferait un gros scandale qui nuirait à ses affaires ; il promit à M. Billaire de renvoyer son domestique, non sans l'avoir sévèrement châtié.

Un autre fait plus grave, vu les conséquences, fut aussi connu de la justice.

Jeanne Lecourt et Aufroy Leriche, vignerons, avaient un jeune garçon de onze ans, nommé Girard. Voisin de l'auberge, le jeune Girard aimait à aller s'asseoir dans la grande salle. Il fit la connaissance de Périer qui servait à boire aux maquignons et aux meuniers, clients habituels de l'auberge. Périer joua avec l'enfant, le caressa, en fit son ami, puis, un jour que l'enfant était entré dans la grange, il le prit dans ses bras, le déshabilla et eut avec lui « copulation charnelle et détestable. »

Le jeune Girard cacha à ses parents ce qui s'était passé soit qu'il craignît d'être grondé, soit que cela ne lui avait pas déplu.

A quelques jours de là, un dimanche après vêpres, Périer emmena Girard dans les champs et le posséda, mais le couple fut aperçu par Michel Gadasse, serrurier au bourg de Chefboutonne qui, avec Geneviève-Antoinette Lefort, veuve de Joseph Tyronel, un laboureur du pays, se rendaient à la ferme de Grosmay. Le serrurier se jeta sur Périer et le frappa en lui reprochant son abominable action.

Antoinette Lefort, qui connaissait les Leriche, reconduisit chez eux le petit Girard et, malgré les pleurs de l'enfant qui la suppliait en chemin de ne rien dire à ses parents, elle raconta ce qui s'était passé dans les champs entre Périer et l'enfant.

Pressé de questions celui-ci avoua que ce n'était pas la première fois. Conduit devant le juge, il raconta ce qui s'était passé entre lui et Périer la première fois dans la grange, la seconde fois dans les champs. Le juge ordonna que Girard soit visité par un praticien, qui constata que l'enfant avait été viclé.

A la suite des dépositions de tous les témoins, Jean Périer fut convaincu « de bestialité avec une mule et bête asine » ainsi que d'avoir commis avec le jeune Girard Leriche, âgé de onze ans, « copulation charnelle et détestable. »

Le samedi 17 mai, le juge de Chefboutonne rendit sa sentence que le Parlement confirma par arrêt du 4 juin 1624.

Jean Périer fut condamné à être pendu et étranglé ainsi que la mule, leurs corps devant ensuite être brûlés.

Les biens de Périer furent confisqués au profit de Sa Majesté, ave cent livres d'amende envers le Roi. Les époux Leriche furent déboutés de leur demande en paiement de dommages et intérêts, et le Parlement leur ordonna « de mieux veiller sur la conduite de leur fils ».

PROCÈS DE FRANÇOIS BEAUPLED

— 1611 —

François Beaupled offre un cas très complexe puisqu'il fut convaincu de bestialité, de pédérastie et de
viol.

Le 18 juin 1611, Marie-Geneviève Anquetil, veuve de
Toussaint Perault, de son vivant maître taillandier,
déposait une plainte entre les mains du juge et bailli de
Laval contre un tisserand de cette même ville, François
Beaupled, pour « violences, brutalités et violements »
faits contre sa fille Catherine Perault, âgée de neuf
ans.

La petite Catherine était une enfant intelligente et
jolie qui s'acquittait à merveille des commissions dont
la chargeait sa mère.

Souvent même une voisine venait lui demander ses
petits services. On la savait complaisante et adroite. Très
sérieuse pour son âge, elle ne s'amusait pas à traîner
dans les rues de Laval, mais les commissions faites, elle
rentrait vite chez sa mère.

Un jour, elle fut envoyée par une voisine chercher
du fil chez le tisserand François Beaupled.

La jolie enfant fut très bien accueillie. Beaupled lui
donna de la galette, joua avec elle, l'embrassant à plusieurs reprises, lui disant qu'elle était bien gentille, qu'il
l'aimait déjà beaucoup. Des voisins arrivèrent et Beau-

pled, ne pouvant mettre ce jour-là son projet à exécution, renvoya la petite Catherine en lui disant qu'il n'avait pas le fil qu'il lui fallait, que demain, sans faute, il le lui remettrait. Le lendemain, l'enfant retourna chez le tisserand. Dès qu'elle fut entrée dans la chambre, le misérable courut fermer la porte et, sous prétexte de jeu, entraîna l'enfant dans une chambre noire. Là, il la prit entre ses bras, l'embrassa en la tenant fortement serrée contre lui, puis la jetant à terre, la dévêtit à moitié.

Prise de peur, Catherine pleura, cria, appelant à l'aide ; le tisserand la battit pour la faire taire ; l'enfant ne put résister davantage et Beaupled la viola « sauvagement ».

L'enfant s'était évanouie. Lorsqu'elle revint à elle dans la chambre du tisserand, elle voulut se sauver chez sa mère, mais elle ressentait d'atroces douleurs dans tous les membres, elle pouvait à peine marcher. Ce fut à quelques pas de la maison du tisserand qu'elle rencontra sa mère qui, inquiète de sa longue absence, et l'ayant déjà cherchée chez tous les voisins, s'était souvenue que la petite fille devait ce jour-là revenir chez le tisserand chercher du fil.

Grande fut sa douleur en voyant dans quel état était sa Catherine ; elle se demandait, non sans effroi, ce qui avait pu arriver pour qu'en quelques heures l'enfant, partie bien portante, revînt aussi malade.

Prenant Catherine dans ses bras, la pauvre mère l'emporta chez elle, la déshabilla pour la mettre au lit et vit alors que sa chemise était pleine de sang et d'humeur. L'enfant se plaignait de douleurs dans le ventre et de maux de cœur. La veuve Perault appela des voisins ; l'un d'eux partit chercher un chirurgien qui, après avoir visité Catherine, déclara qu'elle avait été violée. Son petit corps portait les traces des coups qu'elle avait reçus.

Dès le lendemain matin, la justice fut instruite de cette grave affaire. Le juge reçut la déposition de la veuve Pérault et de son amie la voisine qui avait envoyé l'enfant chez le tisserand.

Décrété de prise de corps, François Beaupled fut arrêté le 19 juin ; l'information commença et de nouveaux chefs d'accusation s'établirent contre Beaupled.

Le lundi 2 juillet, un tisserand, Simon Beaupréau, qui connaissait Beaupled depuis son enfance, avait même travaillé longtemps ensemble, fit contre son ex-ami une déposition confirmée par deux témoins : le gagnedenier Antoine Gervais, le cardeur de laines Pierre Blanchard.

Etant amis ensemble, ils avaient l'habitude de se rencontrer au marché de Laval, de faire ensemble leurs ventes et leurs achats. Lorsqu'il y avait une foire de bestiaux, ils s'y rendaient afin de connaître les maquignons et les fermiers qui venaient y acheter ou y vendre des bêtes. Ils réussissaient toujours à obtenir quelques commandes de pièces de toile, mais de bêtes il n'en n'était pas question.

Aussi Simon Beaupréau et Antoine Gervais furent-ils bien surpris de voir, à la foire du 25 mai, Beaupled mettre toutes ses économies dans l'achat d'une chèvre noire qu'il emmena chez lui avec mille précautions.

Ils ne furent pas longtemps sans se rendre compte que Beaupled se servait de cette chèvre, habitant charnellement tous les jours avec elle.

Ils lui firent des remontrances, essayant de lui faire comprendre l'énormité de son crime ; Beaupled se fâcha et cessa de les voir.

Ils ne voulurent pas le dénoncer ayant égard à leur ancienne amitié, mais lorsqu'ils surent le forfait commis par lui sur la jolie Catherine, ils n'hésitèrent plus et racontèrent au juge tout ce qu'ils avaient vu du commerce qu'avait eu Beaupled avec sa chèvre noire.

Le samedi 7 juillet, le juge de Laval recevait une requête par laquelle Gérard Bonnetier, compagnon tailleur, déclarait que son fils Blaise-Gérard Bonnetier, âgé de treize ans, avait souffert « viol et sodomie » de la part de François Beaupled, le 1ᵉʳ juin de la même année. Blaise-Gérard avait été entraîné par Beaupled un dimanche après vêpres. Il jouait sur la place de l'église avec d'autres gamins de son âge, Beaupled l'emmena chez lui sous un prétexte quelconque ; le jeune garçon le suivit d'autant plus facilement qu'il avait vu le tisserand chez son père.

A peine furent-ils arrivés dans la maison du tisserand que celui-ci se saisit de l'enfant et le menaça s'il ne se laissait pas faire. Le garçon, craignant qu'il ne le tuât, se laissa faire non sans crier, car il le fit beaucoup souffrir.

En rentrant chez ses parents, il n'osa raconter ce qui s'était passé, il se plaignit d'être malade et alla se coucher

sans vouloir souper ; la mère le voyant, les jours suivants, pâle et défait, s'alarma et finit par obtenir une
confession entière.

Le père Bonnetier comparut devant le juge, fit sa déposition et demanda la condamnation de Beaupled et mille
livres de dommages-intérêts.

Lorsque Marie Geneviève Anquetil connut cette particularité, elle résolut de faire la même demande pour le
compte de sa petite fille.

A la suite de sa requête du mardi 10 juillet, le bailli
rendit une sentence nommant Aufroy Leriche, chirurgien, Françoise Housset et Gillette Hortense Lombard à
l'effet d'examiner la petite Catherine.

Les experts déclarèrent que la malheureuse était en
danger de rester estropiée.

La sentence qui condamnait François Beaupled à être
pendu, étranglé et brûlé, fut prononcée par le bailli de
Laval, le 26 juillet ; elle fut confirmée le 18 août 1611, par
le parlement de Paris qui spécifia que ses cendres seraient
jetées dans la rivière, ses biens acquis et confisqués par
égales portions et moitié au profit de Blaise-Gérard Bonnetier et de Catherine Perault. Dix livres d'amende pour
le roi ayant été toutefois retenues [1].

[1] On ne possède sur ce procès que l'arrêt du Parlement, il manque donc
les détails donnés par :

L'interrogatoire de Beaupled du 20 juin ;

La déposition de M. G. Anquetil, du 23 juin, celle de Marie le Morillon
et Ambroisette le Morillon, filles majeures, ouvrières en dentelle ;

L'interrogatoire de Beaupled du mercredi 1er août par le Conseiller
commissaire rapporteur près la Cour et la confrontation dudit jour.

PROCÈS DE CLAUDE FABRE

— 1667 —

Le vendredi 20 janvier 1667, Simon Bonaprès, jardinier; Amaury Trigaud, marchand mercier-roulant, dénoncèrent un tisserand nommé Claude Fabre qu'ils avaient surpris en flagrant délit de bestialité avec une ânesse.

Bonaprès et Trigaud faisaient route ensemble, lorsqu'ils furent surpris par une averse ; ils coururent se réfugier dans une étable proche de la route. Poussant la porte qui n'était fermée qu'au loquet, ils reculèrent effarés du spectacle qui s'offrait à leurs yeux. Un homme presque nu habitait charnellement une ânesse, et dans cet homme ils reconnurent Claude Fabre. N'écoutant que leur colère ils se jetèrent sur lui, l'invectivant et le frappant. Fabre essaya de les apaiser, mais vainement ; les deux hommes n'entendirent rien à toutes ses explications et l'un d'eux partit avertir la justice.

L'exempt de la maréchaussée Abraham Chassenoix, accompagné de Robert Montreux, Guy Lafolie ; Julien Saylor, Henri Simon le Grand, ses archers et cavaliers, procéda à l'arrestation du bestial et incontinent ; il fut conduit devant le bailli de Vandes.

Le lundi 30 janvier, le magistrat ouvrit une information sur le fait reproché à Fabre, et lui fit subir un premier interrogatoire le lundi 6 février.

Le jeudi 9 février, Alaric du Tremble déposa entre les mains du juge une requête demandant au nom de son fils Isaac du Tremble réparations des actes de sodomie dont le jeune homme certifiait avoir été victime de la part du tisserand.

Le samedi 3 février, le bailli procéda à un nouvel interrogatoire de l'accusé qui le 16 du même mois fut confronté avec ses nouveaux accusateurs auxquels se joignit Isabelle Colombey, veuve Vigogne.

Le mardi suivant 21 janvier, le bailli rendit sa sentence qui condamnait Claude Fabre à être brûlé vif après avoir fait amende honorable devant l'église de Vandes.

Le condamné interjeta appel de ce jugement. Le Parlement de Paris confirma la sentence le 30 mars 1667, en spécifiant que Claude Fabre serait « attaché à un poteau au milieu des halles » et brûlé vif, ses biens confisqués avec 200 livres d'amende envers le Roi, un *retentum* prescrivant qu'il serait étranglé avant de sentir le feu, atténuant ainsi la rigueur du supplice.

L'ânesse, inconsciemment criminelle, fut également étranglée et brûlée.

Quant au jeune Isaac du Tremble, accusé et convaincu de s'être laissé connaître charnellement et sodomitiquement par Claude Fabre, la Cour, eu égard à sa jeunesse et à la requête et supplications qu'il avait faites de quitter la religion prétendue réformée, le condamna à être mis dans une maison de force sous la correction au pain et à l'eau pendant 2 mois.

Le jeune protestant Isaac du Tremble se faisant catholique pour obtenir un adoucissement au châtiment qui l'attendait, n'est pas un cas isolé. Au xviie et au xviiie siècle, on voit fréquemment des individus convaincus de délits réclamer à cor et à cri leur admission dans la religion catholique, apostolique et romaine, et, lorsque tout danger était écarté, ces catholiques redevenir huguenots.

On vit même des catholiques peu pratiquants se déclarer de la religion réformée, solliciter une prétendue conversion, sachant qu'ils bénéficieraient ainsi de l'indulgence de leurs juges.

Dans les archives de la Lieutenance générale de police, dans certains rapports des exempts, on peut lire cette mention : *est de la religion* ; à l'individu ainsi désigné les peines étaient appliquées dans toute leur rigueur.

Dans les rapports suivants concernant le même individu on ajoutait souvent : *demande* à se convertir.

Dès lors l'accusé, s'il ne recevait pas grâce complète, obtenait tous les adoucissements possibles. Aussi le moyen étant bon fut souvent employé par de mauvais catholiques, qui simulèrent une prétendue conversion, et, lorsque la ruse réussissait, obtenaient toutes sortes de faveurs.

Au xviiie siècle, dans les papiers de la police, on voit un certain de « Rougemont » sodomiste, se convertir plusieurs fois et chaque fois réussir à se concilier les bonnes grâces de personnages influents, d'abbés bien en cour, de riches dévotes.

PROCÈS DE GUILLAUME EDELINE

— 1453 —

« L'année 1453, un prêtre nommé Guillaume Edeline, fut sentencié, échafaudé, mitré et brûlé à Evreux, comme ayant fait pacte avec le diable qu'il avait, disait-il, brutalement baisé sous la queue et par le fondement en lui faisant hommage sous la figure d'un mouton. »

Ce fait signalé par Rabelais [1] est présenté un peu différemment par Enguerrand de Monstrelet dans son *Histoire et Chronique de France*.

Il dit :

« Un prêtre, docteur et grand prédicateur, nommé Guillaume Edeline, du diocèse d'Evreux, sous l'épiscopat de Messire Guillaume de Flocques avoua qu'il s'était donné au diable pour venir à bout d'une dame chevaleresse dont il avait triomphé par la magie, s'étant trouvés longtemps ensemble dans l'habitude criminelle, et qu'il avait été plusieurs fois réellement transporté au sabbat. On lui fit son procès dans les formes et le dimanche sur veille de Noël de cette année-là, il fut condamné à une prison perpétuelle et à d'autres peines canoniques. Il avoua encore que dans son pacte avec le diable, il lui avait

[1] Rabelais, t. III, note du folio 169, Edition de 1732.

fait promesse de prêcher hautement qu'il n'y avait ni sorciers, ni magiciens pour mieux appuyer son empire. »

Lebeuf dit que ce Guillaume Edeline, appelé aussi Edelin ou Hedelin, docteur en théologie, moine augustin, devenu prieur de Saint-Germain-en-Laye, avait été arrêté à Evreux, et qu'il avait reconnu « avoir assisté au sabbat, au consistoire des malins esprits et qu'il s'y estoit transporté à l'ayde d'un ballet sur lequel il montoit ».

Cet auteur dit seulement qu'il a été condamné au pain sec et à l'eau à perpétuité.

Les *Chroniques de Saint-Denis* parlent également de cet Edeline.

Aucune pièce de procédure ne vient appuyer les dires des historiens. Nous avons cependant classé ce cas dans la catégorie des bestials hétérosexuels, quoique la divergence des chroniqueurs puisse jeter quelque doute sur l'exactitude des détails.

PROCÈS DE JEAN BEISSE

— 1468 —

Une sentence de 1468 montre un cas analogue à celui dont on peut soupçonner le prêtre Edeline. Nous reproduisons cette pièce en son style naïf.

« Jean Beisse, âgé de 24 ans ou environ, natif du lieu de Greslart, paroisse de Marboc, près Châteaudun, et à présent laboureur, habitant au lieu de Megnanville, parroisse de Filacé, marié depuis trois ans, ayant esté accusé et convaincu d'avoir cogneu, par deux fois, charnellement, une vache qu'il avait, et mis son membre dedans sa nature par deux jours s'ensuivant, et, pour ce faire, pris une selle sur laquelle il monta, laquelle vache il vendit après, puis, qu'ayant trouvé une chièvre mousse blanche en sa court, il l'avait menée en son étable, et bouta son membre en sa nature et y espandit partie de sa semence et ne escheva pas pour ce que la femme Ganille les (?) dud Megnanville survint en lad estable, pour ce faire, il ne lia point la chièvre, mais seulement la tenait des deux mains par derrière, en outre, ayant confessé qu'il habita à une autre chièvre blanche comme ayant le poil un peu rougeâtre, en ladite estable et mist son membre en sa nature et n'y espandit point sa se-

mence pour ce qu'il oyt fermer un huys de l'ostel join-
gnant ladite estable pour doubte qu'il n'y fut point surprins pour ces crimes, furent comdamné par sentence de
Jehan Roncellet, lieutenant du bailly de Dunois, assisté
des advocat, procureur, receveur de M. le Comte de Dunois et plusieurs autres, à estre mené au Gibet et illec
recevoir mort et estre ars et brûlé et son corps mis en
cendre, et pareillement lesdites bestes à part à estre arses,
brûlées et mises en cendre, et ses biens a acquis et con-
fisquez audit Seigneur comte. Cette sentence prononcée
le jeudy 10 novembre 1468. »

PROCÈS DE MICHEL MORIN

— 1553 —

Il semble surprenant que, parmi les bestials, il puisse se trouver des hommes mariés, mais que penser de Michel Morin, vieillard de 65 ans, ayant une femme jeune et, dit la chronique, assez jolie et bien tournée ! Michel Morin ne pouvait être qu'atteint d'une folie sénile puisqu'il délaissait sa jeune femme, réservant ses caresses à une brebis !

La passion de bestialité paraît ne s'être éveillée que fort tard chez Michel Morin, si l'on en croit les renseignements positifs donnés par l'information judiciaire.

Le lendemain de la Saint-Martin de l'an de grâce 1553, Michel Morin achetait une brebis, et sa femme, Catherine Aulard, le surprenait en flagrant délit avec cette bête. Ce fait se répéta le 13 novembre, puis le 25, jour de la fête de sa femme — étrange manière pour un vieil époux de célébrer la Sainte Catherine ! — et le 1er décembre.

Catherine Aulard, indignée, raconta à ses voisins ce qui se passait sous le toit conjugal, et ceux-ci, prenant fait et cause pour l'épouse outragée, portèrent plainte. Le 13 décembre, Michel Morin, « vêtu d'un surtout rouge », était arrêté et, le lendemain, comparaissait devant le juge et prévôt de Baugé.

Antoine Perrin, apothicaire, déposa que Catherine Aulard lui avait dit « que son mari avait acheté la brebis pour en jouir charnellement ».

Jeannot, garçon, assistant Morin dans sa besogne, savait que son maître avait acheté la brebis pour cela. Jeannot, un peu bavard, affirma de plus que Morin « lui avait dit qu'il aimait mieux la brebis que sa femme ».

Les termes des pièces de procédure ne permettent pas de déterminer si, pour la femme Morin et pour le garçon, la connaissance du but que se proposait Morin en achetant une brebis était le résultat d'observations antérieures ou postérieures à l'achat, ce qui aurait été important pour l'étude générale de la bestialité, en donnant un fait précis sur l'époque à laquelle la perversion peut se manifester. Dans l'interrogatoire qu'il subit le 22 décembre 1553 Michel Morin se défendit vivement d'avoir accompli l'acte de bestialité qui lui était reproché. Selon lui, s'il était « à cette heure, devant le juge, c'était par trahison de sa femme qui voulait ainsi sa mort pour ensuite épouser Antoine Perrin ». Michel Morin argua encore que les témoignages n'étaient pas recevables.

Catherine Aulard était sa femme, Jeannot, son domestique ; ils ne pouvaient donc ni l'un ni l'autre remplir les conditions du serment juridique ; quant à Perrin, les relations qu'il entretenait avec Catherine Aulard suffisaient pour récuser son témoignage.

Dans un nouvel interrogatoire du jeudi 23 décembre,

Michel Morin ayant toujours opposé les mêmes dénégations, le juge rendit une sentence le condamnant à subir la question afin que la vérité se fît connaître.

Tout était prêt pour la torture, mais lorsque Morin vit les brodequins dans lesquels ses membres seraient broyés et le matelas prêt à les recevoir brisés, le vieillard « supplia d'être différé » et confessa « avoir en effet acheté la brebis dans l'intention susdite, mais n'avoir cependant commis qu'une seule fois « la copulation charnelle ».

A moins de considérer tout accusé comme nécessairement coupable, il est permis de n'accorder qu'une créance relative à un aveu obtenu dans de telles conditions, l'appareil de supplices a pu impressionner assez fortement le vieillard pour qu'il avouât tout ce qu'on voulait lui faire avouer.

Etant donné surtout que l'intrigue et la machination dont Morin prétendait être la victime n'ont rien d'extraordinaire.

Leur réalité nous ferait passer seulement de la perversion dont serait innocent le maître maréchal à la perversité que les témoins auraient montrée en s'accordant ainsi pour faire disparaître légalement un vieillard gênant.

La justice prévôtale ne recourait pas à tant d'analyses, ses informations était généralement rapides. Il est regrettable que le procès ne contienne pas une pièce essentielle : un rapport d'expertise médicale sur l'animal et sur l'homme.

Par sentence du 15 janvier 1554, Michel Morin fut condamné à être pendu, étranglé, brûlé avec la brebis ; la sentence ne spécifia pas qu'elle devait être étranglée.

Les biens furent confisqués au profit de sa femme et néanmoins frappé de cent livres d'amende envers le Roi.

Par arrêt du 23 janvier, le Parlement de Paris confirma cette sentence.

PROCÈS DE PIERRE DUPIN

— 1607 —

Annibal-Louis de Rompray, licencié ès lois, bailli de la Chapelle, recevait le mardi 17 juin 1607, une plainte de Françoise-Henriette Lelarge, accusant de bestialité son mari Pierre Dupin, apothicaire.

Le lendemain, le bailli rendit un décret de prise de corps et Toussaint Bellamy, exempt du Lieutenant criminel de Robe courte de Paris avec les Archers Jacques Huart, Michel Branillon, Ponce Regnard et Jean-Francis Thibaud, incarcéraient Pierre Dupin dans les prisons de la Chapelle.

Le mercredi 25 juin, les témoins firent leurs dépositions. Catherine Dutrop, femme de Vincent Roger, vigneron, demeurant à Belleville ; Regnault Pinchart, maître serrurier, demeurant à la Chapelle ; Martine-Geneviève Dubois, fille majeure de Romain-Jules Dubois, maître tanneur, demeurant également à la Chapelle.

Il est regrettable que toutes les pièces de ce procès ne nous soient pas parvenues, il était intéressant à plus d'un titre.

Il s'y mêle des questions d'intérêt qu'on ne peut qu'indiquer sommairement sans qu'il soit possible de rien déterminer.

Pierre Dupin avait été dénoncé par sa femme qui ne pouvait ignorer que le crime de bestialité était puni de la peine de mort et que dans le cas où son mari serait condamné, elle et sa fille Thérèse-Françoise Dupin hériteraient de ses biens par confiscation. Du même coup elle se débarrassait de son mari et elle en héritait sûrement.

Mais ce Pierre Dupin avait un frère François-Joseph Dupin, bourgeois de la Chapelle, qui convoitait aussi les biens de son frère ou du moins qui ne voulait pas qu'ils sortissent de la famille, aussi résolut-il, pour faire pièce à sa belle-sœur qu'il détestait, de défendre son frère. Pour ce frère dévoué, tout moyen fut bon du moment qu'il empêcherait la femme dénonciatrice de son mari de s'enrichir à leurs dépens.

Après avoir bien cherché ce qu'il pourrait trouver d'efficace pour le salut de Pierre Dupin, le bon bourgeois trouva un argument qu'il crut être sans répliques. Il le formula en une requête qu'il adressa au bailli le samedi 5 juillet. Dans un long mémoire il demandait que son frère fût soumis à une minutieuse et consciencieuse visite d'experts qui pourraient ainsi reconnaître que Pierre Dupin, accusé par sa femme d'avoir eu mauvais commerce avec une bête, était absolument incapable de connaître charnellement femme ou bête, étant impuissant et inhabile à avoir copulation charnelle même avec un complice habile et séduisant se prêtant à ses efforts, encore moins avec une bête qui recevait les caresses charnelles mais ne les provoquait pas.

Dans son zèle, le frère allait plus loin. Pierre Dupin était impuissant même avant son mariage avec Françoise Henriette Lelarge. Il fallait donc faire prononcer l'annulation de son mariage et il s'ensuivrait naturellement la déclaration de bâtardise de Thérèse-Françoise Dupin. Une sentence du 9 juillet nomma comme experts Pierre Dutiroir, maître chirurgien, juré à Paris, reçu à Saint-Cosme, Jean-François-Paul Noir et Marc-Antoine Lefèvre, médecin de la Faculté de Paris.

Les doctes personnages se réunirent le samedi 12 juillet et après avoir examiné l'accusé, avoir « éprouvé ses capacités », déclarèrent « qu'il était bien, à la vérité, en état de pouvoir connaître charnellement, mais non d'engendrer, conséquemment qu'il avait bien pu connaître charnellement tant sa femme que la vache, mais n'avait pu donner naissance à Thérèse-Françoise Dupin ».

Cette conclusion ne pouvait être acceptée sans protestations de la part de la fille Dupin, aussi le mercredi 16 juillet, déposa-t-elle une requête à l'effet de procéder à une autre expertise « pour visiter et examiner » son père et rendre compte de l'état où il pouvait être et déclarer s'il avait pu « engendrer la suppliante ». Une nouvelle sentence du jeudi 17 juillet nomma des contre-experts. Ce furent Florent Dumontot, médecin de la Faculté de Paris, Joseph-Nicolas Belluze et François-Etienne Lambert, maître chirurgien reçus à Saint-Cosme. Le lundi

21 juillet, après avoir « longtemps et par l'espace de deux heures examiné, visité, meurement et à loisir Pierre Dupin », ces experts le reconnurent capable de copulation charnelle et d'avoir engendré la requérante. »

Par une sentence du samedi 2 août 1609, M. de Rompray condamna Dupin à être pendu et étranglé à un gibet sur la place de la Chapelle, ensuite brûlé et ses cendres jetées au vent. Les biens furent confisqués sauf dix livres d'amendes envers le Roi. Le juge débouta Thérèse Dupin de sa requête et déclara qu'elle n'était pas la fille du condamné.

Le Parlement de Paris, par son arrêt du 23 août 1609, confirma la sentence en ce qui concernait le châtiment qu'elle portait mais ne partagea pas sur tous les points la manière de voir du bailli de la Chapelle. Il reconnut Thérèse Dupin pour la fille de Pierre Dupin « comme étant le plus conforme à la vérité » sans que ladite « puisse être inquiétée ni troublée dans la possession des biens » par son oncle François-Joseph Dupin, ni par sa mère Françoise-Henriette Lelarge « sous quelque prétexte que ce soit, pas même sous celui du douaire et convention matrimoniale que la femme Françoise-Henriette Lelarge pourrait exiger et desquelles elle est déchue ».

Au point de vue spécial qui nous occupe ce procès donne peu de détails intéressants, mais il présente au point de vue du droit une certaine importance.

L'arrêt du Parlement de Paris révèle chez les juges qui le rendirent une conscience nette de la protection des mineurs et une véritable équité.

PROCÈS DE ETIENNE PASIN

— 1609 —

La singulière perversion qui pousse un homme à commettre l'acte sexuel avec une femelle animale n'est pas toujours le fait de l'individu vivant isolé avec des animaux ou ne pouvant accomplir l'acte sexuel avec une femme par suite d'empêchements inhérents soit à sa constitution physique, soit à sa condition sociale.

Etienne Pasin offre le cas d'un bestial chez lequel la perversion est bien due à une cause interne, à une constitution tout à fait spéciale du sens génital.

Etienne Pasin était domestique du sieur Taillardy, secrétaire du Roi, et le servait dans la maison de campagne que cet officier royal possédait à Franconville.

Le vendredi 2 mai 1609, vêtu de toile grise, il comparaissait devant Pierre de Bruère, docteur ès-loix, bailly du duché et seigneurie de Montmorency.

Etant en tournée du côté de Pierrelaye et de Franconville, vers 3 heures de l'après-midi, Richard de Beaulieu, exempt et chef de la brigade de maréchaussée de Montmorency, Thomas-Henry du Luart, Zacharie Perdelot, Georges Divinemont, Jean-Antoine Duvant avaient aperçu sur le chemin qui va de Pierrelaye à Pontoise, le nommé

Etienne Pasin qui ne se doutant pas qu'il pouvait être vu
« estait descendu de dessus une jument baye » était
« entré dans les bruyères où monté sur un vieux tronc
d'arbre il avait connu charnellement ladite jument. »

L'interrogatoire de Pasin eut lieu le samedi 3 mai ; il
déclara qu'il était né à Franconville, était âgé de 51 ans.

Son arrestation n'avait surpris personne. Pasin était
mal famé dans le village ; jamais une accusation en justice n'avait été produite sur lui, mais des bruits étranges
couraient sur ses mœurs.

Un an auparavant André Fauconneau l'avait surpris
dans son écurie « accouplé charnellement avec une
cavale ». Dans son indignation, Fauconneau lui ayant
donné un coup de pied, Pasin n'osa se rebiffer et le supplia de n'en rien dire, parce qu'il ne savait pas ce qu'il
venait de commettre. Fauconneau ne raconta pas crû-
ment le fait dont il avait été témoin, mais par de certaines allusions laissa entrevoir qu'il savait sur Pasin
une chose grave concernant ses mœurs.

La malheureuse inclination de Pasin n'était pas ignorée
des siens ; sa belle-sœur, Antoinette Bordel, veuve de
Pierre Morisseau, jardinier, connaissait sa mauvaise conduite ; elle savait que sa sœur avait été très malheureuse
dans son ménage. Dans les premiers temps, lorsque la
femme Pasin s'aperçut que son mari la négligeait, elle
devint jalouse, et croyant qu'il la trompait avec quelque
voisine elle le surveilla, épia ses sorties, mais ne découvrit aucun indice qui puisse la mettre sur les traces des
infidélités de son mari ; au contraire, elle constata que

son mari devenait de plus en plus froid avec elle, de plus en plus sauvage avec les autres femmes. Elle attribua donc à un mauvais caractère la sauvagerie de son mari, mais un jour qu'il se croyait seul au logis, Pasin se laissa surprendre par sa femme. Il accomplissait l'acte charnel avec une jument. La femme outragée lui fit des reproches, il y eut entre eux une scène terrible; la femme cria, pleura, supplia; Pasin, furieux de n'avoir pu satisfaire son abominable passion, l'injuria et la battit. Dès lors la situation empira, la femme faisait journellement des reproches à son mari, celui-ci la prit en haine parce qu'elle connaissait son vice et l'empêchait de le satisfaire le plus qu'elle pouvait et la maltraita à un tel point qu'elle portait sur son corps trace des coups que son mari lui donnait.

Plusieurs fois elle raconta confidemment à Antoinette Bordel « que son mari ne voulait pas coucher avec elle, qu'il habitait charnellement avec une petite jument noire qu'il avait achetée exprès. » La pauvre femme n'essayait pas de cacher le dégoût qu'elle ressentait d'être trompée pour une bête, elle ne pouvait se consoler d'être si mal mariée, et comme elle avait eu une certaine affection pour ce singulier mari, son chagrin n'était que plus vif.

Le témoin ajouta que si elle était morte aussi prématurément elle le devait autant aux mauvais traitements qu'elle avait supportés qu'au désespoir qu'elle nourrissait secrètement. Elle n'avait parlé de cela qu'à sa sœur. ne voulant pas nuire à son mari ni le faire traîner en justice. Lorsqu'il fut veuf, Pasin donna libre cours à sa

passion; il perdit toute prudence et plusieurs fois se
laissa surprendre par des voisins.

Antoinette Bordel raconta au juge tout ce qu'elle savait
sur son beau-frère; des témoins affirmèrent la véracité
des faits communiqués à la justice et, le lundi 19 mai
1609, Pierre de Bruère rendait sa sentence par laquelle
Etienne Pasin « était condamné à aller la torche au poing,
de cire jaune, pesant deux livres, devant l'église de Franconville et là dire et déclarer que méchamment il avait
commis le crime de bestialité et en demander pardon à
Dieu, au Roy, à la Justice ».

Après quoi être pendu et étranglé à une potence dressée
sur le grand chemin de Pontoise; son corps brûlé avec
celui de la jument préalablement assommée par l'exécuteur de la Haute Justice, leurs cendres mêlées ensemble
et jetées au vent, ses biens confisqués au profit du duc
de Montmorency en prélevant sur eux la somme de
102 francs pour dommages et intérêts au propriétaire de
la jument.

Cette sentence fut confirmée par l'arrêt du 17 juin
1609, au Parlement de Paris, qui supprima l'amende
honorable.

PROCÈS DE ANTOINE DE LA RUE

— 1622 —

Bien étrange est le cas du bestial et sodomiste Antoine De la Rue.

Il avait épousé la plus jolie fille de Montpensier, Angélique-Reine Millot. Courtisée par tous les gars du pays, Angélique aurait pu choisir; une mauvaise chance lui donna pour mari un homme de mœurs abominables qui aux femmes préférait les cavales.

S'il se fût contenté de la maltraiter et de la battre, il fût rentré dans la catégorie des maris brutaux, espèce qui est loin d'être disparue, peut-être sa femme lui aurait-elle pardonné plus facilement les coups que l'outrageant mépris avec lequel il la délaissait pour un animal.

Et les documents insistant disent qu'Angélique-Reine Millot était extrêmement jolie, avenante et gaie. Elle avait encore contre son mari un autre sujet de plaintes d'un ordre tout intime qu'elle ne craignit pourtant pas de dévoiler à la justice.

Beaucoup d'épouses, dans la même situation, auraient préféré souffrir et garder le silence, la belle Angélique ne connut pas cette réserve pudique, elle dévoila au juge les mystères du lit conjugal.

Elle raconta donc que son mari ne se contentait pas d'exiger d'elle l'acte sexuel normal, mais qu'il la « sollicitait et ouvertement pressait, même violentait de se laisser connaître charnellement contre nature et d'une manière autre que le permet la bienséance conjugale et la femme Angélique ajoutait ce « qu'elle n'avait jamais voulu souffrir ».

Angélique dut donc se défendre contre les entreprises de son mari. En vain la jeune femme essaya-t-elle de lui faire comprendre ce qu'avaient de honteux de telles pratiques, Delarue ne voulait rien entendre et refusait toutes autres caresses, aussi pour éviter les surprises qu'aurait facilitées le partage d'un même lit, Angélique Millot élut sa retraite nocturne dans une chambre séparée dont elle barricadait la porte. Malgré toutes ces précautions, Delarue arriva à ses fins, une nuit qu'elle avait peut-être oublié de se verrouiller et qu'elle dormait profondément. Delarue qui guettait une occasion favorable se glissa à côté de son épouse et exécuta « ses détestables desseins » ; malgré sa résistance, la malheureuse ne put empêcher le viol d'être consommé. Elle se débattit, mais son mari était plus fort qu'elle, elle cria, appelant ses voisins au secours, mais personne n'accourut à ses cris n'ayant garde de soupçonner ce qui en était.

Lorsque Angélique eut terminé cette déposition elle ajouta que ce n'était pas le seul grief qu'elle avait contre son mari. Il entretenait une concubine, sous le toit conjugal, dans la personne d'une belle jument blanche qu'il avait achetée à cette intention et avec laquelle il avait une habitude charnelle ainsi que l'affirma son garçon charron Thomas Lefèvre dit Belle Humeur.

On comprend qu'un ménage à trois de cette sorte ne pouvait durer longtemps.

Le 26 février 1622, à huit heures du soir, le maître teinturier Pierre Frenay, dit Bellamère, entra chez Delarue et aperçut dans l'écurie « son compère accouplé en copulation charnelle avec la jument blanche ». Ne pouvant en croire ses yeux, le maître teinturier s'approcha afin de voir de plus près cette manigance qui lui paraissait incompréhensible et « il réprimanda fort ledit Delarue, lui disant qu'ayant une si jolie femme il avait bien grand tort de s'amuser avec une bête. Interloqué, Delarue répondit que ce n'était que pour rire et qu'il n'y retournerait plus ».

Ce qui n'empêcha pas le maître charron de recommencer au vu et au su de son garçon, si bien que le fait, devenu public, parvint à la connaissance de la justice.

Georges Fernallioré, bailly de Montpensier, lança contre Delarue un décret de prise de corps qui fut exécuté le mercredi 3 mai 1622 par Jean Barrat du Hivoy, exempt et chef de la brigade de maréchaussée de Montpensier, Thomas Le Muge, Richard Poirat, Louis Duraudit et Alexandre Torlanière ses archers et cavaliers.

Antoine Delarue comparut devant le bailly « vêtu d'un habit brun, avec des boutons d'orfévrerie et les culottes de pannes rouges ».

Il déclara être né à Saint-Lô, diocèse d'Avranches, en Normandie, être âgé de trente-cinq ans depuis le

28 avril 1622. Il nia absolument le crime qui lui était
reproché.

En sus des témoignages de sa femme et de son garçon,
l'information recueillit celui de Raymond Perdicat, apothicaire, qui déclara que le lundi 18 avril, Delarue était
venu lui demander un « onguent pour adoucir une
douleur qu'il se sentait » sans vouloir dire l'endroit du
mal et sa cause malgré les questions pressantes auxquelles l'apothicaire l'avait soumis. L'apothicaire s'était bien
aisément aperçu que son client « s'était écorché dans
quelque copulation charnelle ».

L'intervention du marchand d'onguents servit à l'accusé pour essayer de ruiner l'accusation.

Si le bailly l'en croyait, il devait le relâcher immédiatement et condamner Perdicat à sa place pour faux
témoignage. S'il avait quelquefois « donné des coups
de bâton à sa femme » c'est qu'elle les méritait, que
justement il la soupçonnait « d'être aimée de Perdicat,
son compère », qu'il lui avait défendu de le voir. On ne
pouvait donc recevoir les témoignages de sa femme
« attendu qu'elle est une putain » et que cette affaire
était concertée entre elle et Perdicat, conclut le mari.

En admettant que la charmante Angélique ait eu
quelque préférence pour Perdicat l'apothicaire, elle est
vraiment bien excusable.

Elle ne pouvait que gagner au change. Un mari qui
la viole, la bat, l'injurie et la délaisse n'était pas fait pour
être aimé. Angélique, jeune et jolie, avenante et gaie,
méritait mieux que ce butor. Le maître charron avait

mauvaise grâce à se montrer jaloux et sa femme ne dut certes pas le regretter. Il est donc très possible qu'il y ait eu un peu de vérité dans la déposition de l'accusé et que Angélique Millot se consola avec un amant des turpitudes du mari.

Delarue était un sodomiste. Sa femme ne voulant pas satisfaire ses désirs, il prit une bête docile et pour l'avoir à son gré l'installa sous le toit conjugal.

Malheureusement pour Delarue, son système de défense ne résista pas à la confrontation des témoins et le charron dut reconnaître l'exactitude des faits qui lui étaient reprochés.

Le 22 juin 1622, le bailly rendit sa sentence. Delarue fut condamné à être pendu et étranglé, la jument à être assommée, les corps des deux coupables « ars et brûlés », leurs cendres jetées au vent.

De plus, le maître charron eut ses biens confisqués avec un prélèvement de cent livres d'amende envers le Roi.

L'arrêt du Parlement de Paris du 3 août 1622 confirma cette sentence.

PROCÈS DE CHARLES BASSE

— 1624 —

Charles Basse était marchand boucher à Corbie ; marié à une femme travailleuse et bonne, il menait une vie régulière, tout à ses affaires et à son ménage. Malheureusement la femme Basse tomba gravement malade et fut emportée en quelques jours. Le veuf se montra très frappé, devint taciturne, fuyant les réunions aux cabarets et les repas de fête. Le chagrin d'être à jamais séparé de la femme qu'il avait aimée produisit sur lui un étrange effet, il prit toutes les femmes en grippe et pour satisfaire ses besoins remplaça sa légitime par une ânesse qu'il acheta à cet effet et avec laquelle « il habita journellement ».

Basse employait deux garçons bouchers, Adrien Tourmente et Michel de Maillefaix, qui s'aperçurent des mœurs insolites de leur patron. Le matin, lorsqu'ils arrivaient au travail, ils surprirent plus d'une fois le maître-boucher sortant de l'écurie où était l'ânesse ; il était en chemise, les pieds nus dans ses sabots, le bonnet de coton rabattu sur les oreilles ; plusieurs fois dans la journée, le boucher entrait à l'étable, caressait son ânesse, l'appelant des petits noms que les galants réservent à leurs belles.

Adrien Tourmente, plus malin et plus curieux que son camarade, se cacha un soir dans la cour de la maison et vit le boucher entrer dans l'étable avec sa lanterne, refermer la porte non sans avoir regardé si aucun voisin ne l'avait vu entrer.

Le garçon sortit de sa cachette avec précaution et grimpant sur la voiture qui servait au boucher à transporter sa viande, il regarda par un soupirail ce que le patron faisait avec l'ânesse, il ne put distinguer parfaitement la scène mais il vit le boucher retirer ses culottes et se mettre en devoir de connaître charnellement la bête ; cela dura un temps assez long pendant lequel Tourmente entendit les soupirs, les gémissements que poussait ce singulier amoureux. Craignant d'être surpris par son patron il redescendit du toit et se remit derrière les fagots qui lui servaient d'abri. Le boucher ne dut pas quitter l'étable de la nuit car le lendemain à l'aube, les garçons en arrivant à leur travail, l'en virent sortir. Ils en causèrent entre eux et dégoûtés de ce vice honteux, ils résolurent d'aller trouver le bailli et de lui raconter tout ce qu'ils savaient.

Le boucher avait à son service une femme nommée Elisabeth Coyaume, femme de Claude Bergon qui avait surpris Basse avec l'ânesse, mais craignant la colère de son maître elle s'était sauvée avant qu'il ait pu la reconnaître.

Un jour une voisine, Jeanne Mondétour, femme d'Adrien Tourmente, vint à la boucherie chercher son mari. Les deux garçons n'étaient pas encore rentrés de leur tournée en ville.

La servante était seule au logis, les deux femmes ja-
cassèrent et Jeanne Mondétour et la servante aperçurent
Claude Basse qui revenait au logis et qui au lieu d'entrer
dans la salle qui lui servait de boutique ou dans la salle
où il couchait, passait par le derrière de la maison et
entrait dans l'étable.

La curiosité des deux commères était excitée au plus
haut point. La servante raconta ce qu'elle avait un jour
entrevu ; il n'en fallait pas davantage pour donner à la
femme Tourmente l'envie de voir un spectacle aussi
bizarre. Elles sortirent de la boutique et prirent le chemin qu'avait suivi le boucher, montant sur un banc, la
femme Tourmente passa sa tête par le soupirail dont ne
se méfiait pas le boucher. Elle vit l'accouplement: Basse,
les yeux injectés, la figure contorsionnée et l'ânesse
placide et inconsciente ; elle se rejeta si brusquement en
arrière, que sans la servante elle serait tombée sur le pavé
de la cour. Les deux curieuses rentrèrent à la boutique
et lorsqu'arrivèrent les deux garçons bouchers elles leur
racontèrent ce qu'elles avaient fait.

Adrien Tourmente, très fâché que sa femme ait vu un
si odieux tableau, ne voulut pas remettre à un autre
jour l'exécution de la décision qu'il avait prise avec son
camarade et sans plus se soucier de leur travail ils allèrent chez le bailli et firent leurs dépositions.

Le juge manda Elisabeth Coyaume et Jeanne Mondétour, leur fit raconter ce qu'elles avaient vu ; les détails
ne manquèrent pas.

Charles Basse, arrêté le même jour, comparut devant

la justice et ne nia aucun des faits qui lui étaient reprochés ; il semblait même étonné que ses deux garçons et
que sa servante qu'il payait bien et qu'il ne maltraitait pas
eussent cherché à connaître sa vie privée qui ne devait
pas les regarder.

S'il avait eu affaire avec une ânesse c'était depuis qu'il
était sans femme dans son lit. Cela ne nuisait à personne
puisqu'il avait acheté l'ânesse. Cela devait peu importer
l'usage qu'il en faisait, il n'avait jamais eu de relations
charnelles avec l'ânesse autre part que dans sa propre
maison ou dans son étable, à l'abri des regards curieux.

Toutes ces raisons plus ou moins plausibles ne tou-
chèrent pas le juge qui lui appliquant la loi punissant de
mort le crime de bestialité, le condamna à être pendu et
étranglé, son corps mort jeté au feu avec celui de l'ânesse
préalablement assommée ; ses biens furent confisqués au
profit du Roi avec 5oo livres d'amende.

La sentence qui condamnait Charles Basse fut rendue
le 8 octobre 1624, confirmée au Parlement de Paris le 29
novembre de la même année.

PROCÈS DE ABRAHAM BERTIN

— 1621 —

Il semble que l'acte de bestialité ne peut être que l'acte d'un fou, d'un idiot, d'une nature brute tellement grossière qu'il n'y ait pas une grande différence entre l'homme et l'animal.

L'acte de bestialité n'est pas le fait seul d'hommes vivant en contact perpétuel avec des bêtes, ou vivant loin de tout humain, dans une solitude complète comme par exemple les bergers des montagnes qui restent des mois entiers sans voir un vivant. Sous la poussée de désirs qu'il ne peut réprimer, le berger se sert de sa chèvre incidemment, l'acte bestial perd alors de son horreur.

Le berger redescendu dans la vallée redeviendra un homme normal et ne désirera l'acte sexuel qu'accompli normalement.

Abraham Bertin présente un cas assez rare heureusement. Ce n'est pas un rural mais un bourgeois aisé, un négociant vivant dans une grande ville, ayant de belles relations, une certaine aisance. C'est un notable de la Rochelle et pourtant son abominable passion le conduit devant le juge et à la mort.

Abraham Bertin perdit sa femme Rose Duchemin

après quelques années de mariage. S'ennuyant seul et ayant une lourde maison à diriger il appela auprès de lui pour vivre ensemble sa propre sœur la veuve Blondel.

Abraham était riche, la sœur accueillit cette demande avec joie et s'installant chez son frère prit les rênes du ménage.

Rien ne pouvait sembler plus naturel que cet arrangement de famille, mais ce qui le fut beaucoup moins ce fut la manière dont le frère et la sœur comprirent la vie commune. Sans se soucier des liens qui les unissaient les deux veufs se consolèrent ensemble en partageant le même lit.

Dans les commencements de leur incestueuse union les deux coupables prirent des précautions, ils ne se réunissaient que clandestinement et lorsqu'ils savaient qu'aucun domestique ne pouvait les surprendre. Peu à peu ils s'enhardirent; la passion augmentant avec la possession, ils ne se gênèrent plus pour se parler et s'embrasser avec plus de tendresse qu'il n'est convenable à un frère et à une sœur de se témoigner. Les domestiques les surprirent dans des attitudes équivoques, ils en jasèrent entre eux et au dehors y firent des allusions.

Une des sœurs de la défunte, Marie-Anne Duchemin, veuve d'Antoine du Pilon, négociant de la Rochelle, s'aperçut de ce qui se passait et outrée de voir la veuve Blondel remplacer sa sœur dans toutes ses attributions, même les plus intimes, dénonça leur mauvais commerce dans une requête adressée le 24 décembre 1620 à Jérome-Louis Barbautel écuyer, sieur d'Auffreterre et lieutenant criminel de la ville et sénéchaussée de la Rochelle.

Le scandale fut grand dans la ville où Bertin était connu pour un des premiers négociants.

Tout d'abord le juge n'ajouta pas grande créance à la déposition de la veuve Du Pilon. Il pensait que par jalousie et animosité elle avait exagéré certains faits d'apparence plus légère, mais dont le fond était bien innocent.

Mais il n'en ouvrit pas moins une information le 3o décembre et recueillit des dépositions très importantes.

Nicolas Chevalet, ancien officier du régiment de Bretagne, qui fréquentait assidument la maison de Bertin lorsque sa femme vivait, avait suspendu toute relation avec lui, depuis que la veuve Blondel était installée chez lui. Il lui avait répugné d'être l'agent d'une dénonciation, mais il n'avait pas voulu par sa présence sanctionner un tel crime.

Gille de Haultour, commis et intéressé dans les affaires du Roi et Maurice-Hilaire Lebrun, receveur des gabelles et traites de Sa Majesté au pays d'Aunis et généralité de la Rochelle, savaient aussi depuis longtemps que Bertin et sa sœur avaient l'un pour l'autre une violente passion, ils avaient été souvent très choqués de les voir s'embrasser sur la bouche, se prendre les mains, se parler amoureusement; ils avaient même osé faire remarquer à Bertin que ces manières ne pouvaient convenir à un frère et à une sœur. Bertin avait paru très gêné de l'observation, puis il avait cherché à s'excuser, prétendant que ce n'était qu'un jeu, que rien dans sa conduite ni dans celle de sa sœur n'était à reprendre. Ses amis se montraient trop rigoristes à son égard.

Lebrun avait su qu'à la campagne il était arrivé souvent à Bertin d'aller ouvertement coucher dans la chambre de sa sœur, prétendant que la veuve Blondel était très peureuse, ne pourrait reposer si elle se sentait seule.

A la Rochelle, quoiqu'ils eussent deux chambres, on voyait souvent le matin la sœur sortir de la chambre de son frère, ou celui-ci sortir de la chambre de sa sœur, et cela dans une tenue plus que légère.

Un autre témoin, également entendu par la justice, le sieur Eustache de Saint-Paul, garde magasin des poudres de l'Arsenal de la Rochelle, accusa Abraham Bertin et la veuve Blondel de faire lit commun.

Une vraie bataille de requêtes s'ouvrit alors entre les parties.

Le 4 janvier 1621, requête d'Abraham Bertin, tendant à interdire Marie-Anne Duchemin.

Le 5 février, requête de Marie-Anne Duchemin, tendant à interdire Abraham Bertin et Elisabeth-Guillemine Bertin, veuve de Jérôme Blondel. Le lieutenant criminel ayant fait incarcérer les inculpés, le 8 janvier, deux jours après il recevait une requête de la veuve Blondel demandant son élargissement sous la caution de Josias Barton, marchand orfèvre à la Rochelle. Une sentence du 11 janvier lui accorda ce qu'elle demandait.

Il était bien difficile au magistrat d'établir les preuves de l'inceste dont Abraham Bertin était accusé, lorsque l'enquête révéla un fait nouveau qui acheva de perdre irrémédiablement le négociant.

Le] 12 janvier, le lieutenant criminel reçut les déclarations d'Augustin Timoye, gagne-denier ; Bertrand Bertraugel, hollandais de nation et matelot engagé dans la marine de la Rochelle ; Salomon Rocherier, sieur de Plaussay, officier de la marine ; Richard Simonet, valet de chambre de M. de Plaussay. Ils accusèrent Abraham Bertin « de copulation charnelle et contre nature avec une cavale ».

Le lundi 17 janvier 1621, le lieutenant criminel rendit sa sentence par laquelle Abraham Bertin devait être conduit dans un tombereau à une potence dressée sur le port de mer et là pendu et étranglé, son corps brûlé avec celui de la cavale et les cendres jetées dans la mer.

La veuve Blondel « attachée audit tombereau » devait suivre son complice, puis après avoir été « fouettée par l'exécuteur de la Haute Justice » être « enfermée pour le reste de ses jours dans la maison de force de la Rochelle, au pain et à l'eau, et à la correction pendant la première année ». Les biens d'Abraham Bertin confisqués et frappés d'une amende de 500 francs envers le Roi ; ceux de la veuve Blondel également confisqués au profit de ses héritiers, à leur charge toutefois de payer 300 francs de pension viagère « à elle faite ».

Le Parlement de Paris confirma cette sentence par son arrêt du 8 février 1621 [1].

---

[1] Arrêt transcrit, Arch. Nat., X² A reg. 210.

PROCÈS DE CLAUDE TOUSSAINT

— 1611 —

La loi de cette époque punissait toujours de mort la bestialité, la considérant comme un crime d'une gravité exceptionnelle.

Avec raison, au contraire, la législation actuelle se montre beaucoup plus sévère pour le viol. Si la bestialité est la plus répugnante des perversions sexuelles, elle est, quant à ses conséquences, la plus bénigne. Elle ne nuit, en quelque sorte, qu'à celui qui la pratique ; souvent même l'animal n'en souffre pas.

Bien autrement graves sont les conséquences du viol, que ce soit d'une fille par les voies naturelles, ou d'un garçon par l'acte sodomitique. Le viol entraîne souvent la mort de la victime ou des infirmités incurables. Le dommage est le plus souvent irréparable.

Lors même que l'inceste ne s'accompagne pas de viol, c'est-à-dire lorsque les parties sont consentantes, l'inceste est à réprimer dans l'intérêt de la conservation de l'espèce.

La science a surabondamment prouvé que des individus du même sang, à des degrés rapprochés, comme père et fille, mère et fils, frère et sœur, procréent généralement des êtres abâtardis, dégénérés, souvent même idiots.

Le recueil de Gueulette donne cinq cas de bestialité dont se rendirent coupables des individus poursuivis en même temps pour viols féminins, ce qui montre que la psychologie du bestial n'est pas aussi simpliste qu'on pourrait le croire tout d'abord.

Le lundi 3 septembre 1611, à huit heures du matin, Thomas Bouffet, exempt de la maréchaussée, traversait Saint-Ferqueil à la tête de sa brigade composée de Girard Fontaine, Trissotin Billoy, Maurice Gelon, François-Charles Leclerc d'Amboyne, cavaliers et archers.

Comme ils passaient près d'une maison du village, ils entendirent un grand tumulte; voulant se rendre compte de ce qui le provoquait, un exempt mit pied à terre et pénétra dans la maison, il y trouva rassemblés plusieurs particuliers qui lui remirent entre les mains un nommé Claude Toussaint, laboureur; il avait été surpris « commettant violence et force » avec Marguerite Haquinet, fille de Jean Haquinet, tonnelier et de Louise Pelard.

La maréchaussée conduisit le délinquant devant Jean-Antoine de Trois-Ponts, écuyer, sieur de Banières, juge et bailly de Saint-Ferqueil. Claude Toussaint déclara au magistrat qu'il était âgé de trente huit ans et que la petite fille, qu'on l'accusait d'avoir violée — et qui était âgée de douze ans — « l'était venue trouver » de bon gré. Jacques-Antoine de Monville, vigneron, raconte ainsi les faits :

Claude Toussaint avait appelé la fillette, l'avait fait

entrer dans une salle basse et après lui avoir donné un morceau de gâteau, s'était jeté sur elle, lui avait « levé la jupe » et l'avait ensuite violée, ce qu'il avait exécuté si promptement, malgré les cris de l'enfant que lui, Monville, n'avait pu accourir assez tôt pour l'en empêcher.

Ce récit ne fut corroboré par aucun autre témoignage, Le mercredi, 12 septembre, Toussaint adressa une requête par laquelle il demandait qu'on interrogeât séparément la fillette, car le magistrat n'avait sans doute pris aucune précaution pour assurer le témoignage de l'enfant.

Dans une autre requête du lundi 17 septembre, Toussaint accusa de Monville « d'avoir séduit et abusé » cette enfant depuis plus de six mois.

Un fait était patent ; c'était l'acte charnel commis par Claude Toussaint sur Marguerite Haquinet. Cet acte était-il un viol ?

Le bailli de Ferqueil eût peut-être été lui-même très embarrassé d'en fournir la preuve si l'on en juge par l'information qu'il ouvrit.

Le mercredi 19 septembre, Marguerite Haquinet subit un interrogatoire dans lequel elle affirma qu'elle avait été connue « par force » de la part de Claude Toussaint et jamais de celle de Monville ; mais du 3 au 19 septembre on avait eu le temps de faire la leçon à cette petite fille. Elle avait dû opposer une bien faible résistance pour que l'acte s'accomplît aussi rapidement que le certifiait de Monville ; ceci semblerait appuyer la thèse de l'accusé qui affirmait que la fillette n'était plus vierge. D'un autre côté on sait qu'on ne peut accorder aucune valeur aux témoignages des enfants.

Claude Toussaint aurait peut-être bénéficié des doutes relatifs au viol, doutes qu'il est très possible que le juge ait eus, si une autre accusation n'avait surgi au cours de l'information. De Monville, Joseph Magnard, laboureur, et Philippe Gondolle, gagne-denier, affirmèrent avoir surpris le 28 août Claude Toussaint en copulation charnelle avec une vache noire.

Claude Toussaint fut condamné par la sentence du bailli à être pendu, étranglé et brûlé, ses biens confisqués avec 100 francs d'amende envers le Roi et mille livres de dommages-intérêts à Marguerite Haquinet.

Le jugement fut confirmé au Parlement de Paris par arrêt du 13 octobre 1611.

PROCÈS DE JACQUES PERRICHON

— 1613 —

Le vendredi 1er juillet 1613, les cris de « Au meurtre !
on me viole ! » arrêtaient dans leur paisible promenade
Toussaint Picot, dit Martel, exempt et chef de la brigade
de maréchaussée, Thierry Soudoyer, Jean Thomas, dit
Bras de Fer, Etienne Dodiu, dit Brin d'avoine et André
Jumeau des Ormeaux, cavaliers, lorsqu'ils traversaient à
six heures du matin le calme et paisible village de Montoiron.

Ils entrèrent dans la maison d'où sortaient les clameurs et trouvèrent un « quidam vêtu de toile grise »
en accouplement charnel avec une femme âgée d'environ cinquante à soixante ans. Cette femme se débattait
fort entre les bras du forcené. Après l'avoir retirée et débar-
rassée de ce brutal personnage, ils appréhendèrent au
corps l'inconnu qui comparut quelques heures après
devant le magistrat Barnabé-Jérome d'Apremont, écuyer
sieur de Belleperche, licencié ès loi et sénéchal de Montoiron. Le trop galant auvergnat déclara être né à Saint-
Flour, établi tisserand à Montoiron depuis seize ans,
être âgé de quarante-quatre ans.

L'instruction fut ouverte aussitôt et l'audition des témoins commença.

Geneviève Beauclairat, servante d'André le laboureur, fermier de la ferme de Gapazac, était une cliente de Jacques Perrichon. Très souvent elle venait chez lui chercher de la toile et malgré son âge plutôt respectable, le tisserand la trouvait fort à son goût et l'avait plus d'une fois « cajolée » ; comme ce jour-là, elle avait paru faire peu de résistance il avait voulu profiter de l'occasion et selon les explications de l'accusé elle avait crié... lorsqu'il n'était plus temps.

Geneviève Beauclairat donna une explication toute autre, elle affirma que « non content de lui avoir dit les sottises les plus grossières » le tisserand était venu à un tel excès qu'il l'avait saisie, jetée à terre, et connue charnellement quelque chose qu'elle ait pu faire pour l'en empêcher ne sachant même pas si Perrichon « en serait demeuré là » si la maréchaussée n'était venue la délivrer.

Elle déclara avoir eu soixante-deux ans le 22 mai précédent et demanda des dommages-intérêts.

L'information révéla chez Perrichon une sexualité singulière.

Le lundi 4 juillet, Jeanne Graupré, veuve d'Auguste Poirée « en son vivant berger chevrier » déposa que le 24 juin précédent Marie-Jeanne Poirée, sa fille, âgée de 7 ans et demi, avait été emmenée par Perrichon dans sa maison et « violée de telle sorte qu'elle ne pouvait plus marcher et que pour l'amener faire son témoignage sa mère avait été obligée de porter la fillette ».

Sur cette déclaration, le sénéchal la fit examiner par Tourpelier Corbin, chirurgien à Montoiron, qui reconnut de suite que Marie-Jeanne Poirée avait été blessée dangereusement par la violence commise « en son endroit » et après lui avoir appliqué le premier appareil il la trouva « attaquée de maladie vénérienne, grosse vérole et mal de Naples ».

Si la vieille servante eut connaissance de ce diagnostic, elle dut se lamenter fort sur les conséquences probables du viol qu'elle avait subi. Comme suite de cette constatation, Jeanne Grandpré déposa le samedi 9 juillet une requête en dommages intérêts au nom de sa fille.

Le lundi 19 juillet, à 9 heures du matin, Thomas Girard, gagne-denier, Claude Porcher, vigneron, déclarèrent au magistrat que Perrichon leur avait confessé « qu'étant sujet aux plaisirs des sens et à la passion des femmes et ne voulant point se marier, il avait acheté une belle truie, laquelle il connaissait charnellement et, de peur que cela ne fût découvert, il l'avait fait avorter une fois et qu'une autre fois n'ayant pu produire cet avortement il avait jeté dans un puits le fruit de la truie ».

Le mardi 12 juillet, dans son interrogatoire, Perrichon devait faire connaître d'autres particularités de ses anormales amours.

Après s'être « mis à pleurer » en demandant grâce, Perrichon déclara « qu'il avait une passion extraordinaire qui lui faisait appeler et désirer toutes les femmes, que cette passion dont il n'était pas le maître l'avait obligée à violer Marie-Jeanne Poirée quoiqu'elle n'eût que 7 ans et la Beauclairat qui en avait plus de soixante et que ce n'était pas les seules, notamment Françoise Dufresne », et Perrichon raconta l'étonnante histoire que voici :

La précédente veille de Noël, c'est-à-dire le 24 décembre 1612, Françoise Dufresne, servante de l'hôtelier Aubert Lemire, dormait sur le pas de la porte de sa chambre dont elle n'avait sans doute pas la clef ; elle n'avait pu ouvrir sa porte et s'était endormie sur l'escalier étant prise de vin.

Perrichon l'ayant trouvée là, la connut charnellement sans qu'elle s'en soit aperçue. Elle devait dormir d'un sommeil bien profond, du sommeil lourd de l'ivresse. La malheureuse devint grosse sans pouvoir s'expliquer elle-même par quel phénomène elle avait pu devenir mère puisqu'elle n'avait été avec aucun homme. Sa grossesse devint visible et maître Aubert ne voulait rien entendre aux explications de la servante, jurant qu'il n'y avait pas de sa faute et qu'elle ne savait comment une chose pareille avait pu lui arriver. Il la chassa sans pitié. Lorsqu'elle fut sortie de sa condition, Perrichon eut « la hardiesse de lui parler librement, il lui proposa de coucher avec elle, lui avouant que c'était lui qui avait fait l'enfant dont elle était grosse ». Françoise Dufresne eut si grande honte de ce qui lui était arrivé qu'elle quitta Montoiron sans vouloir y reparaître.

Le jeudi gras de la même année, le 22 février, Perrichon rencontra entre cinq et six heures du soir une fillette de six ans, dont le père s'appelait Antoine Beaumanoir, il l'emmena chez lui et la viola ce qui causa un tel effroi à l'enfant qu'elle mourut cinq jours après.

C'est alors qu'il acheta une grande truie pour servir à ses plaisirs. L'accusé confirma la déposition invraisemblable, assurant au sénéchal que la truie avait été pleine deux fois de son fait, que la première fois il avait réussi à la faire avorter mais que la seconde, la truie avait mis bas deux enfants monstrueux ayant la tête et les pieds d'un cochon, et dont il s'était débarrassé.

L'intérêt de l'accusé n'était pas de se rendre encore plus odieux aux yeux du juge ; on ne voit pas bien ce qui put le pousser à raconter cette chose impossible, mensonge qu'il inventait de toutes pièces.

De la part des témoins cela s'explique par la préoccupation qu'ont certains individus à raconter des choses extraordinaires. Puis à cette époque et même beaucoup plus tard il existait un préjugé très répandu : on croyait que les êtres humains ayant des rapports charnels avec les animaux donnaient naissance à des monstres.

« La grande difficulté, écrit Voltaire, est de savoir au juste si ces conjonctions affreuses ont pu produire quelques monstres. Le grand nombre des amateurs du merveilleux qui prétendent avoir vu des fruits de ces accouplements, surtout des singes avec des filles, n'est pas une raison invincible pour qu'on les admette, ce n'est pas une raison non plus de les rejeter ; nous ne connaissons pas encore ce que peut la nature. »

Saint Jérôme rapporte des histoires de centaures et de satyres dans son livre : *Les Pères du Désert*. Saint

Augustin, dans son *trente-troisième sermon* à ses frères du Désert, a vu des hommes sans tête qui avaient deux gros yeux sur la poitrine et d'autres qui n'avaient qu'un œil au milieu du front.

Lang, dans sa Mythologie, constate que « certaines tribus de Java croient que les femmes qui mettent un enfant au monde accouchent souvent aussi d'un jeune crocodile », et il ajoute :

« L'histoire bien commune en Europe d'une reine accusée de mettre au monde de petits chiens montre que la croyance à la possibilité de telles naissances a survécu parmi les races civilisées. »[1]

Il est probable que Perrichon a oublié de dire que dans sa porcherie il y avait un mâle et que la truie avait été saillie par un porc. Le sénéchal ne jugea pas à propos d'approfondir le fait. Peut-être crut-il que l'accouplement de l'homme et de la truie a produit des monstres. Après avoir fait ces aveux, Perrichon « confessa être digne de mort ».

Le lundi 18 juillet 1613, le sénéchal le condamna à être pendu, étranglé et brûlé, ses cendres jetées au vent, ses biens confisqués au profit de Sa Majesté avec 12 livres d'amende envers le Roi, 150 francs pour les honoraires du chirurgien Tourpelier-Corbin, 1.000 francs de dommages et intérêts à Jeanne Grandpré et 150 francs à Geneviève Beauclairat. Cette sentence fut confirmée par arrêt du Parlement de Paris du 29 juillet 1613, qui prescrivit cependant que la truie « au lieu d'être pendue et étranglée serait seulement assommée ».

[1] Andrew Lang, Mythologie, trad. Parmentier, p. 75.

PROCÈS DE CLAUDE PARISOT

— 1614 —

A Claude Parisot, marchand épicier au Mans, une seule femme ne suffisait pas. Il s'était marié à une jeune paysanne pleine de force et de santé, Marie-Thérèse-Angélique du Chapnoir, et malgré la gentillesse de sa femme il la trompait dès les premières semaines de leur union. Les violents désirs s'exaspérant il arriva à ne plus pouvoir approcher une femme sans essayer de la séduire. Il était jeune, bien bâti, ses affaires prospéraient, il ne dut pas manquer de faciles conquêtes ; cela ne lui suffisait pas ; il manquait un piment que donne seule la difficulté ; aussi malgré qu'il ait déjà pour maîtresse Geneviève Raymonde, veuve de Vauvillain, il débaucha de son ménage Bénédictine-Ambroisette Lemerle, mariée au sieur Prettellaville, mais les exigences amoureuses de Parisot eurent bientôt raison de la bonne volonté de ses amoureuses. Jean Prettellaville habitait le Mans où il était maître fruitier-oranger ; c'était chez lui que se fournissaient tous les gens de robe et d'église, toute la noblesse du pays. Une certaine considération rejaillissait sur Prettellaville, d'avoir su attirer chez lui une aussi riche clientèle. Claude Parisot venait quelquefois chez lui

acheter de la marchandise, c'est ainsi qu'il connut Béné-
dictine et qu'il en fit sa maîtresse. Malheureusement
cette épouse volage n'était pas une mère prudente ; elle
ne surveillait pas assez sa fille et Parisot en proie à une
crise de luxure, viola la jolie petite Jeanne avec une telle
sauvagerie qu'elle fut trouvée évanouie, pleine de sang,
les vêtements arrachés ; mais l'enfant ne put nommer le
coupable. Le misérable, qui connaissait les êtres, s'était
introduit à la tombée du jour, alors que la mère n'était
pas au logis et qu'il n'y avait encore aucune lumière
allumée. Son forfait consommé, il s'était enfui sans être
vu. Quelques jours après, étant passé devant la demeure
de la veuve Vauvillain, il aperçut sa jeune fillette, Elisabeth, de suite il conçut pour elle un violent désir. La
veuve Vauvillain, dont le mari Henri-Joseph Vauvillain
avait été valet de chambre de Mgr l'Evêque du Mans,
jouissait d'une petite aisance relative. Mgr s'occupait de
l'enfant de son serviteur. Elisabeth était, comme la petite
Jeanne Prettellaville, une enfant intelligente et jolie, très
développée pour son âge.

Claude Parisot entra chez les Vauvillain, s'occupa de
la petite, joua avec elle, mais la mère étant présente il ne
put réaliser ses projets ; le lendemain il revint avec des
friandises, l'enfant, sans méfiance, et qui se voyait choyée,
lui rendit ses caresses. La mère occupée à sa lessive les
laissa seuls, alors Parisot prit Elisabeth dans ses bras, la
coucha sur un lit et la viola.

La mère, étonnée de ne pas entendre les rires et les
jeux de la fillette, revint dans la maison. Elle trouva

l'enfant pâle, les yeux battus, claquant des dents; la mère, affolée, envoya chercher le chirurgien, qui, après avoir visité l'enfant, lui assura qu'un misérable avait violé sa fille.

Elisabeth raconta à sa mère et au chirurgien ce que Parisot lui avait fait — en jouant — ajouta la petite, qui, innocente, n'avait rien compris « à cette vilaine chose qui fait tant de mal ».

Une déposition fut faite en justice. Déjà, le fruitier-oranger était venu raconter l'attentat dont sa petite Jeanne avait été victime sans pouvoir nommer le coupable. On rapprocha les deux faits. On sut que Parisot fréquentait la maison des Prettellaville. La mère de la petite Jeanne raconta que souvent Parisot venait jouer avec l'enfant qu'il paraissait beaucoup aimer.

Arrêté, Claude Parisot comparut le mardi 28 avril 1614 devant le prévôt du Mans. Il était conduit par Pierre Robinot, exempt du Guet; Jacques Toussard, le jeune; Mathieu Crochefer, dit le Boiteux; Paul de la Pomardière et Julien-Etienne Tambureau, archers.

De nombreux témoins furent entendus : Charles Criquetot, maître serrurier; Abraham Toulaville, chirurgien; Philippe Bernard du Pont-Sainte-Catherine, tailleur d'habits; Melchior-David Lepreux, maître et marchand orfèvre. Dans leurs dépositions ils affirmèrent que non seulement Claude Parisot débauchait les femmes, violait les petites filles, mais encore qu'il fréquentait charnellement des animaux. Ses nombreuses conquêtes féminines ne lui suffisaient pas; il y joignit celle d'une ânesse dont il « avait abusé » et « joui en copulation charnelle. »

Ambroise Parisot, frère de Claude, était établi marchand « chaircuitier » ; il essaya de sauver son frère, et par une requête du jeudi 7 mai, voulut démontrer que toutes ces accusations étaient mensongères et dues aux menées de la femme de Claude-Marie-Thérèse-Angélique du Chapnoir. Celle-ci, sans s'émouvoir, déposait une autre requête demandant la séparation de corps et de biens avec son mari.

Le prévôt condamna Claude Parisot à être brûlé vif, ses cendres jetées au vent, ses biens confisqués au profit de Sa Majesté avec une amende de 100 francs envers le Roi et 3.000 livres de dommages et intérêts aux diverses personnes qu'il avait forcées ou violées. Cette sentence fut confirmée par arrêt du Parlement de Paris du 4 juin 1614.

Cet arrêt portait en outre que l'ânesse serait assommée en sa présence, le corps jeté à la voirie au lieu d'être brûlé. Un *retentum* prescrivit que Parisot serait étranglé avant de sentir le feu.

PROCÈS DE AMBROISE VERNART

— 1624 —

En voyant le charpentier Ambroise Vernart entrer dans l'église de Bonnestable, à huit heures du matin, le samedi 12 avril 1624, les bonnes gens du pays pouvaient croire qu'une dévotion véritable le portait à aller prier avant de commencer la journée. Le motif qui lui faisait rechercher la solitude de l'église fut bientôt connu de tout le village. Ce matin-là, apercevant dans la pénombre d'un bas-côté une femme qui sommeillait il s'approcha doucement d'elle et se mit en « devoir de coucher avec elle. »

Cette dévote ainsi surprise s'appelait Marie Tranchet, veuve d'Hugues Baleu, cordonnier, les attouchements de Vernart la tirèrent de son assoupissement, elle se mit à crier, mais « malgré ses remontrances et toute sa résistance » le quidam accomplit « sa volonté ». Enfin les cris et les gémissements dont retentissait la nef sacrée, attirèrent plusieurs personnes qui pénétrèrent dans l'église et firent lâcher prise au trop fougueux galant.

Ambroise Vernart fut remis entre les mains de la maréchaussée, représentée par Etienne Dumoulin, exempt et chef de brigade de maréchaussée de Vendosme, accompagné de ses archers et de ses cavaliers Mire Lebel,

André Riffart, Ardillon Granger dit Lafleur. Ils le conduisirent immédiatement devant Simon de Magny, bailli de Bonnestable.

L'information résultant de ce fait semblait close lorsque le mercredi 16 avril le bailli reçut la déposition de Raymond de Villefort, maître apothicaire ; Mathias Dureau, mercier roulant ; Emery Boudolle, épicier. Ils déclarèrent qu'Ambroise Vernart « avait acheté une cavale, laquelle lui servait de concubine et avec qui il avait copulation charnelle, journalière et habituelle ».

Lors de son interrogatoire du 12 mai, Ambroise Vernart reconnut la véracité du fait.

Le vendredi 18, le bailli le condamna à faire amende honorable devant l'église qu'il avait polluée, à avoir le poing coupé par l'exécuteur de la haute justice, à être pendu et étranglé, son corps mort devant ensuite être jeté au feu avec celui de la cavale préalablement assommée.

Ses biens étaient confisqués au profit de Sa Majesté avec 100 francs d'amende envers le Roi et 150 francs de dommages et intérêts à la femme Tranchet pour la violence qui lui avait été faite.

Par arrêt du Parlement de Paris cette sentence fut confirmée.

PROCÈS DE CHARLES CHAMBÉRY,
dit LE GRAND SAVOYARD

— 1666 —

Le lundi 12 juin 1666, Jérémie Bourot, Mathieu de Pierre-Halte, gagne deniers ; Jean-Baptiste Ozouard, dit la Grande Fleur, soldat invalide ; Elisabeth-Martine du Plantet, veuve de Maurice-Edmond Baron, charpentier ; Raymond de Beaujoyeux, dit l'Orange, et Balthazar Tempette, vigneron, conduisaient devant le juge et bailli de Mongacon, un individu qu'ils avaient surpris « violant et connaissant charnellement, contre l'ordre de la nature », une petite fille, âgée de neuf ans et demi, Esther Bourot, fille de Jérôme Bourot et de feue Claudine Duplessis.

Cet individu se nommait Charles Chambéry « savoyard de nation », il fut aussitôt décrété de prise de corps.

Interrogé le surlendemain, il nia le fait, malgré le nombre des témoins.

L'information continua et, le lundi 26 juin, Etienne la Rivière et Gillette Trouvillain accusèrent Chambéry d'avoir « copulation charnelle avec une ânesse ». Le 3o juin, il fut condamné, par une sentence du bailli de Mongacon, à être pendu, étranglé et brûlé, ainsi que l'ânesse qui serait étranglée. Par son arrêt du 27 juillet, le Parlement cassa la sentence, rejeta l'appel et condamna Chambéry à faire amende honorable devant l'église, puis à être brûlé et consumé dans le feu, ses biens confisqués avec 3 livres d'amende envers le roi, 100 livres de dommages-intérêts à Esther Bourot.

L'ânesse devait être assommée, son corps jeté à la voirie.

Un *retentum* porta que le condamné devait être « secrettement étranglé avant de sentir le feu ».

PROCÈS DE CLAUDINE DE CULAM

— 1601 —

Il est plus rare de trouver cette perversion chez les femmes que chez les hommes, tout au moins les faits de cette nature sont moins connus. Voltaire a essayé de prouver qu'elle était fort répandue chez les Hébreux, ce qui permet de croire — étant donnée la constatation d'Hérodote — qu'il en était de même chez les populations de la Basse-Egypte, ainsi que chez celles qui modelèrent leurs idées, leurs mœurs, leurs superstitions et leurs rites religieux d'après la civilisation égyptienne.

Le 24 août 1525, une femme fut brûlée à Toulouse, au pré de Sept-Deniers, pour bestialité commise avec un chien[1].

Voltaire, se faisant l'écho d'un auteur italien, nous dit qu'en Calabre, un moine ayant eu l'idée d'aller prêcher de village en village contre la bestialité, « en fit des peintures si vives qu'il se trouva, trois mois après, plus de cinquante femmes accusées de cette horreur[2] ».

---

[1] Arrêts notables du Parlement de Toulouse, livre 3, titre 2, page 193, par Bernard, sieur de la Roche-Flavin, conseiller au Conseil privé du roi et premier président en la chambre des requêtes du Parlement de Toulouse.

[2] Voltaire, tome XXV, page 523.

Kraft Ebing, d'après Maschka (Haub. III), rapporte le cas d'une femme « qui, à Paris, en petit comité, contre une entrée payée, se montrait devant des débauchés et se laissait couvrir par un bouledogue dressé à cette fonction ».

Dans le dépouillement que fit Gueulette, on ne trouve qu'un seul cas, celui de Claudine de Culam. En 1601, cette Claudine était domestique du sieur Prieur de Reverecourt, demeurant à Rognon ou à Saint-Lubin-de-Cravant. Elle avait seize ans, lorsqu'elle fut surprise par Nicolas Perentelle, domestique chez M. de Reverecourt. Entrant dans le salon du château, le valet trouva Claudine « couchée sur un lit de repos » avec un chien blanc, tacheté de roux, « se mettant en devoir de la connaître charnellement ».

En voyant Nicolas Perentelle, Claudine, aussitôt, « baissa ses jupes » et voulut chasser le chien, mais celui-ci « ne laissa pas que de faire résistance et de lever avec son museau les jupes » de la jeune fille.

Perentelle avait vu de suite ce dont il s'agissait ; il s'approcha et donna au chien un coup de pied si violent que l'animal s'enfuit « en criant et paraissant boiter ».

Claudine se fâcha fort :

« Pourquoi battez-vous mon chien ? s'exclama-t-elle, et pourquoi vous mêlez-vous de mes affaires ? »

Sur quoi Perentelle lui fit remarquer « qu'il était bien honteux de se laisser trousser les jupes et de se découvrir indécemment devant tout le monde ».

Perentelle n'était pas le premier à surprendre Claudine en relations charnelles avec son chien.

Le 25 août 1601, le jour de la Saint-Louis, l'hôtelier du pays, Maître David Bonamy, était allé chez M. le Prieur de Reverecourt : dans la cour du château, il surprit Claudine en copulation charnelle avec le chien.

Il n'osa entretenir le seigneur d'une aussi « affreuse chose », et crut de son devoir d'avertir la mère de Claudine, Jeanne Dubois, veuve de Claude de Culam, jardinier de son vivant.

La mère poussa les hauts cris, soutenant que sa fille « était trop sage et trop innocente », et qu'il s'était trompé. Marie Neufbois, femme de Mathieu Gourdin, maréchal, étant venue au château sur la fin d'août 1601, avait également vu Claudine jouer et badiner fort indécemment avec le chien ; elle l'en réprimanda. Le petit Nicolas fut moins discret que l'hôtelier ; bientôt, toute la valetaille du château connut l'histoire, puis les maîtres, puis les voisins, si bien que, le samedi 11 septembre 1601, Philippe Guedier, huissier à cheval, escorté d'Estienne Bridon, Simon Roger et Regnault Galbouet se transportèrent au château de Reverecourt pour arrêter Claudine de Culam et la traduire devant le juge et bailli de Rognon et Saint-Lubin-de-Cravant.

Cette visite domiciliaire avait été précédée d'une citation du magistrat à laquelle Claudine n'avait pas daigné répondre.

Le vendredi 17 septembre, Jeanne Dubois parut devant le juge. Elle défendit sa fille qui, selon elle, était innocente et simple et sans aucune malice, disant « qu'apparemment c'était l'envie qui avait fait parler les témoins. »

Perrentelle ne pouvait, selon elle, être un témoin digne de foi. Il avait été amoureux de Claudine qui « n'avait jamais voulu l'écouter tant elle était niaise et sotte. » La malheureuse mère ne cherchant qu'à sauver sa fille demanda qu'elle fût expertisée par « des matrones et des sages-femmes ».

Le bailli fit droit à cette requête et nomma :

Jeanne la Picarde, sage-femme, veuve de Thomas Bachault ;

Geneviève Malnoye, femme d'André Girard, apothicaire.

Guillemette Bontemps, femme de Michel François Lebrun, chirurgien.

L'expertise eut lieu le 20 septembre.

Les experts se retirèrent dans un cabinet avec Claudine et le chien, les matrones firent complètement déshabiller la jeune fille pour l'examiner, mais le chien n'attendant pas qu'on le mît à l'épreuve, sauta sur elle et se mit en devoir de la connaître charnellement, « ce qu'il aurait peut-être exécuté si nous ne l'eussions empêché » écrivirent les matrones dans le procès-verbal.

Claudine, effrayée devant le châtiment qu'elle pressentait, chercha un échappatoire et prétendit être « grosse de trois mois », mais le bailli fit vérifier cette assertion par les mêmes experts qui déclarèrent n'avoir relevé sur elle aucun signe de grossesse.

Le lundi 4 octobre le bailli condamna Claudine de Culam à être brûlée vive, ses biens confisqués avec 10 livres d'amende.

Conduite le 8 octobre dans les prisons de la conciergerie du Palais pour y attendre l'arrêt de la cour du Parlement, Claudine s'en retourna le 15 octobre pour être pendue et étranglée avec le chien, leurs corps devant être réduits en cendres, jetées ensuite au vent.

.·.

Dans les sculptures des temples de Civa à Bhuvaneshwara près de Cuttak, dans l'Orissa, qui remontent jusqu'au viiie siècle, on voit, à côté de couples se livrant à l'auparishtaka, des singes accouplés avec des femmes, des femmes couchées abandonnant leurs parties secrètes aux caresses d'un chien.

Les mauvaises langues prétendent que ce vice existe encore de nos jours. Certains petits chiens très gâtés de leurs maîtresses, qui les dorlotent, les cajolent comme elles feraient d'un enfant, ne devraient pas ces soins excessifs seulement à leur beauté de chien ou à l'engouement de la mode, mais à des services spéciaux qu'ils rendraient à leurs maîtresses. On dit même que certains éleveurs dressent des chiens à cet effet et les vont vendre sur les promenades publiques fréquentées par le monde élégant et la haute bicherie.

Sur les chars sacrés de l'Inde on voit des femmes et des hommes accouplés avec des animaux, non seulement pratiquant l'union sexuelle mais figurant des scènes à plusieurs personnages; rien n'est plus dégoûtant que ces tableaux, exposés ainsi à la vue de tous.

Cas de Bestialité

au XVIIIe Siècle

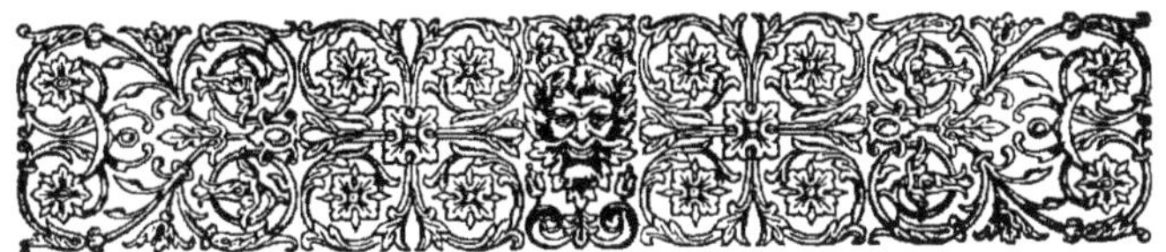

Cas de Bestialité

au XVIIIe Siècle

N 1729, la Lieutenance générale de Police faisait une chasse sévère aux sodomistes qui pul-
lulaient à Paris. Des exempts étaient spécialement chargés de la répression des « infâmes »,
qui se réunissaient à la Demi-Lune du faubourg Saint-
Antoine, sous les arcades Saint-Louis, dans les promenades royales des Tuileries et du Luxembourg, aux
Porcherons, à la foire Saint-Germain.

A cette époque les exempts chargés spécialement de ce
service étaient les exempts Simonnet et De la Janière.

Ce dernier envoya à la Lieutenance un rapport sur un
nommé Saint-Jean, sodomiste avéré, qui, non content
de courir après les garçons, fut trouvé accomplissant
l'acte charnel avec un chien.

Ce Saint-Jean était un frotteur appartenant à la maison

de Mgr le Prince d'Auvergne. Agé alors de 25 ans, c'était un très mauvais sujet, adonné à toutes les débauches. Une domestique de la maison le surprit un jour dans une cave de l'hôtel d'Auvergne. Il était, dit le rapport, dans « une posture à faire trembler les plus chargés de crime, il avait retiré sa culotte et un homme couché à terre, tenait une chienne entre ses jambes dans la posture..... qu'il en voulait faire. Cet homme se leva tout confus, et la personne dont le sexe ne lui permettait pas de rester ni de faire aucune remontrance s'enfuit, épouvantée.

Ce garçon n'a plus remis les pieds à l'hôtel d'Auvergne depuis ce temps. Il a renvoyé l'habit de livrée, Mgr le prince d'Auvergne prie M. le Lieutenant Général de Police de garder ce crime secret, mais de faire arrêter Saint-Jean et de le conduire à Bicêtre pour y faire pénitence.

Il a dit qu'il voulait s'engager dans les troupes, il est d'une dangereuse conséquence de souffrir un tel homme dans la crainte des suites qu'il pourrait amener[1] ».

[1] Archives de la Lieutenance Générale de police dites Archives de la Bastille. Bib. de l'Arsenal. Mss 11071, f. 155.

PROCÈS DE FRANÇOIS BORNICHE

— 1735 —

En (mai ?) 1735, les habitants de la paroisse de Moncey-le-Neuf, près Dammartin, envoyèrent à M. Hérault, lieutenant général de la police, un placet dans lequel ils lui signalaient qu'un nommé François Borniche, âgé d'environ 17 ans, était tombé, depuis la mort de ses parents, dans un libertinage abominable.

D'après le bruit public, il avait été trouvé en mauvais commerce avec des animaux.

« Comme ses déportements, ajoutaient les plaignants, causent un scandale affreux dans la paroisse, il y a lieu de craindre que ses infâmes débauches ne corrompent les jeunes gens. »

Ils terminaient en demandant l'internement de Borniche à Bicêtre.

Le village de Moncey-le-Neuf n'était pas de la juridiction du lieutenant général de police, qui ne put satisfaire à cette demande collective, non plus qu'à celle que fit individuellement le curé de Moncey, M. l'abbé Cezier, le 19 mai.

Un deuxième placet que le curé et le procureur fiscal certifièrent conforme à la vérité, fut adressé à M. de

Maurepas qui, le 19 juillet, expédia l'ordre nécessaire pour enfermer Borniche à Bicêtre.

Aucun document n'indique à quelle époque il en sortit[1].

---

[1] Même source. Mss 11274, f° 126.

PROCÈS DE CHARLES

— 1732 —

Le 20 août 1732, M. Hérault recevait cette lettre de la princesse d'Isenghien :

« Madame la princesse d'Isenghien prie M. Hérault de vouloir bien donner un ordre pour faire arrêter et conduire à Saint-Lazare le nommé Charles, valet âgé de quinze ans, qui est chez elle et que M. d'Isenghien a amené d'Arras, dont M. le marquis de Grimaldi lui a parlé ce matin. »

Aussitôt, le lieutenant général de police signa un ordre pour Saint-Lazare et, sur le mémoire envoyé au cardinal de Fleury, porta :

« Ce jeune homme est accusé du crime de bestialité, je pense que l'ordre est juste. »

Son Eminence approuva et un ordre du Roi fut rendu le 30 août.

Le 30 octobre 1732, M. Hérault recevait de Mgr le prince d'Isenghien la lettre suivante :

« Je vous prie, Monsieur, d'avoir la bonté de faire donner un ordre pour qu'on laisse sortir de Saint-Lazare le nommé Charles, valet, qui y a été mis le 20 août, sur la prière que je vous en avais faite. Je me flatte que vous me ferez ce plaisir. »

M. Hérault envoya un mémoire au comte de Maurepas, avec « prière de faire expédier l'ordre nécessaire à cet effet. » Ce qui fut exécuté le 3 novembre 1732 [1].

Parmi les sodomites du xviiie siècle, on voit aussi un abbé de Vienne accusé, sinon d'avoir commis entièrement l'acte de bestialité, tout au moins de l'avoir tenté.

L'abbé Théru, régent au collège des Quatre-Nations, pourchasseur infatigable des « infâmes », nom sous lequel à cette époque on désignait les sodomites, écrivit à la police, en 1721, qu'étant prisonnier à Bicêtre, l'abbé de Vienne « avait eu affaire à une chienne. »

Le 11 mai 1722, il écrivit à M. Rossignol, secrétaire de la lieutenance :

« ...Je vous demande en grâce d'effacer et de changer un mot qui n'est pas exact touchant l'abbé de Vienne, savoir : qu'il a eu affaire à une chienne depuis qu'il est à Bicêtre, et de mettre qu'il a voulu avoir affaire ; vous étiez présent, si je ne me trompe, quand M. Deplaye l'a dit à M. de Baudry.

« Je vous supplie, sans différer, de faire attention et je n'aurai pas l'esprit en repos que cette correction ne soit faite, car je me fais un devoir et un honneur de ne rien dire que de vrai et de certain » [2].

Voltaire, au milieu du xviiie siècle, parlant de la bestialité, invoquait comme preuves « la notoriété publique de ce qui se passe en Calabre » et citait :

[1] Même source, 11.177, f° 142.
[2] *Prêtres et moines non conformistes en amour*, par G. Dubois-Dusaulle, page 286.

« L'avis nouvellement imprimé d'un bon prêtre luthé-
rien de Livonie, qui exhorte les jeunes garçons de Livonie et d'Estonie à ne plus tant fréquenter les génisses,
les ânesses, les brebis et les chèvres[1]. »

.*.

Le mode de groupement que nous avons adopté pour
la présentation des cas empruntés au répertoire de Gueulette n'était pas le seul que nous eussions pu employer.
Il est certainement le plus utile au point de vue symptomatique, mais nous eussions pu les considérer aussi :

a. — au point de vue des sortes d'animaux ayant subi
les actes ;

b. — au point de vue de la qualité de l'individu qui
les a commis ;

c. — au point de vue de l'âge où la bestialité a commencé à se manifester.

C'est pourquoi une sorte d'exposé signalétique nous
paraît nécessaire après celui purement historique.

ESPÈCES ET SEXES DES ANIMAUX

Sur les 47 cas de bestialité que nous avons ajoutés à
ceux cités par les auteurs modernes, on en trouve seulement deux rentrant dans la catégorie anale, celui du
prieur Edeline (mouton) et celui de Viion que Gueulette
rapporte anecdotiquement dans les termes suivants :

« J'ay trouvé chez Madame la marquise de Jarzé, rue

[1] *Les Lois de Minos*, vol. VII, page 194.

des Trois-Pavillons, au Marais, après sa mort, trois tableaux fort singuliers.

L'un représentant un cocq au-dessous duquel était écrit :

« Le Beau-Père de Viion. »

Une autre représentait une poulle avec plusieurs petits poulets qui mangeaient autour d'elle, et en dessous desquels on lisait :

La veuve de Viion et ses enfants.

Cette énigme aurait été des plus difficile à deviner si, au-dessus des deux tableaux placés directement au-dessus des deux dont je viens de faire la description, je n'avais lu ces quatre vers :

> Je suis ce Viion que la foule
> De pages, de laquais et badauds
> Vont voir mourir sur l'échafaud
> Pour avoir caressé sa poulle.

Je me rappelay alors que ce Viion avait esté bruslé il y très longtemps pour le sujet désigné dans ces quatre vers, et que mesme l'on avait fait alors une chanson lamentable sur sa mort, dont j'avais ouy chanter quelques couplets il y a plus de vingt ans.

Le portrait de ce malheureux était dans le goût de Rimbrau, c'est-à-dire très noir et, soit prévention du nom, il avait l'air patibulaire, aussy m'assura-t-on qu'on l'avait peint la veille de son exécution ; son visage était have, noir, secq, les yeux ternes, enfoncez et des che-

veux noirs hérissez, enfin sa phisionomie des plus funestes.

Ce 18 avril 1739.

Signé : GUEULLETTE [1]. »

Il est curieux que Gueullette, qui avait fait prendre copie
de procès beaucoup plus anciens, n'ait pas joint celui
de Viion à sa collection.

* *

Dans les 47 autres cas, les animaux mis en cause
appartiennent tous au sexe femelle et se décomposent
ainsi :

Juments...	14
Anesses....	10 [2]
Vaches	11 [3]
Chèvres ...	4
Chiennes ..	3
Mules	3
Brebis.	2

[1] Arch. nat., A. D. III 5, f° 136.

[2] Ces cas sont fournis par le Mss de Gueulette, Bibl. nationale, sauf un
donné par sa collection des Arch. nationales (A. D. III, 28) dans la copie
d'un extrait de Ayrault, *De l'ordre judiciaire*, liv. IV, art. I, num. 24 :

« Jean le Gaigneux, accusé de sodomie avec une ânesse, fut condamné
par le juge de Briolay d'estre pendu et étranglé ensuitte, son corps bruslé
et mis en cendre avec l'ânesse ; cette sentence ayant été confirmée par le
lieutenant criminel de la sénéchaussée d'Angers. Sur le tout, il fut dit
bien jugé par le Parlement qui ajouta que lors de l'exécution le procès
serait aussi bruslé. » (Arrêt du 22 décembre 1575).

[3] Parmi ces cas, celui d'un paysan exécuté dans la ville de Trévols pour
avoir commis la bestialité avec une vache. (Arrêt de 1609. *Procès criminel*, livre I, § 5).

Si on groupe ces 47 cas observés avec des animaux femelles, selon les dimensions de l'appareil génital, ce qui peut être un indice symptomatique, on trouve :

> Grands animaux.. 37
> Petits 10

(A cette dernière catégorie, on peut ajouter par analogie, le cas d'Edeline et celui de Viion).

.˙.

Examinant ces cas au point de vue de la qualité du délinquant, on trouve :

Paysans sans spécification de qualité .	7
Laboureurs et cultivateurs...........	4
Vignerons.........................	3
Tisserands........................	3
Laquais	2
Charretiers	2
Garçons d'auberge[1].................	2
— maréchaux...............	2
Prêtre............................	1
Berger............................	1
Valet de basse-cour................	1
Jardinier	1
Cordonnier.	1
Charron...........................	1

[1] Les auberges et hôtelleries logeaient presque tous à pied et à [cheval ; « les domestiques étaient de ce fait quelque peu valets d'écurie et en contact journalier avec des animaux. »

Charpentier........................... 1
Marchand boucher 1
    —   mercier.................... 1
    —   épicier 1
Négociant........................... 1
Garçon chirurgien................... 1
Apothicaire......................... 1
Commis d'intendance............... 1
Soldat[1]............................. 1

D'une statistique établie sur des données aussi restreintes, on ne peut tirer aucune déduction certaine ; on peut cependant admettre, avec quelque vraisemblance, que le milieu rural est celui dans lequel se produit le plus fréquemment la bestialité.

[1] Ce soldat est un nommé « Claude Mansat, natif de Nuremberg, en Alsace, province d'Allemagne, valet de pacage au régiment de Gassin, logé en quartier d'hiver en la ville d'Hyères, accusé et convaincu du crime de bougrerie et de bestialité avec une jument », condamné à être pendu, étranglé et brûlé avec la jument par arrêt du lundi 4 avril 1679 donné en la chambre de la Tournelle criminelle. » Séant M. le président de Frégusse, au rapport de M. du Chaffau, ainsi que le rapporte Boniface, qui assista à l'exécution. (Vol. V, titre I, page 51).

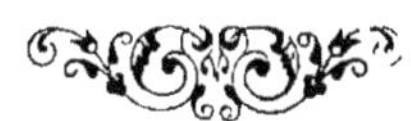

Châtiments juridiques

pour Crime de Bestialité

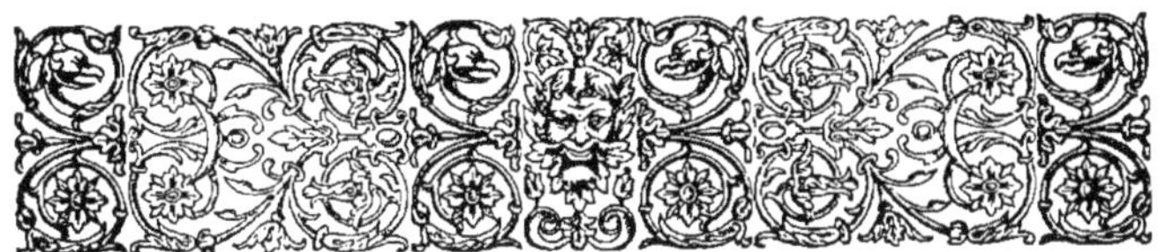

Châtiments juridiques
pour Crime de Bestialité

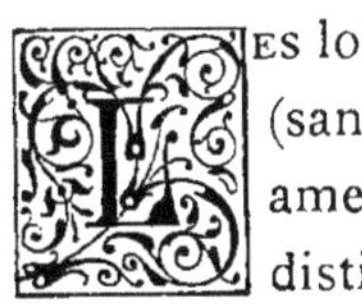ES lois romaines punirent d'abord la sodomie (sans spécification de la bestialité) d'une amende de dix mille sesterces. Plus tard on distingua la sodomie de la bestialité et ce crime fut puni de mort.

Chez les Hébreux, la bestialité était punie de mort. Au vingt-deuxième chapitre de l'Exode on trouve ce verset :

« Celui qui aura eu la compagnie d'une bête sera puni de mort. »

Au vingtième chapitre du Lévitique on lit au verset quinze :

« L'homme qui se sera souillé avec une bête sera puni de mort, vous tuerez aussi la bête. »

Au verset seize :

« Et quand quelque femme se sera prostituée à quelque bête, tu tueras cette femme et la bête ou les feras mourir de mort, leur sang est sur eux. »

Les Capitulaires de Charlemagne ont établi la peine de mort. Il est possible qu'ils aient été inspirés par la loi romaine, mais si cette hypothèse est justifiée on ne peut admettre cette influence sur la jurisprudence du moyen-âge. A cette époque le modèle est la loi hébraïque, répandue dans les pays occidentaux par l'expansion du christianisme.

La nature même de la peine est empruntée aux livres hébreux.

C'est parce que les cinq villes de Pentapole, Adama, Sodome, Gomorrhe, Seboïm et Ségor, ont été englouties par le feu que l'on brûle le sodomiste, le bougre, le bestial.

La peine judiciaire affecte dans ce cas un caractère purement religieux. Il semble que la vengeance céleste ne serait pas satisfaite par une autre mort.

Celui qui était accusé de bestialité était d'abord mis en prison, puis comparaissait devant les juges ; s'il niait, on lui faisait subir la question.

Condamné à mort, il était encore condamné à payer une amende au Roi, des dommages intérêts aux parties lésées, ses biens étaient confisqués.

Plus le coupable était riche, plus l'amende au Roi était élevée.

Jean de la Soille, un ânier, paye cent livres d'amende.

Gilles Dobremer, en plus d'une amende de cent livres, subit la confiscation de tous ses biens.

Charles Basse, marchand boucher, paie 5oo livres d'amende au Roi.

Abraham Bertin, négociant, verse la même somme très élevée pour l'époque.

Il se présentait encore un autre cas.

La bête, complice inconsciente, n'appartenait pas toujours au coupable, comme elle était aussi condamnée à mort, elle devait être payée à son propriétaire qui ne craignait pas de réclamer plus que la bête ne valait.

Lorsque l'accusé possédait quelques biens, on accordait généralement au propriétaire les dommages-intérêts qu'il réclamait.

Lorsque le condamné n'avait rien, cette question d'indemnité donnait lieu à d'interminables requêtes par voies juridiques et finalement le propriétaire lésé devait reconnaître l'opportunité du proverbe :

« Où il n'y a rien, le roi perd ses droits. »

Pierre Poulain, un berger, paya cinquante-quatre livres, la vache qu'il avait bestialisée.

Collas Hillaire, un valet de ferme, donna quarante-deux livres pour une vache noire.

Jean Gerbourt paie vingt livres pour une ânesse.

Didier Notel ne paya que quarante-cinq livres pour une jument *borgne* alors que le propriétaire de la bête réclamait quatre-vingt-dix livres.

Jean Poignon paya cent vingt livres pour une jument.

Lorsque la bestialité se compliquait de viols, soit sur des petites filles ou sur des garçons, la loi accordait toujours des dommages intérêts à la victime.

Gervais Liénard paya 1200 livres à Thibaut Valérian qu'il avait violé et 35 livres au père du garçon pour les frais de la maladie de l'enfant.

Boudier ne paye que 10 livres d'amendes au Roi, mais il donne 100 livres de dommages-intérêts au jeune Jean Bourgerau et paie 35 livres pour l'ânesse.

En plus de l'amende au Roi il y avait encore la confiscation des biens, qui n'était pas toujours faite au profit de Sa Majesté, ainsi on voit que la confiscation des biens de Michel Morin eut lieu au profit de sa femme après toutefois qu'elle eut payé 100 livres d'amende au Roi. Que Pierre Dupin, ayant une fille, c'est celle-ci qui bénéficie de la confiscation des biens de son père. Dans le cas d'Etienne Pasin, c'est le duc de Montmorency au profit duquel la confiscation des biens fut faite. Claude Toussaint paya 1000 livres de dommages intérêts à Marguerite Haquinet, l'enfant qu'il avait violée.

*
* *

On a vu, dans quelques procès, que l'accusé, ne voulant pas reconnaître son crime, était condamné à subir la question.

La loi criminelle admettait deux sortes de questions : la question préparatoire et la question définitive, qu'on appelait aussi du nom de question préalable.

Chacune se divisait en question ordinaire et en question extraordinaire, ne différant que par le degré des tourments.

La question extraordinaire était réservée aux grands coupables.

Le Parlement de Paris n'admettait que *l'eau* et les *brodequins*.

Dans le parlement de Norceu, on avait de plus *les poucettes*[1]. Les pouces du torturé étaient passés dans une sorte de petit étau à vis que l'on serrait jusqu'à craquement des os.

A Orléans, à Besançon, dans plusieurs autres parlements, la torture avait lieu par *l'estrapade*.

A Dieppe, on suspendait le patient avec des tenailles par les ongles.

A Lyon, on allumait des mèches soufrées entre les ongles et la chair.

A Metz, on introduisait des lames aiguës en les ongles et les chairs.

A Autun, on versait de l'huile bouillante.

A Avignon, *ville papale*, on avait l'horrible torture de la *veglia*, importée de Rome[2].

---

[1] Les poucettes sont encore en usage en France dans les pénitenciers et dans les compagnies de discipline. Voir l'ouvrage du même auteur : *Camisards, Peaux de lapins et Cocos*.

[2] C'est ainsi qu'on nommait, à Rome, la question décrite sous le titre de *Chambre chauffée* (DICT. DE PÉNALITÉ, par B. Saint-Edme) : On faisait chauffer une chambre par des brasiers ardents. On rasait le patient et on ne lui laissait aucun poil sur toutes les parties du corps. Un poteau de la hauteur de trois pieds était posé au milieu de la chambre. Sa base était ronde et large, et se terminait en pointe de diamant de la grandeur de l'ongle du pouce. Cinq cordes étaient attachées au plancher et deux autres aux deux côtés. Les premières servaient à élever le patient, qui y était attaché par les quatre membres et par le milieu du corps ; celles des côtés servaient à conduire son corps et contribuaient à le placer à demi couché sur ce poteau, en faisant porter exactement tout son corps sur l'anus :

Aux sorciers et aux sorcières étaient réservés les plus grands supplices. Aux individus accusés seulement de bestialité, on appliquait la question ordinaire, suffisante pour délier la langue.

Il est même malheureusement certain que des innocents subissant la question et ne pouvant résister aux grandes souffrances qu'ils enduraient, durent avouer tout ce que voulurent les juges et les bourreaux.

Il se trouve des juges tortionnaires comme le terrible juge, le plus consciencieusement exterminateur, le misérable Henry Boguet, qui envoya aux bouchers six cents sorciers, parmi lesquels il s'en trouvait certainement qui étaient complètement innocents de toute participation à la magie ; l'abominable Nicolas Rémy, l'épouvantable Del Rio, jésuite, dignes émules de Torquemada.

Un individu accusé de bestialité ou de sorcellerie, au moyen-âge on ne fit pas souvent de distinction entre ces deux méfaits, était arrêté, mis au cachot, passait à la question, s'il ne répondait pas aux questions des juges comme ceux-ci l'entendaient, puis irrévocablement était condamné à être brûlé vif.

Pour les bougres et les sodomites, le Parlement accordait souvent un *retentum*, pour les sorciers presque jamais.

alors, on fixait toutes les cordes, afin qu'il ne balançât pas, et que tout le poids appuyât uniquement sur la pointe du poteau. On approchait alors des brasiers ardents près du malheureux ; afin d'exciter la terreur au plus haut degré, on plaçait vis-à-vis de lui un miroir pour lui représenter son état ; et trop souvent, sans doute, l'horreur de sa situation lui arrachait l'aveu de fautes qu'il n'avait pas commises.

Par le commerce avec le diable, c'est Dieu lui-même dont on méconnaît et usurpe la puissance.

Par l'acte de bestialité aucune personne humaine n'a été lésée, c'est la personne divine qui a été atteinte ; c'est pourquoi le châtiment est divin.

Ainsi raisonnait la jurisprudence catholique établie par de nombreux arrêts et les plus célèbres jurisconsultes : Automme[2], Guy Pape[3], Boyer[4], Nuyart de Vauglans[5], Jousse[6], Menochius[7].

Papon et Automme donnent deux arrêts qui montrent que la seule tentative de l'acte était frappée comme l'acte lui-même.

L'un de ces arrêts est relatif à Antoine du Mas, « accusé de bougrerie avec une beste en laquelle il fut surprins et empesché d'achever son intention abominable ». (Arrêt du Parlement de Bordeaux, donné à Saint Emilien le 23 novembre 1528).

L'autre frappa Guiot Vincenot appelant de la sentence rendue contre lui par le juge de Montroyal.

« Il est vrai, dit Papon[8], que de droit et de coutume générale de ce royaume l'on ne punit l'essai sans la suite de l'effet. Néanmoins pour l'énormité de ce maléfice qui est des plus malheureux et abominables contre la nature

---

[1] Capit. Car. Mag. add. 4. C. 103.
[2] *Conférences du droit français,* p. 480.
[3] Questions 238 et 306.
[4] Question 351. Clarus Sodomia (an. adult. 32, 9, 7.
[5] *Recueil des lois criminelles,* liv. 3, titre 4, p. 244.
[6] *Traité de la justice criminelle,* titre 49, § 1, n° 7, titre 4, p. 119.
[7] *De arbitrarius quæstionibus,* lib. 3, c. 3, cas. 286, n° 35.
[8] *De luxure abominable,* livre 22, titre 7, p. 774.

humaine joint à ce que les approches et apparences dont estait faite mention par ceux qui le surprindrent et par sa confession *eisque ad spermatis aliquid effusum*, la peine entière y échoit ores que le maléfice ne fut entièrement parfaict. (Arrêt du Parlement de Bordeaux, 6 février 1528).

Par un arrêt du 2 juillet 1588, Jean Dupuy fut, pour bestialité comminse, condamné par sentence du Bailly de Blois d'estre pendu et étranglé, son corps mort bruslé avec ce qui a servi à son crime, confirmé par arrest du deuxième juillet mil cinq cent quatre-vingt huit *qui cum jumento et pecore coïerit morte moriatur pecus autem occiditus.*

Nuyart de Vauglans atteste que l'usage constant était de les punir de la peine du feu à l'exemple du châtiment que la justice divine en a tiré.

Jousse déclare que le coupable de bestialité est brûlé vif et avec lui l'animal et le procès, afin qu'il ne reste aucun vestige de cette abomination.

La peine du feu était édictée plus souvent du reste que pratiquée réellement. Elle n'était, dans la plupart des cas, qu'un supplice posthume s'exerçant sur le cadavre, excepté pour les hérétiques et les sorciers. Ainsi, sur onze sentences portant condamnation à être brûlé vif, le Parlement de Paris n'en laissa exécuter que trois et encore comme on n'a pas les minutes des arrêts on ne peut affirmer qu'il n'y ait pas eu de *retentum.*

Le *retentum* laissait en effet intact l'arrêt qui produisait ainsi l'effet moral qu'on en attendait. C'était une disposition secrète que connaissaient seuls les magistrats et les exécuteurs.

Le *retentum* spécifiait l'étranglement *avant de sentir le feu* ou après *avoir senti un peu le feu.*

Le véritable supplice du feu était fort rare et si au Moyen-Age et au xviie siècle, on éleva beaucoup de bûchers il faut ajouter que ces bûchers ne brûlèrent souvent que des cadavres.

Par l'exposé ci-dessous on verra très clairement la jurisprudence suivie en matière de bestialité et aussi l'influence que le Parlement exerçait sur cette jurisprudence.

Sur 40 condamnations dont nous connaissons exactement la peine que subirent les individus, furent sentenciés :

12 pour être brûlés vifs ;

28 pour être pendus et étranglés.

Après arrêts du Parlement :

Furent brûlés vifs, 4.

Pendus ou étranglés, 33.

Soit 37 condamnations à mort confirmées.

Macé Avril, sentencié à la peine du feu, fut condamné à la peine du fouet et à un bannissement de 9 ans.

Bouttesolle, sentencié à être pendu, fut élargi comme mineur.

Bedeau, sentencié à être pendu, fut condamné au fouet, à 2 mois de prison et au bannissement perpétuel.

On peut se demander comment des magistrats parmi lesquels se trouvaient des esprits éclairés pouvaient condamner des hommes à être brûlés et étranglés pour un acte qui n'entraîne plus aujourd'hui qu'une infime pénalité. Pourquoi n'usaient-ils pas de leur influence pour essayer d'abolir les vestiges d'une justice barbare ?

C'est que le pouvoir des Parlements de l'ancien régime était subordonné à celui d'un monarque absolu, l'esprit des Parlements était imbu de monarchisme.

Comment reprocherait-on à ces corps du xiiie et du xviie siècles, les us barbares de la justice alors que les parlements législatifs du xxe siècle se refusent à abolir la peine de mort malgré les travaux scientifiques qui prouvent surabondamment qu'elle n'atteint nullement le but pour lequel on la maintient et on doit reconnaître que vis-à-vis des condamnés pour bestialité le Parlement de Paris fit preuve de toute la mansuétude dont était capable la magistrature de l'époque. « Il n'y a guère, écrivait Voltaire, de tribunaux en Europe qui n'aient condamné au feu des misérables convaincus de cette turpitude ; elle existe, mais elle est très rare en Europe.

On a beaucoup agité la question si la peine du feu n'est pas aujourd'hui trop barbare pour de jeunes paysans qui seuls sont coupables de cette infamie et qui ne diffèrent guère des animaux avec lesquels ils s'accouplent[1]. »

Les documents donnés sur le xviiie siècle montrent qu'à cette époque on ne punit plus avec la même sévérité et que la rigueur contre laquelle s'élevait Voltaire n'était plus qu'une rare exception. Nous n'avons pu

---

[1] Tome XXX, p. 96.

relever dans les recueils du xviiie siècle, dans le ressort du Parlement de Paris, qu'une exécution pour bestialité[1]. Le grand Frédéric, à qui on avait donné à signer la condamnation à mort d'un de ses sujets convaincu de relations charnelles avec son ânesse, ne confirma pas le jugement et écrivit au bas « qu'il donnait dans ses états liberté de conscience et de v... »

On lui attribue aussi cette boutade :

Un cavalier était convaincu d'avoir sodomisé une jument.

« Ce gaillard-là est un cochon, dit le roi, il faut le mettre dans l'infanterie. »

De nos jours l'esprit public n'est pas arrivé à ce libéralisme.

Sans tenir compte des qualifications spéciales que ces actes avaient dans l'ancien régime et sans entrer dans les distinctions des casuistes, la législation française actuelle les a tous englobés sous le nom d'attentats aux mœurs et punis uniformément de peines bénignes.

La loi anglaise a maintenu la peine de mort probablement pour les mêmes raisons qui font que cette nation si active et si progressive sous certains côtés, reste pour d'autres attachée à des coutumes médiévales.

Le code prussien, oubliant le grand Frédéric et sa mansuétude, édicte dans son article 1070 la détention correctionnelle avec peine du fouet et bannissement.

---

[1] Arrêt du Parlement de Paris du 12 octobre 1741 confirmant une sentence du sénéchal de Poitiers qui avait condamné un jeune homme à être brûlé vif pour bestialité commise avec une vache qui fut tuée et enterrée.

Le code autrichien : un emprisonnement de six mois à un an.

Les statuts de l'Etat de New-York, une détention pouvant s'élever à dix ans.

Le code pénal allemand de 1871, revisé en 1876, dans son article 175 porte que les actes de débauche contre nature avec des animaux, seront punis d'emprisonnement ; le coupable pourra en outre être privé des droits civiques.

Le code pénal hongrois du 28 mai 1878, porte le maximum de la peine à une année d'emprisonnement.

Presque tous les autres codes gardent le silence sur ce crime.

Le code pénal français de 1791 et celui de 1810 restent muets sur ce sujet.

Les rédacteurs du code de 1810 ont pensé qu'il était préférable, dans l'intérêt de la morale publique, de jeter un voile sur ces turpitudes, d'une investigation difficile, et qui, en étant livrées à la publicité, ne peuvent être la cause que de scandales.

Dalloz dit que la législation actuelle n'a pas voulu entrer dans les distinctions des casuistes ni voulu reproduire les qualifications spéciales que certains crimes contre nature avaient dans l'ancien droit, elle a compris tous les délits de cette espèce sous le titre d'attentats aux mœurs. Le viol seul a été spécifié par la loi de 1791.

Pour terminer cet exposé pénal, nous citerons un article de la taxe apostolique rédigée par le pape Jean XII, et permettant de racheter l'acte de bestialité moyennant 250 livres.

« La cour pontificale, a dit Voltaire, n'avait adopté cette évaluation des péchés et des dispenses que dans les temps d'anarchie et même quand les papes n'osaient résider à Rome, jamais aucun concile n'a mis la taxe des péchés parmi les articles de foi. »

Il serait injuste de rejeter sur Jean XII l'établissement de cette taxe qui existait avant lui à l'état coutumier et qu'il n'a probablement établie au code de droit canon que pour en faire rentrer les revenus dans les caisses pontificales.

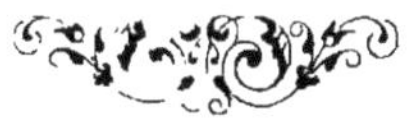

Exécution

des Animaux complices

du Crime de Bestialité

Exécution
des Animaux complices
du Crime de Bestialité

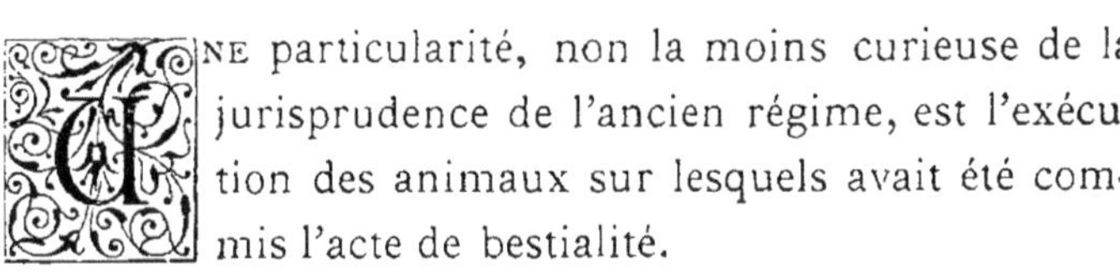

NE particularité, non la moins curieuse de la jurisprudence de l'ancien régime, est l'exécution des animaux sur lesquels avait été commis l'acte de bestialité.

L'origine de ce droit, de même que le châtiment réservé à l'homme, est toute religieuse.

Un jurisconsulte du XVIIᵉ siècle nous l'explique fort bien. Commentant ce point de jurisprudence, Laurent Bonchel[1] commence par s'appuyer sur la Bible. « La

[1] Laurent Bonchel, avocat au Parlement de Paris, était de Crespy en Valois. Il a composé deux gros ouvrages qui lui ont fait beaucoup d'honneur, savoir celui-ci et la Somme bénéficiale ou bibliothèque des Droits canoniques.

Sur la fin de ses jours, ses ennemis lui suscitèrent des affaires et il fut

punition d'Achan que fit Josué il l'étendit sur ses filles, bœufs, ânes, brebis, tabernacle et sur tout ce qu'il avait[1] ».

Puis il explique :

« Que si la beste est représentée aux témoins, ce n'est pas à la fin de confrontation, mais de recognoissance si c'est celle-là ou une autre avec laquelle l'homme ou la femme ont failli ».

« Là, il n'y a que l'homme en qualité, la beste n'est condamnée ni absoute, mais en conséquence de la preuve faite à l'encontre de l'homme, lui et la beste sont exécutés » et « il suffit que la solennité et la formalité soit gardée en l'homme, la beste sera lors punie pour accessoire ». Ensuite Bonchel analyse complètement les motifs qui légitiment l'exécution de l'animal.

« L'homme et la bête seront punis par le feu. Mais ici pourrait mouvoir et sourdre une demande de quelques curieux : Pourquoi les bestes mêmes seront punies de ce crime qui est contre la loi de laquelle elles ne sont coupables, n'ont péché et ne peuvent pécher ? Car il faut que tout péché soit volontaire et procède du fait et conseil advisé qui défaillent aux bestes lesquelles en sont privées et pourtant ne sont coupables aux péchés. A cela on peut donner bonne solution et réponse car les bestes ne seront punies pour leur propre méfait qu'elles aient

---

mis en prison, mais il en sortit par le crédit du premier président Legay, son intime ami. Il mourut en 1630, tranquille et fort vieux. (Edition de 1629).

[1] Bibliothèque du Droit Français, vol. I, page 362.

commis mais à cause qu'elles ont été les instruments
desquels les hommes ont perpétré et commis les plus
horribles et damnables péchés qu'on ne doit nommer,
ni réciter pour son énormité entre les chrestiens pour
lequel seront aussi punis par la mort et est la raison et
le droict que lesdits instruments, à savoir les bestes
avec les hommes soient ensemble punies.

Car il serait indigne et odieux de laisser vivre la
beste irraisonnable et la souffrir aller en présence de
l'homme par laquelle un homme raisonnable aurait été
puni d'une mort misérable et malheureuse outre ce
enfin qu'une telle beste si souillée d'un excessif, ignomi-
nieux grief et énorme méfait et offense ne puisse plus
longuement renouveler l'indigne mémoire ou le doit
incontinent effacer, éteindre et oublier. Partant il a
semblé bon aux droicts d'ordonner un tel animal ou
bestes incontinentes avec l'homme pécheur mettre à
néant et occire, afin que par la punition d'un tel si
grand et indicible péché il n'en demeure aucune mémoire entre les hommes [2] ».

A l'appui de sa thèse, l'auteur cite des textes bibliques,
ce qui montre bien qu'il est imbu de l'esprit hébraïque.

Le mode d'exécution des bêtes polluées ne fut pas
toujours le même.

Charlemagne, dans ses *Capitulaires,* ordonne que les
bêtes de somme, les vaches, les chèvres devaient être
mises à mort et leur chair donnée en pâture aux chiens ;

---

[1] Tome III, page 529.

mais en rendant cet arrêt, Charlemagne, qui n'oubliait jamais la question économique, recommande expressément de garder les peaux pour le service de ses métairies, et il fallait, certes, que ce délit de bestialité fût bien fréquent à cette époque, pour qu'il ait songé à faire cette réserve.

Si on examine les arrêts et sentences du recueil de Gueullette, on voit que sur 26 sentences ou arrêts du Parlement de Paris, fixant le sort de l'animal, il y eut :

22 sentenciés au feu ;

23 brûlés après appel au Parlement.

On trouve :

6 sentences et 10 arrêts ordonnant que la bête soit assommée ;

4 sentences et 5 arrêts ordonnant la strangulation ;

3 sentences : la pendaison ;

2 arrêts : de jeter à la voirie le corps étranglé ;

1 sentence : de tuer l'animal, sans spécifier quel serait le genre de mort et ordonnant d'enterrer le cadavre.

Nombre d'arrêts disent simplement que l'animal sera brûlé avec le coupable sans fixer une mise à mort préalable ; il est probable cependant que l'animal n'était pas brûlé vif.

Le Parlement n'avait pas une jurisprudence bien fixée.

Les 3 sentences ayant prescrit la pendaison furent modifiées, la bête fut assommée ; par contre, une sentence n'ayant pas fixé le genre de mort, la strangulation fut employée.

Une sentence ayant ordonné l'enfouissement fut modifiée ; la bête fut incinérée ; deux arrêts ordonnèrent que le corps de l'animal fût jeté à la voirie.

Le Parlement confirma 21 sentences portant l'incinération et il amenda une sentence de même nature, en ordonnant que la bête fût assommée et jetée à la voirie.

Il est dans cette curieuse jurisprudence un point plus extraordinaire encore.

Bonchel dit qu'on tuait l'animal pour ne pas laisser se perpétuer la mémoire de l'acte criminel ; cependant ne furent pas tués les animaux qui servirent à Bouttesolle et à Bedeau pour assouvir leurs passions, parce que les accusés ne furent pas mis à mort.

C'est qu'ici, quoi qu'en dise Bonchel, l'animal prenait à son bénéfice la qualité de complice ; le principal accusé n'étant pas puni de la peine capitale, on ne pouvait en frapper la bête, et, comme on ne pouvait lui appliquer aucun autre châtiment, on la laissait forcément à son étable.

Automme, en ses *Conférences du Droit français*, écrit :

« Ceux qui exercent luxure avec les bestes brutes sont bruslés et les bestes aussi. »

Un arrêt du Parlement de Paris du 15 décembre 1601 et un du Parlement d'Aix du 4 avril 1679 ordonnent que la bête soit brûlée afin de ne pas perpétuer parmi les hommes la souvenance de ce crime odieux.

Dans les registres des échevinages et dans ceux des cours criminelles, on voit qu'en 1546 le Parlement de

Paris condamna Guyot Vinx à être pendu et ensuite brûlé sur le même bûcher que la vache sa complice. Le 5 janvier 1566, Jean de la Salle fut brûlé avec une ânesse préalablement assommée.

En 1606, à Chartres, une chienne subit le même supplice pour le même crime et une autre *qui était contumace fut pendue en effigie.*

Dans le recueil de La Roche Flavin un arrêt du 24 août 1525 du parlement de Toulouse spécifie que le chien avec lequel la femme a commis le crime sera brûlé.

Dans les notes de Nauchin, sur Guy Papel, on lit qu'en 1565 on brûla pour un pareil crime un homme et une mule à laquelle on coupa auparavant les quatre jambes, parce qu'elle était extrêmement mauvaise.

Bonchel cite un arrêt du 22 décembre 1575 par lequel une ânesse, avec laquelle un nommé Le Gaigneux avait eu des relations charnelles, serait assommée par l'exécuteur de la haute justice en présence de l'accusé et la cour ordonna que leurs corps seraient brûlés et mis en cendres avec le procès. Un arrêt du Parlement de Paris du 12 octobre 1741 confirma une sentence du Sénéchal de Poitiers qui avait condamné un jeune homme à être brûlé vif pour un pareil crime commis avec une vache et ordonna que la vache serait tuée et enterrée.

On punit même dans cette espèce de crime le seul attentat, quoique le crime n'ait pas été consommé.

C'est ainsi que par arrêt du 23 novembre 1528, le Parlement de Bordeaux condamna au feu un particulier et ordonna que l'ânesse serait brûlée avec le coupable pour tentative du crime de bestialité.

L'Amour des Animaux

pour les Etres humains

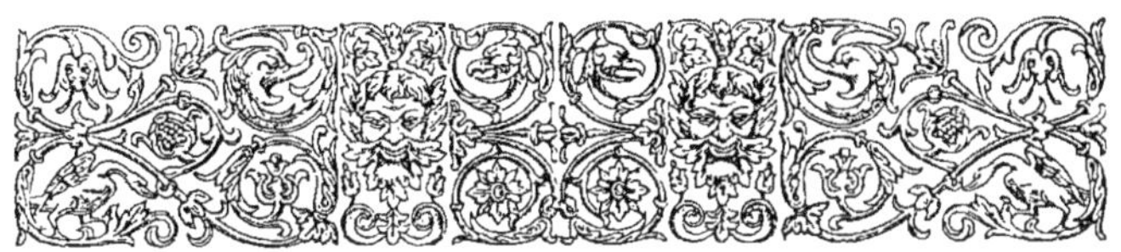

L'Amour des Animaux
pour les Etres humains

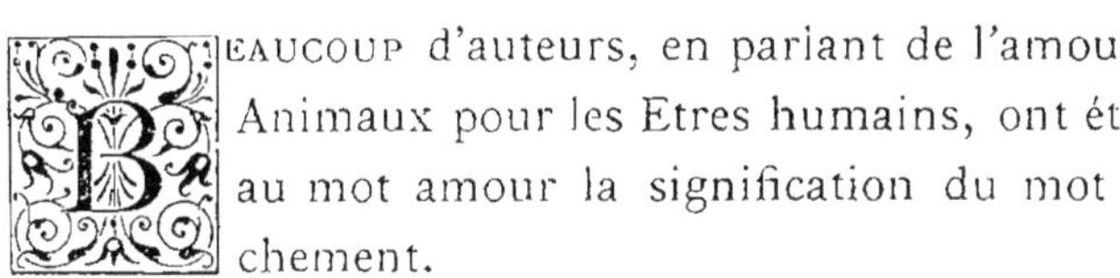

EAUCOUP d'auteurs, en parlant de l'amour des Animaux pour les Etres humains, ont étendu au mot amour la signification du mot attachement.

Les animaux domestiques éprouvent toute la gamme des sentiments dits humains.

A première vue, ils ressentent de la sympathie pour un individu qu'ils voient pour la première fois, quelquefois une violente antipathie ou de l'indifférence.

Certain cheval ne supportera pas les soins d'un palefrenier, le recevra par des ruades, se montrera indomptable avec un écuyer, ou sera facile et doux pour un autre valet ou un autre maître.

Un chien de nos amis détestait à première vue les garçons pâtissiers, rôtisseurs, charcutiers.

Un autre détestait les soldats. Une très belle chienne ne voulait pas être soignée par les servantes de son maître, cette demoiselle n'endurait que ses maîtres et encore il fallut plusieurs mois pour qu'elle s'accoutumât à manger la pâtée préparée par sa maîtresse. L'attachement des animaux pour l'homme est évidemment véritable et profond.

Peu d'enfants accueillent leurs parents avec des démonstrations de joie comme celles du chien qui retrouve son maître.

Qui n'a été ému en voyant la douleur d'un chien qui voit mourir quelqu'un auquel il est attaché ?

Beaucoup d'animaux se laissent mourir lorsque leur maître meurt. Ce sont là des marques d'amour, mais d'un amour tout platonique et qu'il ne faudrait pas confondre avec celui qui conduit à la bestialité.

Chez l'être humain, l'amour sexuel pour la bête est dans presque tous les cas un symptôme de maladies mentales ; c'est une anomalie qui relève de la pathologie sociale, de la tératologie, de la psychologie morbide.

L'antiquité avait noté quelques faits signalant les manifestations du sentiment poussant l'animal vers l'homme.

Aelien cite les amours d'un bélier pour une musicienne ; d'un geai et d'un aigle pour deux jeunes garçons ; d'un éléphant pour une bouquetière d'Antioche ; d'un dragon pour une bergère de Thessalie ; d'un aspic pour un Egyptien et ajoute que la femelle en devint jalouse ; de deux dauphins pour deux garçons ; d'un veau marin pour un pêcheur d'éponges qui *n'était pas beau* ; du cheval de l'athénien Soclès pour son maître et qui, ayant été vendu, se laissa mourir de faim.

Athénée cite aussi des exemples de plusieurs animaux qui ont eu de l'amour pour des garçons et des filles.

Un paon aima une jeune fille.

Un coq, une oie et un dauphin aimèrent des jeunes gens.

Un éléphant fut épris d'une passion si vive pour un enfant qu'il ne mangeait jamais en son absence et qu'il était occupé à chasser les mouches autour de lui et à éloigner tout ce qui pouvait troubler son repos.

Pline raconte les amours d'un oison pour un enfant d'Argos et pour une joueuse de lyre nommée Glaucée qui était en même temps aimée par un bélier [1].

Pendant le Moyen-Age « au temps où la démonomanie avait tourné toutes les têtes », il est très difficile de démêler dans les récits de l'époque la part du vrai et celle de la fiction ou même celle de la folie humaine. « Le fameux Bodin, procureur du Roi, à Laon, dans son livre sur la démonomanie (Bâle, 1581) prouve que les loups ne sont que des hommes, ordinairement des magiciens et des sorciers qui ont pris la forme d'un animal. Il raconte qu'il y avait dans un couvent un chien qui levait les robes des religieuses pour en abuser. Les Pères Directeurs l'observèrent soigneusement et finirent par découvrir que ce chien n'était qu'un démon déguisé.

Jean Wyer, dans son *De prestigiis dæmonum* cite

---

[1] Pierquin, *Folie des animaux*, 1839, p. 486.

aussi l'observation d'un démon agité de la même folie et qui à Hensberg s'était déguisé en chat [1] ».

Gall constate que :

« Beaucoup d'animaux mâles, surtout les singes, les chiens, les étalons, les perroquets, déposent leur méchanceté habituelle et oublient même leur colère devant les femmes » alors qu'au contraire « les animaux femelles paraissent avoir des préférences pour les hommes ».

« J'ai vu, écrit-il, les taureaux les plus furieux, qui n'avaient pu être domptés ni par des chiens, ni par des hommes, céder à une servante qui accourait le fouet à la main.

D'un autre côté, j'eus beaucoup de peine à sauver un jour de la fureur d'une vache, une dame avec laquelle je me promenais dans une prairie.

Cette vache ne pouvait absolument pas souffrir les femmes [2]. »

Pierquin cite beaucoup de cas intéressants.

Il assure que vers 1830 « des gros chiens de l'espèce appelée mâtin, violèrent des petites filles en bas âge, abandonnées pendant quelques instants. L'une d'elles éprouva même quelques excoriations et un écoulement qui n'avait rien de syphilitique comme l'a très bien démontré M. Hurtrel d'Arboval [3]. »

Parmi les félins domestiques il cite deux cas :

« Une chatte angora, pleine d'intelligence, de jalousie

[1] Lacassagne, *Criminalité des animaux*.
[2] Gall, *Physiologie du cerveau*. vol. 3, page 107.
[3] Cité par Lacassagne, *De la criminalité chez les animaux*, 1882.

et de sensibilité, était atteinte d'œstromanie à un tel point que ses plénitudes fréquentes ne suspendaient nullement l'ardeur de ses besoins. Elle les portait même si loin qu'à la seule vue d'un homme elle se couchait pour implorer des caresses ; lorsqu'elle les obtenait elle les dirigeait avec beaucoup d'adresse et d'habileté, s'accrochait au bras, léchait la main, tombait en extase. »

« Un chat de gouttière très intelligent, provoquait également aussi souvent que possible des caresses de la part de toute personne du sexe, et, chose remarquable, c'est que ses caresses étaient constamment en raison directe de la beauté de celle qu'il agaçait avec tant d'amour et de gentillesse. »

Sur les quadrumanes, Pierquin écrit :

« Les orangs enlèvent les femmes, les nourrissent avec soin, les surveillent jalousement et leur témoignent une passion mêlée de crainte et de respect.

Le singe femelle ne hait tant la femme que parce qu'il la craint par une espèce de jalousie.

Les macaques, les guenons, n'abhorrent les femmes qu'à cause du sexe, n'importe leur âge, leur mise, leur beauté même.

Elles sont jalouses à tel point que l'homme qu'elles aiment, qu'elles redoutent, qui les bat, ne peut ni par des menaces, ni par des coups, modérer les résultats souvent affreux de cette passion, qu'elles assouvissent tôt ou tard, bon gré mal gré, même sur des femmes habillées en homme.

Du reste les femmes laides, mal mises, déguenillées,

excitent fort peu ou même pas du tout la colère de quelques-unes de ces femelles.

J'ai eu et j'ai étudié assez de singes pour pouvoir hautement affirmer tous ces résultats. »

D'après une lettre venant de Vender Creek (Afrique méridionale), une femme, ayant été enlevée par un gros singe orang-outang ou pongos, fut emmenée par lui sur les montagnes du Morroveldt, où elle vécut deux ans parmi une bande de singes. Lorsqu'elle fut découverte par des blancs et que les singes la virent partir, ce fut un cri général de douleur. Plusieurs orangs se traînèrent à ses pieds, suivirent les blancs en ne cessant de se lamenter et sans essayer de la reprendre par la force.

Smith dit aussi que les mandrilles ont une violente passion pour les femmes et qu'ils ne manquent pas de les attaquer avec succès lorsqu'ils les trouvent à l'écart. Les mandrilles marchent toujours sur deux pieds, ils pleurent et gémissent comme des hommes.

Les carnassiers eux-mêmes peuvent éprouver pour l'être humain des sentiments dont il est du reste assez difficile de déterminer la nature exacte.

Pierquin cite ce fait qu'il emprunte aux voyages de Bokwel :

« Mme M. avait un loup apprivoisé qui aimait sa maîtresse autant qu'aurait pu le faire un épagneul.

Cette dame eut occasion de s'absenter de chez elle pendant quelques semaines. Le loup se montra fort affligé de son départ et refusa de prendre aucune nourriture. Pendant toute son absence il se montra très affecté. A son retour, dès qu'il entendit le bruit de ses pas, il se mit à bondir dans sa chambre dans une extase de joie ; il s'élança dès qu'elle parut, posa ses pattes sur les deux épaules, mais l'instant d'après il tomba à la renverse et mourut d'amour au moment même. »

Les animaux les plus féroces, les plus indomptables sont susceptibles d'exaltations sentimentales avec amour à un degré qu'elles peuvent provoquer la mort.

Quant au lion de Florence, que Pierquin cite en exemple, on ne peut, d'après ce que l'histoire nous en a transmis, le ranger dans la catégorie des animaux amoureux de l'homme ; il a tout au plus droit d'être considéré comme un fauve de nature timide... s'il n'était pas apprivoisé.

Tardieu rapporte des faits beaucoup plus extraordinaires constituant ce qu'on pourrait appeler la bestialité passive.

Dans le premier de ces faits les explications de la victime paraissent bien invraisemblables, cependant, en raison même de ces explications, le cas reste douteux. Dans le deuxième fait, au contraire, il y a volonté de la part de l'homme à subir l'acte charnel animal. Voici le rapport textuel, dans sa teneur naïve, du brigadier de gendarmerie qui constata le fait :

Ce jourd'hui 7 juin 1865, à huit heures du matin, nous, soussignés gendarmes, à la résidence de C. (Jura), revêtus de notre uniforme et conformément aux ordres de nos chefs étant à notre résidence nous avons été informés que le nommé G..., âgé de 31 ans, cultivateur, est mort le

5 juin courant par suite de mauvais traitements exercés sur sa personne par un taureau, âgé de deux ans, lui appartenant.

Sur ce, nous nous sommes rendus près de la veuve du dénommé, et après lui avoir donné connaissance de notre visite elle nous a fait la déclaration suivante : Dimanche 4 du présent mois, vers six heures du soir, en rentrant chez moi, j'ai trouvé mon mari couché et atteint de vomissements. Assez surprise, je lui ai fait un verre d'eau sucrée et après l'avoir questionné sur les causes de sa maladie il m'a dit que, vers cinq heures de l'après-midi de la même journée, il avait entendu beugler un taureau dans l'écurie et que, craignant du danger pour l'autre bétail, il était accouru sans prendre le temps de boutonner son pantalon et qu'ayant pénétré dans l'étable il s'était approché du taureau qui était détaché, que cet animal l'avait fait tomber sur ses mains en se trouvant les fesses en l'air, sa chemise retroussée et les jambes entravées avec son pantalon. Le taureau lui avait introduit sa verge dans l'anus et qu'il éprouvait de grandes souffrances.

Sur-le-champ je fis venir M. Pavy, médecin ici et malgré les soins empressés de ce docteur, mon mari a succombé huit heures après l'accident.

M. Savy, âgé de 76 ans, docteur en médecine au D..., nous a déclaré : Le 4 juin courant, à six heures et demie du soir, j'ai été appelé pour donner des soins au sieur G..., cultivateur en cette commune.

Ayant trouvé ce malade alité, il m'a déclaré que, vers

les cinq heures de relevée de cette journée, étant à faire ses nécessités près de son habitation, un de ses taureaux s'était détaché dans son écurie. Sans prendre le temps de boutonner son pantalon, il était accouru et se trouvant dans l'étable l'animal l'avait fait tomber sur ses mains et se trouvant les fesses en l'air et serré par les membres du taureau, celui-ci lui avait introduit sa verge dans l'anus.

Après ces renseignements, j'ai visité le malade et j'ai reconnu que l'anus était sanguinolent et laissait échapper une matière gluante qui m'a fait supposer que c'était le résultat de l'éjaculation de l'animal. Ce malade éprouvait des douleurs atroces et est mort à 1 heure du matin. Je n'ai jamais vu de cas pareil et mon opinion est que G... a eu le rectum perforé par le taureau.

D'après les renseignements que nous avons recueillis le taureau n'est pas méchant, mais le jour de l'accident il était agité par suite d'une vache qu'on lui avait présentée le même jour pour être saillie.

Deuxième fait:

Le 28 avril 1872, un commissaire de police fut informé par la rumeur publique d'un outrage public à la pudeur commis par N... cantonnier chef, et que tous les renseignements sur cet acte pourraient être fournis par le nommé L... journalier, lequel nous avons fait comparaître devant nous et a déclaré ce qui suit :

Le 17 avril, vers dix heures du matin, j'étais à travailler entre la route de la Croix et celle de Robert Joly, le nommé L... était occupé à couper des harts dans la forêt et non loin de moi. A cette heure j'éprouvai le besoin de fumer une pipe et je quittai mon travail pour aller demander une allumette à L... Après avoir parcouru cinquante mètres environ, j'entendis, dans le bois, sur la gauche, un frôlement ; je m'arrêtai court, ce bruit se perpétuant, je me détournai de ma direction primitive et je fis quelques pas en avant.

Tout à coup j'aperçus un chien que je reconnus pour être celui de M. M... J'avançai alors quelques pas, avec beaucoup de précautions, et j'aperçus le nommé N..., cantonnier chef, ayant mis bas son pantalon, ses parties sexuelles étaient à nu, son corps courbé, la face contre terre, ayant sa tête tournée presque de mon côté. Là, je vis N... et le chien adossés l'un à l'autre. N..., dans cette position, avait sa main droite derrière le dos, caressant le chien en agitant ses doigts contre les parties sexuelles de l'animal. Je restai ainsi en spectateur pendant plusieurs minutes. L'acte consommé, j'aperçus le membre viril du chien sortir par le fondement de N...

N... releva alors la tête, m'aperçut et voulut lancer cette bête sur moi pour me faire mordre, disant à plusieurs reprises : « Mange-le ! ».

Je fis observer à N... que le chien n'était pas plus méchant que lui et que je ne le craignais pas.

Je me retirai aussitôt et à quelques pas de là je rencontrai A. L.. Je lui dis que si j'avais su qu'il fût aussi près de moi je l'aurais appelé pour lui faire voir l'acte dont je venais d'être témoin et que je m'empressai de lui raconter.

L. A...., âgé de seize ans, journalier, entendu également comme témoin dans l'affaire qui précède, a déclaré ce qui suit :

Le 17 avril, j'étais à couper des harts dans la forêt de Rambouillet. Vers 9 heures et demie, je vis le nommé N... cantonnier chef, accompagné du chien de M. M... Je fis observer à N... qu'il était heureux que mon père ne se trouvât pas en ce moment ici, parce qu'il n'entrerait pas en forêt avec le chien, attendu que cela est expressément défendu. A cela il me fit un pied de nez et disparut avec son chien dans l'intérieur de la forêt. Vers dix heures un quart, j'entendis un chien aboyer ; je quittai mon travail pour m'assurer si ce chien n'était pas en chasse. Arrivé dans l'allée des Châtillons, j'aperçus le nommé A... Arrivé près de lui il me dit : « Si j'avais su que tu fusses si près de moi je serais venu te chercher pour te faire voir quelque chose d'affreux dont j'ai été le témoin. »

Le témoin L... rapporte textuellement le récit tel qu'il est écrit ci-contre que L... lui raconta immédiatement après l'acte consommé et ajouta que depuis ce chien ne peut quitter N...

N..., âgé de 43 ans, cantonnier chef, interpellé sur les faits qui lui sont reprochés, a répondu ce qui suit : « Le 17 courant, vers dix heures du matin, en allant travailler dans une carrière de pierre située dans la forêt, j'étais accompagné du grand chien de M. M..., cultivateur. Arrivé dans le bois et dans un endroit assez épais et là me croyant à l'abri de tout regard, je me déboutonnai et mis mon pantalon bas ; je me courbai ensuite fortement, la face presque contre terre et présentai ainsi mon postérieur au chien pour me le faire lécher, ce qu'il fit. Ceci fut fait dans le but d'adoucir les souffrances causées par le frottement des cuisses dans les marches.

Inutile d'insister davantage sur d'autres points. Il est vrai que j'ai été vu dans le bois et dans la position que je viens de vous indiquer par le nommé L..., mais sa déclaration n'est qu'un pur mensonge. »

Le cantonnier N..., poursuivi sous l'inculpation d'outrage public à la pudeur, fut condamné à un an de prison.

La Cour d'appel de Paris, considérant qu'il n'était pas établi que la copulation entre l'homme et le chien ait eu lieu, mais que N... s'était livré en public à des manœuvres obscènes, réduisit sa peine à trois mois de prison.

Au cours des débats, cette pièce fut produite ; elle mérite d'être citée :

Consultation médico-légale par M. Jouet, vétérinaire à Rambouillet, 14 mai 1872.

Question : Un chien peut-il se liver sur l'homme à la copulation anale ?

Réponse : Non, je ne le pense pas. Voici pourquoi :

1° Parce ce que la verge du chien a une conformation toute spéciale qui n'est propre qu'à son espèce pour la génération.

2° Parce que sa verge, très pointue et très effilée, possède un os intérieur couvert d'un tissu érectile très sensible qui, pendant l'accomplissement, se gonfle considérablement, forme bouchon au dedans du vagin et empêche le chien de la retirer immédiatement après, l'éjection de la sécrétion spermatique étant très lente ; ce qui explique pourquoi l'on voit souvent les chiens et les chiennes ne pouvoir se séparer et rester unis tant que le tissu érectile de l'os n'est pas dégonflé et redevenu mou et flasque.

Dans ces situations pénibles ces bêtes sont souvent victimes de brutalités odieuses.

Quand les chiennes sont en chaleur, c'est-à-dire surexcitées par les désirs vénériens, l'ouverture vaginale se dilate très facilement, les membranes muqueuses acquièrent une grande élasticité; c'est alors que le chien peut y introduire sa verge et se livrer à la copulation, ce qui lui est extrêmement difficile quand la chienne est revenue à son état normal. Comment donc le chien qui ne peut saillir la chienne quand elle est calmée, à cause du resserrement et de la résistance des membranes vaginales, réussirait-il à introduire sa verge dans le rectum d'un homme? Cela me paraît impossible par les motifs que je viens de décrire et aussi pour les raisons physiologiques suivantes que je vais chercher à faire comprendre :

1º En voyant le derrière d'un homme, je ne pense pas qu'il soit dans la nature d'un chien d'éprouver des désirs vénériens aussi ardents qu'en voyant une chienne.

2º La constitution anatomique de son pénis, qui est très flexible à sa pointe, ne lui donne pas assez de raideur pour l'introduire dans l'anus d'un homme et pouvoir vaincre la résistance très grande du sphincter, muscle circulaire de l'anus dont la contractibilité est excessivement puissante.

3° Les fesses de l'homme offrent aussi une surface assez grande pour éloigner davantage le chien et empêcher l'introduction de la verge dont la longueur est d'autant plus diminuée que l'os interne, qui fait bosse, est plus rapproché de la pointe. Dans ce cas il n'y a de possible qu'un frottement de la verge sur la peau.

4° L'homme étant à genoux, ayant les deux mains appuyées sur le sol, facilitant par sa posture la pédérastie du chien, n'arrivera jamais à son but si l'animal, n'ayant pas une très grande taille, ne peut enserrer son corps avec ses deux pattes de devant pour avoir un point d'appui solide.

J'ai acquis la certitude de ce que j'avance en plaçant le chien sur l'homme qui a bien voulu se prêter à l'expérimentation. Tel qu'il était posé, maintenu, excité, exalté par moi, ce même chien (l'accusé du forfait), s'il avait été très coutumier du fait, se serait empressé de chercher à satisfaire sés désirs génésiques tandis qu'au contraire il manifestait de l'indifférence, ne comprenant rien à ce qu'on lui demandait et cherchait à s'en aller. Il nous a donné la preuve évidente de son incurie et de son innocence. Si contre toute appréciation physiologique, le chien parvenait à vaincre tous les obstacles et à introduire complètement sa verge dans le rectum de l'homme, l'effet du tissu érectile de l'os se produirait immédiatement et déterminerait ce gonflement naturel énorme comme dans le vagin des chiennes pendant la saillie qui contraindrait les deux êtres à se maintenir collés pendant toute la durée de la contraction énergique du sphincter.

Vous voyez d'ici le tableau qui ne paraît pas des moins curieux. L'homme forcé de rester dans la position quadrupédale, de tirer de son côté et le chien du sien pour se débarrasser de ce lien d'attache. L'homme ne pouvant se redresser, se tenir debout sans enlever le chien de terre, lui causer des douleurs très vives et s'exposer à des morsures très dangereuses. Dans ce cas la monstruosité serait indéniable.

Je conclus donc que le fait de pédérastie du chien avec l'homme est impossible d'après la conformation anatomique de l'anus de l'un et du pénis de l'autre.

J'ai fait des recherches nombreuses dans beaucoup d'ouvrages, je n'ai pas trouvé un cas semblable de bestialité. »

Tardieu ajoute : Je n'aurais pas osé me prononcer aussi formellement pour la négative. Et sans vouloir entrer ici dans des détails inutiles, je me bornerai à rappeler que de trop nombreux exemples de bestialité ont été très positivement constatés chez des femmes de mauvaise vie pour exonérer complètement l'espèce canine de faits semblables à celui qui vient d'être rapporté.

Brouardel cite un autre cas dans lequel il a été impossible de prouver l'intromission anale. « Il s'agissait d'un propriétaire d'une bonne famille de la Normandie qui fut accusé par un voisin d'avoir été vu avec un chien qui lui enfonçait sa verge dans le rectum. L'inculpé expliquait sa position accroupie en disant qu'il était malade et que d'ailleurs le chien en question ne lui appartenait pas.

C'était un homme de 38 ans, atteint depuis six mois d'ataxie locomotrice, portant dans le dos cinq ou six moxas bien nets et présentant l'incoordination des mouvements et l'abolition du reflexe rotulien. J'en ai conclu que pour se relever il devait être obligé de se mettre à quatre pattes.

M. Bouley affirme que le coït du chien avec l'homme est impossible.

En effet le chien a l'extrémité de la verge molle, ayant seulement pour base résistante un os pénien, en sorte qu'il est obligé, pour faire son intromission, de saisir la femelle avec les pattes de devant et prenant ainsi un point d'appui de s'efforcer pour faire avancer le train de derrière.

Or, pour qu'il ait pu prendre ce point d'appui, il fallait que le chien fût très fluet ou très énorme.

On a fait mettre l'inculpé en position, le chien n'y a rien compris et n'a trahi aucun souvenir [1]. »

Le sentiment de la pudeur existe chez certains animaux, ainsi il y en a beaucoup, tels que le chat, dont on ne voit jamais l'acte de copulation.

Le chien, lui, ne se gêne guère, aussi son nom est-il donné comme une injure aux hommes immoraux et grossiers.

---

[1] *Gazette des Hôpitaux*, 1877, p. 534.

Lacassagne fait remarquer que chez les animaux les actes commis sous l'influence du sens génésique sont plus fréquents et plus violents chez le mâle que chez la femelle.

Nous terminerons ce chapitre par une anecdote que nous ne pouvons qualifier d'historique, quoiqu'elle soit véridique ; les acteurs ayant gardé l'anonymat, il est impossible d'en contrôler l'exactitude.

Dans un château d'Allemagne, on donna à une jeune fille un chien, âgé de quelques jours, qu'elle éleva avec une sollicitude extrême. Le chien couchait dans sa chambre, l'accompagnait dans ses promenades, bref ne la quittait pas.

La jeune fille vint à se marier et, le chien qui jusqu'alors avait toujours été d'humeur pacifique, devint irascible et furieux. Prenant en grippe le mari de sa jeune maîtresse, il le mordit une fois très grièvement, si bien que, ne voulant pas l'abattre parce que c'était une belle bête de race, on en fit cadeau à un ami qui l'emmena à Londres. Lorsque le chien arriva à la demeure de son nouveau maître, il parcourut toutes les pièces comme un fou, monta et descendit les escaliers, fit une vraie vie de chien, il fallut l'attacher.

Le lendemain, son maître l'emmena à la promenade où ils croisèrent une famille, parmi laquelle était une jeune fille d'une vingtaine d'années ; le chien se jeta sur elle, la flairant, essayant de mettre sa tête sous ses jupes, levant les pattes de devant, il essayait de la renverser. La jeune fille, croyant avoir affaire à un chien enragé, s'évanouit de terreur.

Par quelques bons coups de fouet l'animal fut dompté. Son maître le ramena au logis, l'attacha à la chaîne et pendant quelques jours il resta à la niche.

On pensa que la punition avait assez duré et son maître lui donna libre accès dans la maison. Un matin, une jeune ouvrière vint apporter des chapeaux pour la mère de Madame X..., dame d'un certain âge ; le chien était très sagement étendu devant le feu. Il vint rôder près de sa maîtresse, puis flairant la jeune modiste, il commença par lui lécher la main, passant sa tête sous sa jupe ; croyant à un jeu, l'ouvrière ne le repoussait pas, mais ayant fait un faux pas elle tomba. Le chien se précipita entre ses jambes.

Avec l'aide de la dame la jeune fille se releva, aux cris de honte et d'indignation qu'elles avaient poussés un domestique arriva qui s'empara du chien.

Pour éviter le retour de pareilles scènes dans leur logis si tranquille, on vendit ce chien, amoureux des jeunes filles, en oubliant de faire connaître au marchand les mœurs dépravées de l'animal.

Le chien, jaloux du mari, avait été sans doute accoutumé par sa maîtresse à de certaines privautés.

Il y a une vingtaine d'années que se passa à Paris le fait suivant ; tous les personnages vivent encore.

Un chef d'orchestre d'un des Music-Halls les plus en renom de Paris, demeurait l'été dans une propriété à la campagne. Il avait une fillette d'une dizaine d'années et pour lui tenir compagnie et l'amuser dans le jardin on lui donna un petit chien qui devint un gros chien.

L'enfant et le toutou firent si bon ménage, que jamais le chien ne coucha dans sa niche, ils étaient inséparables, très souvent la fillette refusait de sortir si on ne pouvait emmener son chien. L'enfant grandit et ses parents ne pensèrent jamais que l'amitié qui unissait l'enfant et la bête ne fût pas absolument innocente. Une domestique fut chassée séance tenante parce qu'elle avait osé insinuer que « Mademoiselle et le chien avaient ensemble de drôles de manières ».

La jeune fille se maria.

Un beau matin, grand émoi dans la tranquille villa, un coup de feu fit accourir les parents et les domestiques. C'était le mari, qui d'un coup de revolver, avait tué le chien — comme on tue un galant surpris en flagrant délit. -- La jeune femme par la suite se sépara de ce mari « brutal et jaloux. »

La Bestialité

et la Science moderne

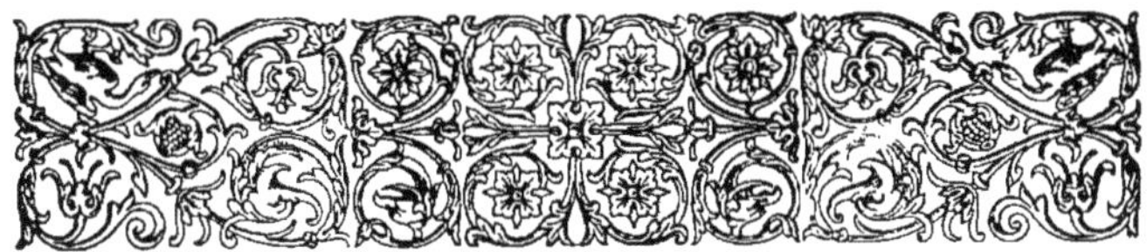

La Bestialité

et la Science moderne

« Si la vie sexuelle peut devenir la source des plus grandes vertus et de l'abnégation complète, sa toute-puissance offre aussi le danger de le faire dégénérer en passion puissante et de donner naissance aux plus grands vices.

« L'amour, en tant que passion déchaînée, ressemble à un volcan qui brûle tout et consume tout ; c'est un gouffre qui ensevelit l'honneur, la fortune, la santé. »

(KRAFFT-EBING).

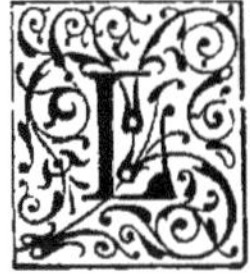ES classifications ont le désavantage d'introduire dans les esprits qui prennent étroitement leur détermination, des idées absolues qui ne correspondent à aucune réalité.

C'est ainsi qu'ayant partagé les êtres vivants en deux grandes catégories : l'humanité et l'animalité, on a faussement affecté à chacune d'elles une nature spéciale. La nature humaine a été élevée au-dessus de la nature animale comme la nature divine avait été érigée au-dessus de la nature humaine.

Les progrès de la science anatomique ne permettent à personne de nier la liaison qui existe entre la morphologie de l'homme et celle des animaux.

L'anthropologie ne peut être considérée que comme fraction de la zoologie et cependant, la plupart des individus n'admettent pas que la limite créée entre l'homme et l'animal ne soit toute fictive et nécessaire seulement à la clarté des méthodes.

Pour ces individus, la raison, la pensée, le fonctionnement supérieur de l'être sont des qualités inhérentes à l'organisme humain, leur esprit étréci par les dogmes ne conçoit pas qu'il y ait des animaux plus réfléchis, plus logiques que certains êtres humains et parmi ceux-ci des individus plus impulsifs, moins équilibrés, que certains animaux.

En constatant ce fait on ne fait que répéter ce que Gall a démontré lorsqu'il écrivait :

« Le plus grand obstacle qu'on ait jamais pu opposer à la connaissance de la nature humaine, c'est de l'avoir isolée des autres êtres et d'avoir voulu la soustraire aux lois qui les gouvernent. »

Ou encore :

« Ceux qui font dériver les actes normaux et intellectuels de l'homme, de l'entendement et de la volonté, indépendants du corps, et ceux qui, étant tout à fait étrangers aux sciences naturelles, croient encore au mécanisme ou à l'automatisme des brutes, peuvent trouver révoltante et absolument stérile la comparaison de l'homme avec les animaux. »

Quelles sont les deux grandes dirigeantes de la vie animale ?

L'instinct de conservation de l'individu : Nutrition, Gîte, Défense.

L'instinct de conservation de l'espèce : Génération.

Sur le milliard d'êtres humains, qui existent actuellement, quelle quantité d'individus introduit une troisième dirigeante proposant comme fin : la réalisation de la vie intellectuelle à son maximum d'intensité.

Une bien infime minorité. Ceux mêmes qui se qualifient l'*élite* soumettent l'effort intellectuel aux deux dirigeantes animales.

On peut supposer qu'à un moment donné du développement biologique il existera un être très différent de l'animal mais il serait absurde et contre toute évidence de croire que l'homme actuel réalise complètement ce type hypothétique.

L'instinct sexuel est, parmi tous les facteurs qui déterminent la mentalité humaine, celui qui, sans contredit, offre le plus grand nombre de manifestations anormales ; c'est-à-dire enfreignant les règles où l'on prétend enfermer les actes humains, soit au nom d'une morale quelconque, soit en vertu d'une conception spéciale tendant à sérier les actes en actes naturels ou antinaturels.

Si l'on considère les modalités connues de l'instinct sexuel chez l'homme, l'anomalie qui frappe le plus par son étrangeté et qui répugne par l'impression de grotesque et d'horreur qu'elle produit est la bestialité définie par Moreau (de Tours) :

« L'union avec une bête vivante douée de sentiments et de mouvements qui lui sont propres. »

La bestialité est très souvent dénommée sodomie ; beaucoup d'auteurs se sont conformés au langage courant et traitent la bestialité et la pédérastie sous le nom de sodomie.

C'est du chapitre 19 de la Genèse, où est racontée la destruction de Sodome et de Gomorrhe, que le terme de sodomie a pris naissance pour désigner exclusivement le vice de pédérastie.

Plus tard on appliqua le terme de sodomie au vice de bestialité.

« Les théologiens moralistes comme saint Alphonse de Ligori, Gury et autres ont toujours sagacement, c'est-à-dire, dans le sens de la Genèse fait la distinction entre : *Sodomia i. e. concubitus cum persona ejusdem sexus ; et : Bestialitas i. e. concubitus cum bestia*.

Les juristes ont porté la confusion dans la terminologie en admettant une *Sodomia ratione sexus* et une *Sodomia ratione generis*. La science devrait cependant ici se déclarer comme *l'ancilla theologiæ* et revenir à l'usage juste des termes. »

D'autant plus que trois sortes d'actes sont compris vulgairement sous ce nom, puisqu'il faut encore différencier la sodomie commise en pratiquant le coït anal sur une personne du sexe féminin.

« La plus légère étude de l'homme, dit Huxley, nous montre innées en lui toutes les passions sauvages des quadrupèdes. »

A ces passions léguées par l'ancestralité animale l'homme ajoute le penchant sexuel pour la bête.

Sauf quelques cas très rares, la passion sexuelle pour une espèce différente n'existe pas chez les animaux ; c'est pourquoi elle paraît inconcevable chez l'homme placé au haut de l'échelle organique. Critiqué par le juge, l'acte bestial est un délit, critiqué par le médecin, c'est le résultat d'une tare organique. Ces deux critiques sont modernes. Lorsque la théologie était la base de la science et de la jurisprudence, c'était un crime, parce que la Bible l'envisageait ainsi.

Il y a encore des croyants qui apprécient les actes humains comme au temps où florissait la scolastique ; nous ne nous attacherons pas à démontrer l'inanité de cette thèse, mais à préciser quelle place occupe l'acte bestial dans la série des phénomènes sexuels et avec quelles qualités psychologiques le présentent les travaux des savants modernes.

« Les actes sexuels sont le coït (éventuellement le viol), faute de mieux la masturbation et, lorsqu'il y a défectuosité du sens moral, la pédérastie et la bestialité. »

Cette classification sommaire donnée par Krafft-Ebing ne lui a pas suffi. Il a déterminé la véritable place occupée par la bestialité dans les divers phénomènes auxquels donne lieu la vie sexuelle, dans une autre classification beaucoup plus analytique par laquelle il divise les névroses sexuelles en trois grands groupes :

1° *Névroses périphériques* ;

2° *Névroses spinales* ;

3° *Névroses d'origines cérébrales.*

Ces dernières se manifestant par :

A. — La *paradoxie* ou instinct sexuel apparaissant en dehors des limites de la vie sexuelle normale ;

B. — L'*anesthésie* ou défaut d'instinct sexuel ;

C. — L'*hypéresthésie* ou exaltation de l'instinct sexuel ;

D. — La *Paresthésie* ou perversion de l'instinct sexuel. Cette dernière division doit seule nous retenir puisqu'elle englobe sous son étiquette :

1° L'amour cruel ou sanglant ;

2° L'anthropophagie ;

3° La flagellation active et passive ;

4° Le penchant pour un objet inanimé ;

5° L'exhibition ;

6° La nécrophilie ;

7° L'instinct sexuel contraire ;

8° Et enfin : La bestialité.

Chevalier approuvant cette classification a écrit :

« Toutes ces anomalies forment une famille naturelle, si un tel qualificatif peut s'appliquer à pareil assemblage, elles relèvent des mêmes causes, éclosent dans les mêmes terrains, offrent de nombreuses anomalies dans leurs manifestations, ont la même signification, aboutissent au même résultat final.

« Ce ne sont point des entités morbides distinctes, mais bien des modalités symptomatiques, diverses, d'un même fonds pathologique, et elles sont en quelque sorte parentes inséparables. Traiter de l'une c'est implicitement parler de l'autre et on ferait certainement œuvre des plus homogènes en les embrassant toutes dans une étude qui pourrait s'intituler : Des déviations morbides de l'instinct sexuel. »

Les divisions générales des névroses sont sériées selon un ordre. Le groupement des paresthésies est certainement artificiel. Il établit une classe d'anomalies particulières dans les anomalies générales, mais il n'établit pas une série homogène basée sur la même catégorie de phénomènes psychiques. Le groupement par nature d'actes exécutés s'oppose d'ailleurs à l'homogénéité de la série, des actes différents peuvent en effet être provoqués par le même état névropathique, suivant les circonstances extérieures dans lesquelles se trouve placé l'individu. Pour les mêmes raisons le même acte peut être causé par des états différents.

Par exemple : la surexcitation du sens sexuel peut, selon certaines circonstances indépendantes du sujet, produire le viol hétérosexuel, le viol homosexuel, l'attentat à la pudeur par exhibition ou même l'acte de bestialité, sans que le sujet ait pour cela un penchant plus ou moins déterminé pour tel ou tel de ces actes.

Certaines paresthésies peuvent être causées par une hyperesthésie ou par d'autres affections morbides. Admettre comme définitive la classification des paresthésies de Krafft-Ebing serait prétendre que le mécanisme des actes qu'elle englobe est parfaitement connu, ce qui n'est pas.

En fait la classification des névroses cérébrales données par Krafft-Ebing est celle de Lacassagne, partant de ce principe que : l'instinct sexuel comme toute fonction peut être altéré suivant sa qualité et sa quantité.

Lacassagne admet :

1° Des formes pathologiques portant sur la quantité et se subdivisant :

A. — En effets d'augmentation ou d'excitation.

B. — En effets de diminution ou de torpeur.

2° Des formes portant sur la qualité et comprenant :

A. — L'*Inversion proprement dite* ;

B. — La *Nécrophilie* ;

C. — La *Bestialité* ;

D. — Le *Nihilisme de la chair* (fétichisme en amour de Buret, azoophilie de Chevalier[1]).

Paul Sérieux établit deux grandes divisions :

1° Les *spinaux* chez qui le reflexe médullaire seul

---

[1] Lacassagne, Cours de Médecine légale de la faculté de Lyon, 1884-1885, cité par Chevalier.

existe (onanisme machinal, automatique ; reflexe des idiots ; priapisme inextinguible de certains dégénérés).

2º Les *spinaux cérébraux postérieurs* chez qui le cerveau postérieur, c'est-à-dire l'instinct seul commande d'une façon obsédante et impulsive.

Les spinaux sont sujets :

A l'*onanisme ;*

La *masturbation réciproque* ;

L'*onanisme buccal;*

La *bestialité* [1].

En admettant cette classification, la bestialité se rangerait uniquement dans la catégorie des hypéresthésies de Krafft-Ebing. M. Ball (Folie érotique, 1887) a formulé au point de vue didactique la classification suivante, un peu anodine et toute symptomatique [2].

1º L'Erotomanie ou amour chaste ;

2º Excitation sexuelle :

a. — Forme aphrodisiaque ;

b. — Forme obscène ;

c. — Forme hallucinatoire ;

d. — Satyriasis et nymphomanie ;

3º Perversions sexuelles :

a. — Sanguinaires;

b. — Nécrophiles ;

---

[1] Recherches cliniques sur les anomalies de l'instinct sexuel. — Paul Sérieux, interne de l'asile d'aliénés de la Seine. — Levasseur et Babé, Paris, 1888. — Catalogue des thèses.

[2] Chevalier, *Anthropologie criminelle*, tome V.

c. — Pédérastes ;

d. – Invertis.

M. Ball n'a pas spécifié la bestialité qui ne peut rentrer dans aucune de ces perversions. Considéré au point de vue pathologique, l'acte de bestialité serait le résultat d'une affection du sens génital [1]. Quant à l'histoire du développement de cette affection les observations approfondies font défaut, la science n'ayant enregistré que des cas qui se présentent seulement par leur face extérieure, si on peut s'exprimer ainsi.

L'analyse du mécanisme de ces actes est encore rudimentaire, elle tient dans ce qu'a écrit Moreau.

« Les passions les plus honteuses et les plus violentes n'entrent pas d'abord dans le cœur de l'homme avec toute leur difformité, c'est d'abord un sentiment imperceptible, qui peu à peu se développe, s'accroît, se multiplie ; c'est, pour prendre un terme de comparaison, l'histoire de la boule de neige ; puis, à un moment donné, sous l'influence de la cause la plus minime, la plus insignifiante, une explosion terrible se produit, entraînant à sa suite les effets les plus funestes. »

---

[1] Sur l'existence du sens génital, Moreau (de Tours) a écrit :

« Nous avons été conduit à accepter comme absolument démontrée l'existence psychique d'un sixième sens, le sens génital.

Ce sens généralement admis par les psychologues est encore, du moins de la part des histologistes et des physiologistes, l'objet de nombreuses controverses, quant à sa localisation exacte, à son existence histologique même. Nous appuyant sur de nombreux exemples, nous espérons démontrer que ce sens a des fonctions spéciales, distinctes des autres appareils ; que, comme il arrive aux autres sens, il peut être lésé psychiquement sans que la rectitude des fonctions mentales tant affectives qu'intellectuelles, ait à en souffrir. »

Krafft-Ebing semble reconnaître l'impuissance de la science actuelle quand il dit :

« On n'a pas à tracer les symptômes de cette dépravation, les faits suffiront à faire connaître ces perversions génésiques et le lecteur pourra en tirer les déductions psychologiques qu'il jugera convenables. »

Solution facile, mais peu satisfaisante au point de vue scientifique.

Dans les considérations suivantes, Krafft-Ebing essaie cependant de dégager les inconnues du problème :

« La bestialité, écrit-il, quelque monstrueuse et répugnante qu'elle puisse paraître à tout honnête homme, ne tire pas toujours non plus son origine de conditions psycho-pathologiques. Une moralité tombée à un niveau très bas, une forte impulsion sexuelle qui se bute à des obstacles pour la satisfaction naturelle, sont peut-être les principales raisons de cette satisfaction contre nature qu'on rencontre aussi bien chez les hommes que chez les femmes. »

*
* *

La Bestialité est-elle une inversion ?

Voici la définition que donne Chevalier de l'inversion :

« Que la déviation puisse se mettre sur le compte de la perversité, d'une malformation ou d'un arrêt de développement, d'une affection nerveuse ou mentale, d'un état de dégénérescence ; qu'elle soit innée ou acquise, qu'elle relève de la maladie ou du vice ; à nos yeux, dès que le commerce voluptueux contre nature est recherché, l'inversion existe et s'il fallait en donner une définition rigoureuse, nous dirions qu'elle consiste dans « l'amour plus ou moins exclusif et invincible d'un « individu pour un individu du même sexe que celui dont il « fait morphologiquement partie, avec indifférence, antipathie « ou répulsion profonde pour un individu du sexe opposé au « sien, quelle que soit d'ailleurs la cause de cet état et l'âge « du sujet. »

Peut-être à tort, la bestialité est exclue de cette définition.

Généralement, lorsqu'on traite de la bestialité, on ne tient pas assez compte de l'espèce et du sexe de la bête.

Si la bestialité est commise par un homme avec un animal mâle, ou dans l'appareil excrémentiel d'un animal femelle, il y a évidemment inversion, puisqu'entre ces actes et la pédérastie active il existe un caractère *philopodique* commun.

Si la bestialité est commise par un homme avec un animal femelle dans son appareil génital, ou par une femme avec un animal mâle, le coït animal commis dans l'appareil génital, il n'y a pas inversion, mais seulement anomalie dans le choix du consort.

*
* *

La bestialité est-elle une perversité ou une perversion ?

Question délicate à résoudre. La différence indiquée par les mots est fort subtile et malaisée à préciser.

Quelle différence existe exactement entre ces deux mots : perversion et perversité ?

Krafft-Ebing dit :

« La perversion de l'instinct sexuel ne doit pas être confondue avec la perversité des actes sexuels. Celle-ci peut se produire sans être provoquée par des causes psycho-pathologiques.

L'acte pervers concret, quelque monstrueux qu'il soit, n'est pas une preuve.

Pour distinguer entre maladie (perversion) et vice (perversité), il faut remonter à l'examen complet de l'individu et du mobile de ses actes pervers. »

Ce qui signifie que la *perversion* exclut dans la préparation de l'acte le facteur volitionnel et que la *perversité*, au contraire, le fait intervenir.

Or, il faut reconnaître que cette différenciation est très difficile à établir.

Si la faculté de vouloir existe, il n'est pas moins vrai que cette faculté de vouloir est subordonnée à beaucoup de causes modificatrices.

Certes il y a la *volonté*, mais il y a aussi les *maladies de la volonté*.

Les facultés sont les sens de l'esprit, elles subissent l'influence de la constitution physiologique, elles ont leur pathologie.

L'esprit peut avoir conçu une constitution idéale pour chacune des facultés comme on conçoit un type idéal de beauté plastique sans qu'il soit démontré que ce type puisse exister à d'autre titre qu'à celui de phénomène. On ne peut tarer la constitution d'une faculté quelconque parce qu'elle n'est pas conforme au gabarit idéal que quelques individus ont créé de toutes pièces dans leur cerveau.

La vertu, le vice existent-ils ? N'y a-t-il pas plutôt des états, des manifestations, qui se présentent différemment à nous ? La manière différente dont nous les percevons et les analysons, ne veut pas dire qu'ils soient différents entre eux. Ils peuvent l'être comme ils peuvent ne pas l'être. Ce qui constitue la vérité, la justice, le droit pour certains individus peut, pour d'autres, constituer le faux, l'iniquité, l'illégitimité. Il est impossible d'établir des règles immuables enserrant tous les phénomènes.

La règle procède du phénomène, elle en est la sujette; elle est toute relative et n'offre rien d'absolu.

Pour classer les actes qui nous occupent ici, comparativement à une moyenne, dite normale, point n'est besoin de deux mots, un seul suffit qui ait le sens de *maladie*. Krafft-Ebing, dans sa distinction, met le vice hors des effets pathologiques. La perversion, dit-il, est une qualité spéciale à l'instinct.

La perversité est une qualité spéciale à l'acte.

La perversité de l'acte correspondant à la perversion de l'instinct constitue le vice.

Ne serait-il pas plus conforme aux faits de dire :

Quelle que soit la quantité de volonté dépensée pour déterminer l'acte, cet acte relèvera toujours de la psycho-pathologie, du moment qu'il affirmera la puissance de l'instinct contre le sens rationnel qui coordonne et harmonise les actes?

Considérés sous cet aspect, le vice et la vertu ne sont

plus qu'une question de potentiel psychique. Le plus haut potentiel est-il du côté de l'instinct, il y a vice, c'est-à-dire maladie.

Est-il au contraire du côté de la volonté au service du sens rationnel, il y a normalité.

Une volonté malade est elle-même une perversion. La volonté ne possède pas les qualités que les théologiens donnent à ce qu'ils appellent Dieu : la faculté de réagir sur soi même.

En faisant cette différence volitionnelle entre la perversité, on arriverait à établir que la perversion (le non-volitionnel) engendre la perversité (le volitionnel) ce qui est contradictoire avec la définition des termes.

Il est presque impossible de classer exactement un acte dans une catégorie quelconque et même nous nous permettrons de faire remarquer que l'usage de ces deux mots, *perversion* et *perversité*, est mauvais. Ils peuvent tromper l'esprit des gens qui, pour la plupart, ne discutent jamais la définition des termes, précaution indispensable cependant, pour la nette compréhension d'une théorie, quelle qu'elle soit.

Les cas sur lesquels s'appuient toutes les théories sont surtout connus dans leur physionomie extérieure et trop peu dans leur mécanisme interne pour permettre de déduire une certitude de leurs caractéristiques.

A cette obscurité s'ajoute la complexité des phénomènes que Charcot[1] a particulièrement étudiés. Il démontre

---

[1] *Archives de Neurologie*, page 83, année 1882.

en effet que la perversion du sens génital s'associe à de nombreuses formes mentales, que depuis les obscénités du vieillard en démence jusqu'aux hideuses profanations de cadavres de certains vésaniques impulsifs la longue série de faits existant ne constituent pas une forme mentale définie, mais ne sont que des symptômes de maladies diverses dénotant chez l'individu l'affaiblissement ou la perversion des facultés morales et affectives.

La bestialité ne tire pas toujours son origine de conditions psycho-pathologiques. Une absence complète de moralité, une impulsion sexuelle irrésistible qui ne peut se satisfaire naturellement sont quelquefois les principales raisons de cette satisfaction contre nature que l'on rencontre chez les hommes et plus rarement chez les femmes.

Cette déviation de l'appétit génésique tire souvent son origine de préjugés répandus dans le peuple et dont la science aura raison.

Dans quelques pays, en Perse par exemple, elle tire son origine de l'idée fixe qu'on peut par cet acte se débarrasser de la gonorrhée, de même qu'en Europe cette croyance est encore très répandue qu'on peut se guérir du mal vénérien, en faisant le coït avec une petite fille.

De nos jours, dans certaines contrées de l'Orient, en Syrie, en Egypte, en Afrique, la bestialité est encore très répandue et n'est pas considérée avec l'horreur et le dégoût qu'elle inspire en Europe.

Tout n'est qu'une affaire de mœurs, de tempérament, de coutumes.

Le milieu particulier où vit un individu lui crée une nature spéciale et comme les besoins de l'homme sont partout les mêmes, il les satisfait comme il peut.

Les mœurs d'un Parisien ou d'un lord anglais ne peuventêtre celles d'un pêcheur breton ou d'un vacher suisse et les leurs ne peuvent être celles du chamelier arabe ou du groënlandais.

Trop de facteurs diflérents concourent à produire les races pour qu'on puisse unifier la morale humaine. L'hérédité, le climat, l'éducation, le milieu social, la richesse ou la misère, apportent chacun un germe différent.

L'être humain n'est pas toujours le maître de ses actes; son existence dépend de facteurs ennemis ou alliés contre lesquels il lui est quelquefois impossible de réagir.

Aussi devant les pires turpitudes de l'homme, devant ce qu'on nomme crime, vice, délit, le savant ne s'indigne pas ; il cherche les causes, constate les effets.

Il sait que l'homme se débat entre ses propres instincts qui le portent à la satisfaction pleine et entière des besoins propres à sa nature et les frontières dressées par les lois que les hommes ont faites pour endiguer, contenir la manifestation de ses besoins.

« Dans un procès qui eut lieu dans une petite ville de l'Allemagne du Sud, l'accusé dit que s'il avait pratiqué la sodomie avec une chèvre, c'est qu'il était très excité et n'avait rien d'autre pour se satisfaire. »

La bestialité se présente souvent avec cette physionomie de pis-aller surtout lorsqu'il s'agit de soldats, de détenus ou de disciplinaires avec les animaux qu'ils ont à soigner ou qui sont à leur portée.

« Le célibat produit chez les militaires ce que le vœu de chasteté développe quelquefois chez les prêtres non plus chez ceuxci à l'état de singularité, mais de monstruosité et de crime.

Chez les militaires le célibat, l'abstinence faute de moyens pécuniaires, le logement en commun amènent la dépravation[1] ».

Il ne faut cependant pas ajouter foi à tout ce que racontent les hommes sortant des bagnes militaires. Il y a souvent dans leurs récits une forte part d'exagération et de vantardise, presque aussi stupéfiantes que le pourraient être les actes eux-mêmes. Pour *épater* les badauds de la métropole, des anciens soldats d'Afrique veulent avoir fait tout ce qui peut se faire d'impossible ou d'extraordinaire dans quelque ordre que ce soit : Marcher des semaines entières sans boire, par contre boire impunément l'absinthe au litre et le vin à la dame-jeanne, sodomiser hommes, femmes, enfants ; bestialiser poules ou mulets, etc.

Ces narrateurs sont très souvent de très braves gens bien incapables de faits de cette nature, ils les tiennent d'*anciens*, qui les tenaient eux aussi d'autres *anciens*...

Etant dans le sud Tunisien, j'ai entendu un disciplinaire raconter avec force détails comment il avait bestialisé une chamelle.

Si l'on en croit les légendes qui courent dans l'Afrique

<hr>

[1] *Gazette médicale*, 1849, page 577.

du Nord, tout arabe avant de porter une poule au marché ou de la tuer pour son usage la bestialiserait. Ce fait arrive, c'est certain, mais l'extension qu'on lui donne est très exagérée.

Krafft-Ebing assure que :

« Même pour des individus ayant la possibilité de se satisfaire normalement la continuelle cohabitation avec des animaux pousse à la bestialité. L'expérience ayant montré que la bestialité n'est pas un fait rare dans les étables de vaches et les écuries de chevaux ».

Quelquefois la bestialité est commise à la suite d'une surexcitation sexuelle violente et passagère et non par habitude constante et invétérée ainsi que le montrent les faits suivants :

« Le 23 septembre 1889, à midi, l'apprenti cordonnier W.., âgé de seize ans, attrapa dans le jardin d'un voisin une oie et fit sur cet animal des actes de bestialité jusqu'à l'arrivée du voisin. A ses reproches, il répondit : « Eh bien ! est-ce que l'oie est malade ? » et il s'éloigna sur cette réponse.

A l'interrogatoire devant le juge, il avoua le fait, mais s'excusa en alléguant une absence d'esprit temporaire. Depuis une grave maladie qu'il a faite à douze ans, il a plusieurs fois par mois des accès accompagnés de chaleurs à la tête, alors il est très excité sexuellement, ne sait comment se soulager ni ce qu'il fait. C'est dans un de ces accès qu'il a commis l'acte. Il se défendit de la même façon à l'audience publique. Le père déclara qu'il était originaire d'une famille saine mais que depuis qu'il a eu, à cinq ans, la fièvre scarlaline, il a toujours été maladif. A douze ans, il a eu une fièvre cérébrale.

W... avait de bons antécédents.

A l'école, il avait bien appris et plus tard avait aidé son père dans son métier.

Il ne se masturbait pas.

Les parties génitales étaient normales.

Il a été établi que l'amnésie *tempore delicti* n'a pas existé.

Il n'y avait pas de perversion de la *vita sexualis*.

Le rapport médical admit la possibilité d'états organiques provenant d'une maladie du cerveau (fluxion à la tête) ayant pu exercer une influence sur la perpétration de l'acte incriminé[1] . »

« A... âgé de seize ans, garçon jardinier, enfant illégitime, père inconnu, mère hystéro-épileptique.

A... a le crâne et la face difformes, asymétriques, il en est de même du squelette, il est de petite taille, masturbateur depuis son enfance, toujours morose, apathique, aimant la solitude, très irascible, ses passions réagissaient d'une façon pour ainsi dire pathologique. C'est un imbécile. Il a beaucoup dépéri par suite de la masturbation, il est neurasthénique. Il présente des symptômes hystéropathiques (diminution du champ visuel), dyschromatopsie, diminution du sens olfactif et du sens auditif du côté droit.

A. est convaincu d'avoir en partie masturbé, en partie sodomisé des chiens et des lapins.

A douze ans, il a vu des garçons masturber un chien ; il les imita et ne put par la suite s'empêcher de tourmenter de cette façon abominable les chiens, les chats et les lapins qu'il ren-

[1] Rapport médical du docteur Fritsch de Vienne.

contrait. Il sodomisait fréquemment des lapins femelles, les seuls animaux qui avaient quelque charme pour lui. La nuit, il allait à l'étable à lapins de son maître pour assouvir son horrible passion.

On a trouvé plusieurs fois des lapins avec le rectum déchiré.

Les actes de bestialité avaient toujours lieu de la même façon. Il s'agissait de véritables accès qui se produisaient périodiquement environ toutes les huit semaines, le soir, et toujours avec les mêmes symptômes.

A. éprouvait d'abord un grand malaise, une sensation de coups de marteau tombant sur sa tête. Il lui semblait qu'il perdait la raison. Il luttait contre l'idée obsédante qui surgissait et le poussait à sodomiser des lapins ; il éprouvait une angoisse croissante, une augmentation des maux de tête, au point de ne pouvoir les supporter. Arrivé au plus haut degré de cet état, il avait des bourdonnements, une sueur froide lui perlait à la peau, les genoux tremblaient, enfin cette force de résistance s'évanouissait et il y avait exécution impulsive de l'acte.

L'acte consommé, il était délivré de son angoisse, la crise nerveuse disparaissait, il reprenait son empire sur lui-même, éprouvait une honte profonde de ce qui venait de se passer et redoutait le retour de cet état.

A. a affirmé que si, dans cette situation, on le plaçait dans l'alternative de choisir entre une femme et une lapine, il ne pourrait se décider que pour cette dernière.

Parmi les animaux domestiques, il n'y a que les lapins qui lui plaisent.

Dans ses états d'exception, il lui suffit, pour avoir une satisfaction sexuelle, de presser, d'embrasser le lapin, mais parfois il tombe dans une telle *furor sexualis* qu'il lui faut impétueusement sodomiser l'animal.

Ces actes de bestialité sont les seuls qui puissent le satisfaire sexuellement, et c'est pour lui la seule forme possible d'activité sexuelle.

A. affirme qu'il n'a jamais eu de sensations voluptueuses, la satisfaction consiste seulement en ce que par ce moyen il se délivre de la situation pénible que lui crée une contrainte impulsive.

L'examen médical a facilement démontré que ce monstre était un dégénéré psychique, un malade privé de son libre arbitre, mais non un criminel[1].

Un ingénieur de Trieste, âgé de quarante-cinq ans, marié, père de famille, abandonne, en 1874, ses affaires et se rend rapidement à Vienne pour retrouver sa femme.

Pendant le voyage, il quitte le train à une station intermédiaire, se rend au village voisin, entre dans une maison et viole une femme de soixante-dix ans qu'il voyait pour la première fois. Immédiatement arrêté, il avoue qu'il a été pris en route de tels désirs génésiques qu'il est descendu afin de chercher une boucherie ou un abattoir pour les satisfaire avec un chien ; il n'avait pas réussi. Ses désirs devenant de plus en plus impérieux, de plus en plus irrésistibles, il était entré dans la première maison venue et avait violé la première personne qu'il avait rencontrée. Il dit aussi avoir eu déjà précédemment des accès pareils de surexcitation génésique et s'être toujours servi de chiens pour les satisfaire. Son intelligence était entière. Il reconnaissait l'horreur de ses actes. Névropathe depuis son enfance, il avait de 1864 à 1867, souffert de maux périodiques,

---

[1] Boeteau, *La France médicale*, 38ᵉ année, n° 38.

accompagnés d'une grande excitation génitale, cependant depuis six ans il était parfaitement bien portant.

Il est clair qu'il s'agit ici d'un malade atteint de perversion périodique du sens génésique.

Sentant venir les prodromes de son accès, cet homme part pour Vienne où il a l'habitude d'assouvir ses désirs anormaux sur des animaux, mais le temps presse, il cherche un abattoir où il était sûr de trouver des chiens, il n'en rencontre pas et hors de lui, ne sachant plus ce qu'il fait, viole une vieille femme.

S'il ne s'agissait ici que d'une excitation génésique exagérée, il aurait pu la satisfaire, soit en se masturbant, soit en fréquentant une maison publique, à Trieste. Il n'aurait pas cherché de chiens, violé une vieille femme, sans prendre la moindre précaution [1]. »

La Bestialité se présente parfois avec les caractères très nets du sadisme.

On sait que ce mot sadisme vient du nom du mal famé Marquis de Sade dont l'imagination obscène a retracé des scènes de volupté intense et de cruauté.

Dans la littérature française le mot « sadisme » est devenu d'un usage courant pour désigner cette perversion. C'est un fait irréfutable que la volupté et la cruauté se montrent fréquemment associées l'une à l'autre.

C'est un phénomène que beaucoup d'écrivains ont signalé. On voit même des individus pratiquant le coït

---

[1] *Archives fur psych und Nervenkrankheiten*, 1877, observation rapportée par Krafft Ebing, page 141. Psychopathia Sexualis.

normal qui au plus fort de l'excitation génésique mordent et égratignent leurs *consorts*.

Cette remarque n'avait pas échappé aux anciens, quelques auteurs parlent sans réticences de l'alliance étroite de la volupté et de la cruauté.

Dans un essai « Ueber Lust und Schmerz », Friedrechs, Magazin für Seelenkunde, 1830, appelle l'attention sur la corrélation psychologique qui existe entre la volupté et la soif du sang. Telle la légende indienne de Siva et Durga (Mort et Volupté). Les sacrifices d'hommes avec mystères voluptueux. La flagellation, les pincements, les blessures faites aux parties génitales dans le vague et obscur désir de satisfaire le besoin sexuel.

Lombroso cite des exemple nombreux de tendance à l'assassinat pendant la surexcitation produite par la volupté.

Par contre, quand le désir de l'assassinat est excité, il entraîne après lui la sensation de volupté.

Mantegazza écrit que dans les horreurs d'un pillage les soldats éprouvent ordinairement une volupté bestiale.

Natsyana enseignait aux femmes de l'Inde que les morsures et les égratignures n'étaient que des témoignages d'amour nécessaires pour augmenter la volupté.

Vatsyayana ajoute que l'amour est une sorte de combat, où les amants doivent se prendre, s'étreindre et dans leur délire se mordre et se frapper.

Properce écrit dans sa huitième Elégie :

« Jamais de colère furieuse chez une femme sans un violent amour.

« Que mes rivaux comptent sur mon sein les dents de ma maîtresse.

« Eh bien ! poursuis, saisis mes cheveux, déchire ma figure, menace mes yeux, arrache mes vêtements et mets à nu ma poitrine, voilà des marques certaines de tendresse. »

La colère et l'amour sont les deux plus fortes passions mais encore les deux uniques formes possibles de la passion forte.

Toutes les deux veulent s'emparer de l'objet qu'elles convoitent et se manifestent par une action physique sur l'objet.

L'individu secoué par la colère ou par l'amour, atteint une agitation extrême et ces causes d'apparences différentes se manifestent d'une manière semblable. Ainsi, on peut s'expliquer que dans certains cas la volupté pousse des individus normaux mais excitables à commettre des actes, comme mordre ou égratigner, qui sont également inspirés par la colère.

Pour des natures disposées au sadisme les souffrances d'un être sensible peuvent devenir la source de jouissance sexuelle perverse, mais il ne faut pourtant pas expliquer tous les cas de cruauté extraordinaire par la perversion sadique. La cruauté est naturelle chez l'homme primitif, elle naît de sources différentes.

Schaefer d'Iena rapporte deux observations d'A. Pager.

Dans le premier cas un état de surexcitation sexuelle excessif s'est développé à l'aspect de scènes de bataille même en peinture. Dans l'autre cas c'était la torture cruelle de petits oiseaux qui produisit cet effet.

Schaefer ajoute : « La combativité et l'envie de tuer sont dans toutes les espèces animales tellement l'attribut du mâle que l'existence d'une connexité entre ces penchants mâles et les penchants purement sexuels ne saurait être mise en doute. Je crois cependant pouvoir assurer, en me fondant sur des observations qui ne sauraient être contestées, que même chez les individus mâles doués d'une parfaite santé psychique et sexuelle les premiers signes précurseurs et obscurs des désirs sexuels peuvent faire apparition à la suite de lectures de scènes de bataille ou de chasse émouvante. Krafft-Ebing dit que le sadisme n'est qu'une exagération pathologique de certains phénomènes accessoires de la *vita sexualis* qui peuvent se produire dans des circonstances normales, surtout chez le mâle.

Le sadiste peut ne pas avoir conscience de ces éléments de son penchant. Il désire commettre des actes de violence et de cruauté et éprouve une sensation de volupté à l'idée seule de ces actes. Les actes sadiques ont les mêmes caractères que les actes impulsifs.

L'idée et surtout la vue d'actes cruels sont un stimulant sexuel. Chez les sadistes la passion voluptueuse éveille le penchant à la cruauté et la cruauté éveille la volupté.

La vue du sang versé peut mettre en mouvement le mécanisme prédisposé du sadiste et éveille en lui le penchant.

Tous les actes sadiques ne revêtent pas les mêmes caractères, ils diffèrent entre eux selon le degré de leur monstruosité.

Deux éléments décident si un individu aboutira à la débauche et même au crime.

La constitution physique, les influences organiques exercent une action sur la force des éléments impulsifs.

L'éducation et la volonté morale sont les mobiles des éléments de résistance.

Les forces impulsives et les forces d'arrêt varient dans chaque individu.

Les éléments de résistance peuvent être affaiblis par des défectuosités éthiques originelles, par la dégénérescence héréditaire, par la folie morale.

Aussi existe-t-il une longue série de formes qui, commençant par des actes graves, finissent par des actes puérils qui n'offrent qu'une satisfaction symbolique au besoin pervers du sadiste.

Voici un exemple d'un acte puéril, un cas bénin, mais dont les caractéristiques principales appartiennent bien au sadisme.

La volupté n'est pas excitée par la vue du sang, mais par celle des larmes.

Un individu qui avait eu de grands succès près des femmes et avait mené longtemps une vie de plaisirs et de débauches fut souvent à quarante-cinq ans dans l'impossibilité de terminer le coït, il n'arrivait à un heureux résultat qu'après l'excitation d'une violente colère et surtout à la vue des larmes qu'il faisait verser à sa maîtresse qu'il injuriait et qu'il accablait de dédains. Sans transition il passait aux caresses et éprouvait alors un plaisir intense.

Malheureusement la psychologie de ces scènes échappa à sa maîtresse, elle s'en fatigua et voulant réagir refoula ses larmes, tint tête à son amant et se mit, elle aussi, en colère. Dès lors l'excitation voluptueuse de l'homme diminua sensiblement et fit place à une frigidité absolue.

Evidemment cet individu blasé éprouvait du plaisir à voir souffrir moralement sa maîtresse, les larmes qu'elle versait étaient la preuve de cette souffrance. La cruauté excitait en lui la volupté ; mais lorsque sa maîtresse, loin de sangloter, le brava et le menaça, sa cruauté n'étant plus satisfaite, la volupté s'éteignit avec elle.

Krafft-Ebing distingue :

A. — Assassinat par volupté :
    (volupté et cruauté. Amour du meurtre poussé jusqu'à l'anthropophagie.)

B. — Nécrophiles.

C. — Mauvais traitements infligés à des femmes :
    (piqûres, flagellations, etc.)

D. — Penchant à souiller les femmes.

E. — Sadisme symbolique.

F. — Sadisme portant sur des objets quelconques :
    (fouetteurs de garçons).

G. — Actes sadiques sur les animaux.

Dans bien des cas, des hommes sadiques et pervers qui reculent devant un crime commis sur des hommes ou qui, en général, ne tiennent qu'à voir souffrir un être vivant quelconque, ont recours à la torture des animaux ou au spectacle d'un animal mourant pour augmenter ou exciter leur volupté.

D'après les dépositions de plusieurs prostituées devant le tribunal de Vienne, il y avait dans la capitale autrichienne un homme qui, avant de faire l'acte sexuel, avait l'habitude de s'exciter en torturant et en tuant des poulets, des pigeons et autres oiseaux. Cette habitude lui avait valu, de la part des prostituées, le sobriquet du « Monsieur aux poules » (*Hend-herr.*)

Une observation de Lombroso est très précieuse pour expliquer ces faits.

Il a observé deux hommes qui toutes les fois qu'ils tuaient des poulets ou des pigeons avaient une éjaculation.

Dans son *Huomo delinquente* [1] le même auteur rapporte qu'un célèbre poète était toujours très excité sensuellement, toutes les fois qu'il voyait dépecer un veau qu'on venait de tuer ou qu'il apercevait de la viande saignante.

Mantegazza, dans sa *Physiologie du Plaisir* [2], rapporte qu'un homme, qui avait vu couper le cou à un coq, avait depuis ce moment la passion de fouiller dans les entrailles chaudes et sanglantes d'un coq tué, parce que, ce faisant, il éprouvait une sensation de volupté.

Dans ce cas et dans les cas analogues, la *vita sexualis* est *ab origine* telle que la vue du sang et du meurtre provoque des sentiments voluptueux.

Il en est de même dans les cas suivants.

Un nommé C. L..., âgé de quarante-deux ans, ingénieur, marié, père de deux enfants, issu d'une famille névropathique, le père est emporté, la mère hystérique a souffert d'accès éclamptiques.

Le malade se souvient qu'étant enfant il aimait beaucoup à voir tuer des animaux domestiques et surtout des cochons. A

---

[1] Page 201.

[2] 5ᵉ édition, page 391.

cet aspect il avait des sensations de volupté bien prononcées et de l'éjaculation.

Plus tard il visitait les abattoirs pour se réjouir du spectacle du sang versé et des animaux se débattant dans l'agonie.

Toutes les fois que l'occasion se présentait, il tuait lui-même un animal, ce qui lui causait toujours un sentiment qui suppléait au plaisir sexuel.

Ce n'est que lorsqu'il eut atteint l'âge adulte, qu'il reconnut le caractère anormal de son état. Le malade n'avait pas d'aversion proprement dite pour les femmes, mais avoir des rapports plus intimes avec elles lui paraissait une horreur. Sur les conseils d'un médecin, il épousa à l'âge de vingt-cinq ans une femme qui lui était sympathique, il espérait de cette manière pouvoir se débarrasser de son anomalie. Bien qu'il eût beaucoup d'affection pour sa femme, il ne put accomplir que très rarement le coït avec elle et encore lui fallait-il pour cela beaucoup d'efforts et la tension de son imagination. Malgré cet état de choses, il engendra deux enfants.

En 1866, il prit part à la guerre austro-prussienne ; les lettres adressées à sa femme du champ de bataille étaient conçues en des termes exaltés et enthousiastes.

Depuis la bataille de Kœniggraetz, il a disparu. »

Dans ce cas la faculté du coït normal a été fortement diminuée par la prédominance des idées perverses.

Dans le cas suivant on pourra constater une suppression complète de cette faculté.

« Un individu se présentait chez des prostituées, leur faisait acheter des poules vivantes et des lapins et exigeait qu'on torturât ces animaux en sa présence.

Il tenait à ce qu'on leur arrachât les yeux et les entrailles.

Quand il tombait sur une *puella* qui se laissait décider à ces actes et qui se signalait par une cruauté extraordinaire, il était enchanté, payait et s'en allait sans lui demander autre chose, sans même la toucher » [1].

Ces faits font comprendre le mécanisme des actes de bestialité imputés par Mantegazza à des Chinois dégénérés qui ont l'habitude de sodomiser des canards en leur coupant le cou avec un sabre *tempore ejaculationis*.

Les Célestes ne se livrent pas seuls à ces pratiques.

La *Gazette Médicale* de 1849 (page 577), relate ce fait :

« Un fourrier d'un régiment de ligne apportait très souvent des canards à la table des sous-officiers, ses commensaux. La répétition du même rôti et la prodigalité de leur camarade éveillèrent quelques soupçons vagues qu'on éclaircit bientôt.

Le fourrier avait une singulière manie qu'on dit n'être pas ignorée de quelques Faublas épuisés de la capitale. Il incisait le cloaque de l'animal afin de remédier à la disproportion et coupait la tête de l'animal à un moment choisi pour faire tourner à la volupté ses dernières convulsions. C'étaient ces canards qui paraissaient sur la table des sous-officiers. Le fourrier fut expulsé du régiment ».

Krafft-Ebing explique ainsi la genèse de ces actes chez le vieillard :

« Dans cette phase (idiotie sénile, gagaïsme, gâtisme), l'intelligence du vieillard peut encore être assez conservée pour qu'il cherche à éviter l'éclat ou les révélations, tandis que son sens moral a trop baissé pour qu'il puisse juger de la moralité de

---

[1] Docteur Pascal, *Igiene dell Amore.*

l'acte et pour qu'il puisse résister à son penchant. Avec l'apparition de la démence ces actes deviennent de plus en plus éhontés. La préoccupation d'impuissance disparaît, le vieillard recherche des adultes, mais sa puissance génésique défectueuse le réduit à se contenter des équivalents du coït.

Dans ce cas le vieillard est souvent amené à la sodomie et alors, comme le fait remarquer Tarnowsky[1], dans l'acte sexuel avec des oies, des poules, etc., l'aspect de l'animal mourant, ses mouvements convulsifs procurent une satisfaction complète au malade. Les actes sexuels pervers accomplis sur des adultes sont aussi abominables etc. »

La Bestialité est due quelquefois à une mauvaise conformation de l'appareil génital comme dans le cas suivant :

« Dans une ville de province un homme de classe supérieure, âgé de trente ans, a été surpris en rapport sodomitique avec une poule.

Depuis longtemps on recherchait le malfaiteur, car les poules de la maison dépérissaient l'une après l'autre.

Le Président du tribunal demanda à l'accusé comment il avait pu s'aviser de commettre une action aussi dégoûtante.

Il se défendit en invoquant la petitesse de ses parties génitales qui lui rendait impossible tout rapport avec des femmes. L'examen médical a en effet constaté une exiguïté extraordinaire des parties génitales. Cet individu était tout à fait normal au point de vue intellectuel.

Pas de renseignements ni sur les tares éventuelles ni sur l'époque du réveil de l'instinct génital [2]. »

[1] Die Krankhaften Erschinungen des Geschlechtssinns, Berlin 1886.
[2] Gyurkovecky, Mannl. Impotenz, 1889, p. 82.

C'est peut-être pour les mêmes causes que le sieur E.,
âgé de trente-cinq ans, homme de peine, fut condamné
le 17 janvier 1867, par la huitième chambre, à trois mois
de prison pour s'être livré à des actes de bestialité sur des
poules.

Les faits se passèrent chez un logeur de la rue des
Gravilliers, le logeur trouva une de ses poules morte, il
observa E. et le surprit au moment où il venait de consommer l'acte.

La poule était blessée et E... portait sur son vêtement
des traces de sang et des plumes[1].

Le cas suivant ne peut être classé parmi la bestialité; il
est intéressant parce qu'il montre comment peut naître
la perversion aidée d'un hasard et d'une prédisposition
morbide.

« Un enfant de douze ans, dit l'observateur, avait provoqué
une excitation génésique violente, suivie d'éjaculation, en se
frottant par hasard, la nuit, les parties génitales avec une peau
de renard. Depuis, il se masturba toujours avec une fourrure;
l'attouchement d'un petit chien à longs poils qui couchait parfois dans son lit, provoquait toujours l'érection et l'émission
du sperme.

Dans ses rêves accompagnés de pollutions il se voyait toujours couché sur des fourrures. Tout travail le fatiguait, il perdit la mémoire et ne put passer ses examens. Ayant conscience
de son état, il lui semblait que ses amis le devinaient. Il parlait du suicide, en butte aux premières atteintes du délire de la

---

[1] Tardieu. *Etude médico-légale sur les attentats aux mœurs*, page 13.

persécution. Il fut interné dans une maison de santé; en outre il était atteint à un haut degré de dégénérescence, au point de vue du squelette ; ses parties génitales étaient également mal conformées[1].

C'est là évidemment un cas que Chevalier appellerait de l'azoophilie, mais qu'il y a peu de distance entre cette azoophilie et la bestialité !

Qu'à l'instant où naît l'excitation produite par les poils de l'animal, une image traverse le cerveau, l'acte de bestialité est accompli.

Le préjugé lui-même intervient pour provoquer des actes de bestialité qui sont l'indice, non pas d'un état morbide, mais d'une excessive crédulité.

On sait par Polak qu'en Perse beaucoup pratiquent la bestialité parce qu'ils ont l'idée fixe que par l'acte sodomique ils se débarrasseront de la gonorrhée. En Europe est encore très répandue la croyance qu'on peut, en faisant le coït avec une petite fille, se guérir du mal vénérien.

Tardieu écrit que son père surprit un sapeur avec une jument et que le soldat lui avoua qu'il était affligé d'une maladie vénérienne et qu'il n'avait commis l'acte sexuel avec cet animal que dans l'espérance que cela le guérirait.

Pour terminer cet exposé succinct, il nous faut mon-

---

[1] Reuss *Annales*, 1886, page 136.

trer l'influence que doivent exercer les recherches scientifiques sur la répression de ce délit.

Dans sa *Théologie morale* le Père Gury écrivait :

« Infandum et execrandum bestialitatis crimen est concubitus cum bestia. Gravissimum est luxuriæ peccatum quia naturæ rationali magis repugnat. Morte punibatur a lege Mosaica : *Qui cum jumento aut pecore coïerit morte moriatur ; pecus quoque occidite.*
Tactus impudici cum bestiis specialiter sunt declarandi quia quamvis non sint peccata bestialitatis proprie dicta tamen specialem habent deformitatem. Non autem videtur circumstantia necessario declaranda si quis mediante lingua jumenti aut alterius bestiæ voluptatem veneream aut pollutionem in se excitet.[1] »

On n'en est plus là heureusement ; quoique la magistrature possède encore un fort reflet de la jurisprudence mosaïste allié à l'observance — bien peu rationnelle — du droit romain.

Aux lois civiles comme aux lois religieuses, il faut opposer les lois scientifiques, c'est-à-dire apporter le fait précis, l'observation exacte, l'expérience éclairée. Ce que font chaque jour les analystes de la machine humaine qui attaquent directement le vieux droit romain.

« Les maladies de l'amour, dit Tarde, sont de deux sortes, les unes physiques, les autres sociales. »

[1] Vol. I, p. 293, § 450.

A moins de faire passer la peine pour un remède, quel effet la peine peut-elle produire quand il s'agit d'états pathologiques ? Le châtiment n'améliore pas, la prison n'est pas une école de morale ; de la répression on ne peut attendre que la peur et l'hypocrisie. Les prisons sont des milieux de débauche qui n'empêchent aucunement la corruption générale. Que peut un individu sur sa constitution physique ? Le mauvais équilibre des facultés de certains individus amène des actes qualifiés délits par d'autres plus heureusement constitués, exempts des tares qui font dévier certains autres. Châtier ces individus parce que mal constitués est aussi peu logique que l'était l'ancienne loi qui frappait la bête, qui innocemment avait servi d'instrument. On punit l'effet quand il faudrait chercher à atténuer les causes.

Un juge est comme un homme qui, ayant un arbre dont la racine est malade, se contenterait de couper constamment l'arborescence extérieure sans songer que le meilleur moyen d'obtenir de bons fruits est de déraciner l'arbre malade et de le remplacer par un autre vigoureux et sain.

Que peut faire un juge en pareille matière alors qu'un expert médical a souvent besoin de grandes connaissances scientifiques, de facultés spéciales de diagnostic ; qu'il doit continuellement se méfier de lui-même, rester sans colère ni dégoût devant les pires turpitudes ?

Pour juger du rôle effectif rempli par les juges, il faut étudier avec attention les causes multiples des affections morbides qui nous occupent.

« Les modifications apportées dans l'organisme par l'hérédité, par telle ou telle cause physique ou morale, prochaine ou éloignée, par l'état général de la constitution, les maladies antécédentes, les conditions d'existence, d'alimentation, les excès de toute nature.

Ces faits pathologiques donneront la clef d'un bon nombre de phénomènes de psychologie morbide, de déviations intellectuelles et affectives dont on est disposé tout d'abord à nier l'existence tant elles paraissent étranges et en dehors de toutes les idées reçues[1]. »

« Nombreux sont les imbéciles et les débiles adultes qui doivent être rangés dans le groupe des spinaux cérébraux postérieurs. Lorsque l'instinct sexuel les aiguillonne, n'ayant pour les retenir aucune des habitudes héréditaires et acquises qui servent de frein à l'homme normal, ils courent à la satisfaction de leurs appétits, mais leur infériorité mentale, leurs stigmates physiques ne sont pas faits pour leur en faciliter l'assouvissement. Rebutés souvent, ils ne reculent devant rien pour les satisfaire, l'impulsion charnelle commande, ils obéissent et la brute se réveille tout entière.

Nombreux sont les cas où les imbéciles commettent des attentats à la pudeur, des viols, des incestes, des actes de bestialité, de pédérastie[2]. »

« Parmi les aliénés qui commettent des attentats aux mœurs, le genre de malades que l'on trouve le plus souvent en cause sont les imbéciles, les déments, les paralytiques, les épileptiques et certains héréditaires.

[1] Moreau, de Tours, *Folie Névropathique.*
[2] Paul Sérieux, Thèse.

Il est très commun de rencontrer chez les imbéciles des tendances génésiques extrêmement prononcées, tendances qu'ils
sont absolument incapables de refréner et qui, si elles engen-
drent souvent simplement chez eux des habitudes honteuses,
les rendent parfois pourtant éminemment dangereux.

Beaucoup d'outrages aux mœurs sont commis par ces sortes
de malades.

Leur faible intelligence ne leur permet pas de résister à leurs
impulsions génitales, assez souvent même ils ne comprennent
que très imparfaitement ce que les actes immoraux auxquels
ils se sont livrés peuvent avoir de répréhensible et de condam-
nable.

Les penchants érotiques des imbéciles les conduisent parfois
à des actes d'une nature odieuse où se décèle d'une façon évidente une véritable perversion des instincts.

Les déments se rendent assez souvent coupables de faits ré-
préhensibles au point de vue de la moralité publique et cela en
vertu de la faiblesse de leurs facultés par une sorte de distraction.

... Mais il arrive encore d'avoir à constater chez le dément
une véritable perversion morale pouvant entraîner des conséquences beaucoup plus graves. Il ne s'agit plus alors d'actes
reconnaissant pour causes le seul affaiblissement des facultés
et ayant ce caractère de distraction maladive; c'est à un penchant morbide qu'obéit le dément et les actions dont il se rend
coupable sont évidemment voulues.

Que la perversion morale puisse se produire dans la démence
consécutive aux diverses affections mentales, c'est ce qui n'est
pas douteux et il n'est guère de médecin d'asile, qui n'ait eu à
en constater des exemples.

Cette perversion spéciale est surtout relativement fréquente dans la démence sénile et dans la démence organique, la première amenée par les progrès de l'âge, la deuxième par diverses lésions cérébrales dont l'hémorragie est la plus ordinaire[1] »

« D'autres malades auxquels on peut encore reprocher des faits de ce genre (Bestialité) sont les fous impulsifs[2]. »

« Il est difficile de ne pas voir dans tous ces actes atroces le résultat d'une impulsion maladive[3]. »

« Il n'est pas rare de voir traduire en justice pour outrage à la pudeur des gens surpris à polluer des chiens, des brebis, des vaches ; d'autres vont plus loin et consomment avec les animaux l'acte vénérien.

Ces actes commis le plus ordinairement par des idiots, des imbéciles, des gens blasés sur le plaisir des sens, par ces êtres à intelligence anormale que nous avons déjà signalés, portent généralement avec eux le cachet de la plus franche monomanie.

D'autre fois cependant elle est commise par des gens parfaitement sains d'esprit, mais sans éducation et imbus de préjugés populaires suivant lesquels on peut se guérir de maladies vénériennes en les communiquant à un animal qui joue, au point de vue physique, le rôle que le bouc-émissaire jouait au moyen-âge en prenant à son compte les péchés des hommes.

La perversion génitale poussée à son summum enchaîne, annihile la liberté morale aussi bien que la manie la plus aiguë par exemple.

[1] Max Simon, *Crimes et Délits de la Folie*, Paris, 1886, p. 198, p. 214.
[2] *Idem*, p. 221.
[3] *Idem*, p. 229.

Il y a désharmonie, anarchie[1] véritable entre les diverses puissances intellectuelles, l'impulsion devient irrésistible[2] ».

« Morel, écrit encore Max Simon, a noté combien fréquemment chez les imbéciles de ce genre, des périodes d'excitation se présentent de temps à autre avec lesquelles coïncide une recrudescence des impulsions instinctives. Comment encore un certain nombre de ces malades peuvent avant l'évolution pubère rester inoffensifs et devenir après l'accomplissement de cette transformation physiologique des êtres de la plus dangereuse espèce ?

Mais ce n'est pas seulement chez l'imbécile que peut exister d'une façon maladive la perversion des instincts et particulièrement de l'instinct sexuel.

Dans les faits où l'on rencontre avec une absolue irrésistibilité des actes, des périodes de réunion et des exacerbations revenant avec les mêmes caractères précédemment offerts, l'hérédité est souvent en cause. »

Tarde fait même intervenir l'hérédité que l'homme actuel a reçu de son ancestralité préhistorique.

« Il pourrait bien y avoir, dit-il, au fond de ces choses dites contre nature, quelque chose de trop naturel au contraire et que la morale seule peut extirper du cœur civilisé. »

---

[1] Pris dans son sens vulgaire, car dans son autre sens ce mot signifie au contraire *harmonie*, mais harmonie obtenue sans contrainte en laissant aux individus le maximum de volition, c'est ce qui fait que certains prennent cette harmonie pour du désordre, probablement parce que toute autorité politique usant de sa force, prétend maintenir ou rétablir l'ordre.

[2] Moreau de Tours, *loc. cit.*

Krafft-Ebing dit la même chose, sous une autre forme :

« Malgré tout ce que la religion, l'éducation et les mœurs peuvent faire pour dompter les passions sexuelles, l'homme civilisé est toujours exposé au danger d'être précipité de la hauteur de l'amour moral dans la fange de la volupté brutale. »

Tous les savants qui ont étudié ces questions sont unanimes à déclarer qu'elles ne sont nullement de la compétence du pouvoir judiciaire, elles demandent pour être résolues des connaissances spéciales qui font défaut aux magistrats.

« Les tribunaux, constate Krafft-Ebing, ne prêtent pas assez attention à l'état mental des sodomistes et n'en ont guère tenu compte. Dans plusieurs cas il s'agit de gens débiles, d'esprits débiles. Le sodomiste de Schauenstein aussi était un aliéné. Le cas de bestialité suivant est évidemment dû à des conditions morbides, il s'agit d'un épileptique.

X..., paysan âgé de quarante ans, grec orthodoxe, dont le père et la mère étaient de forts buveurs.

A partir de l'âge de cinq ans, le malade a eu des accès épileptiques, il tombe par terre et perd conscience, il reste immobile pendant deux ou trois minutes, alors il se relève, et se met à courir sans savoir où, les yeux grands ouverts.

A l'âge de dix-sept ans, réveil de l'instinct génital, le malade n'a de penchants sexuels ni pour les femmes, ni pour les hommes, mais bien pour des animaux (oiseaux, chevaux). Il fait le coït avec des poules, des canards, plus tard avec des chevaux et des vaches. Il ne s'est jamais masturbé.

Le malade est peintre d'images religieuses, très borné d'esprit. Depuis des années *paranoïa* religieuse avec état d'extase. Il a un amour *inexplicable* pour la Vierge Marie pour laquelle donnerait sa vie.

Reçu à la clinique, le malade ne présente pas de tares organiques ni de stigmates de dégénérescence anatomique.

Il a eu de tout temps de l'aversion pour les femmes. Ayant essayé une fois le coït avec une femme, il resta impuissant. En présence des animaux il est toujours puissant.

Vis-à-vis des femmes il est toujours pudique. Le coït avec elles lui semble presque comme un péché. Le penchant sexuel pour les animaux apparaît ici comme un équivalent de l'instinct génital normal [1]. »

« M. Lacassagne entre dans des considérations générales sur les choses de l'instinct de reproduction, sur l'esprit qu'on doit apporter dans l'étude des faits de la vie sexuelle, normaux ou altérés, sur la part des conditions sociales, du milieu, de l'hérédité, de la descendance dans leur genèse sur le redoutable problème de la responsabilité, la plupart du temps mal résolu par l'opinion publique et les juges. Toutes vues de l'ordre le plus élevé [2]. »

Moreau, dans son remarquable travail, trace le devoir d'un médecin-légiste :

« Appelé par la Justice à donner son avis sur l'état mental d'individus inculpés d'attentât à la pudeur, le médecin-légiste ne devra se prononcer sur le degré de responsabilité qui incombe à ces malades, qu'après avoir soumis à une observation incessante, méticuleuse, l'état des facultés mentales de ces hommes qui ont déshonoré les plus hautes facultés par les ins-

---

[1] Krafft-Ebing, cit. *Kowalewsky Jahrb. f. Psychiatrie* VII, fasc. 3.
[2] Chevallier, *Arch. Anthropologie criminelle*, tome V.

tincts les plus dépravés, par les perversions les plus mons·
trueuses. [1] »

Dans la *Gazette des Tribunaux* ne lit-on pas :

« Une classe d'individus comprend les masturbateurs, les
pédérastes, les faits de bestialité, les exhibitionnistes, enfin les
érotomanes de toutes les formes.

Tout individu dont les fonctions génitales ne s'accomplissent
pas normalement est prédisposé à des troubles psychiques.

Il ne faut pas dire par là que tout individu qui commet des
actes contre nature appartient à la psychopathie, mais souvent
il relève plutôt de la pathologie que de la police correctionnelle,
tantôt comme l'a dit Mansley il y a beaucoup de crime et peu
de folie ; tantôt, au contraire, beaucoup de folie et peu de
crime. »

Il est encore un fait qu'il est nécessaire de faire res-
sortir : Si sur ces matières l'ignorance est générale, c'est
par suite du préjugé qui veut qu'on ne parle des manifestations de la sexualité et des maladies sexuelles qu'avec
la plus grande des réserves :

« C'est bien à tort, écrit Chevalier, qu'on n'a abordé les
questions relatives à l'instinct sexuel qu'avec timidité, réticences et pudibonderie. La fonction de reproduction doit être
étudiée au même titre que la digestion ou la respiration, sans
fausses hontes ni idées préconçues, comme un phénomène
naturel, scientifiquement ; ses altérations quantitatives ou qua-
litatives sont dignes de l'attention de l'observateur, du clini-

[1] *Loc. cit.*

cien. A quoi bon se répandre en cris divers de la conscience indignée, en exclamations de ce genre :

« Quelles turpitudes ! Quelles monstruosités ! Quelles profanations ! L'esprit recule devant un pareil attentat ; mais jetons un voile sur un sujet aussi triste pour l'honneur de l'humanité, etc., etc.

« … Il est temps de se dégager enfin de ce vieux préjugé qui veut qu'on se salisse les mains en touchant les faits de cette nature, il est urgent de remplacer ce bagage sentimental et timoré par l'étude calme et hautaine des aberrations sexuelles envisagées surtout dans leurs causes et origines. »

En effet, quand on connaîtra mieux les causes qui déforment l'instinct sexuel et sophistiquent l'acte sexuel, il ne se trouvera plus d'hommes qui accepteront, au nom d'une loi ignorante, de condamner ce qui relève seulement de la thérapeutique.

Si sur quelques points les classifications peuvent être critiquées, il faut néanmoins reconnaître qu'elles permettent d'examiner les faits avec une complète indépendance.

Les travaux de Krafft-Ebing, de Lacassagne, de Moreau de Tours, de Chevalier et de beaucoup d'autres ont fait faire à cette grande question de l'inversion sexuelle un pas énorme.

Non seulement ils ont apporté à leurs travaux des connaissances scientifiques hors de pair, mais encore une philosophie sans laquelle toute œuvre semble morte.

On ne peut rien ajouter à ce qu'ils ont écrit sur l'inversion sexuelle. Si après eux on traite ce sujet, si peu et si mal connu, on ne peut que leur en emprunter tous les côtés scientifiques : la méthode, la clarté, la logique, l'exactitude, l'observation.

Depuis eux et par eux la question a changé de face :

En 186o on voit Descuret écrire dans la *Médecine des Passions* [1].

« La perversion dont les formes principales sont :

« L'onanisme ;

« La pédérastie ou sodomie ;

« La bestialité,

« Ne saurait avoir un but capable de la justifier, l'acte étant de sa nature essentiellement vicieux.

Il est de ces détails utiles mais repoussants sur lesquels il faut passer avec rapidité et qu'on doit autant que possible mettre à l'écart. »

En écrivant ces lignes, l'auteur — peut-être à son insu — était dominé plus par le sentiment religieux que par l'esprit scientifique.

De tout temps l'Eglise a considéré l'amour comme une tare pesant sur la nature humaine. Elle l'a appelé *Péché* en dehors de l'amour dit conjugal qu'elle se voyait forcé d'admettre, puisqu'il est la base de la famille, sanctifié par la bénédiction divine et purifié en quelque sorte par le but qu'il est censé se proposer : la propagation de l'espèce.

[1] Page 121.

Forcé donc de l'admettre en une certaine mesure l'Eglise apporta à son acceptation toutes les restrictions possibles. Elle en fit pour la femme un acte de soumission à la volonté de son mari et pour l'homme un frein à sa passion sexuelle. Puisqu'il fallait l'union des sexes elle établit cette union sur des bases incompatibles avec la nature humaine.

Si elle bénit l'amour dans le mariage, elle maudit énergiquement l'acte d'amour accompli librement même par des êtres libres de tous liens.

L'amour normal ne trouvant pas grâce devant elle, il n'est pas étonnant qu'elle ait qualifié crime toute dérogation à cet acte et qu'aux époques où elle imposait sa loi elle ait infligé la mort comme châtiment de ce qu'elle considérait comme un crime odieux.

Des auteurs, imprégnés de cet esprit religieux, sans aller aussi loin, se sont ressentis de cette influence et sans vouloir étudier les causes des aberrations sexuelles, les ont flétries et stigmatisées en bloc sans même se rendre compte que leur méthode était absolument antiscientifique et peu en corcordance avec les progrès de toute la science basée sur l'observation approfondie des causes et des effets.

La Bestialité

dans la Littérature

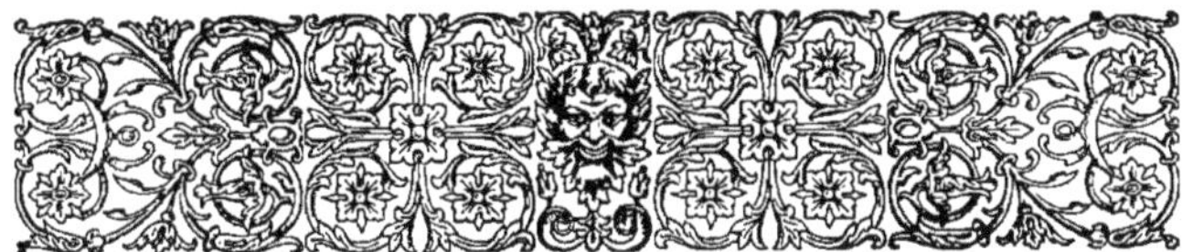

La Bestialité

dans la Littérature

RÈS rares sont les œuvres d'imagination trai-
tant de ce sujet qui par lui-même se prête si
peu aux fantaises et aux enjolivements litté-
raires.

Les auteurs qui ont parlé de l'amour des bêtes pour les
hommes donnent toujours le beau rôle à ceux-ci. Ce sont
les bêtes qui aiment l'homme et non l'homme qui sodo-
mise les bêtes, ce qui dans la réalité n'a été malheureusement que trop fréquent. Si M. de Chaillu spécifie que
les femmes négresses aiment les singes, Louis Noir se
contente d'insinuer que ce sont les singes qui aiment la
femme, ce qui se comprend plutôt que l'inverse.

De curieux récits cependant font exception. Les uns,
comme celui de M. Charpentier que nous citons plus
loin, curieux seulement par le seul choix du sujet, les

autres valant par le soin que l'auteur a pris d'écrire avec élégance et un certain souci de psychologie. Tel est le cas du livre étrange de M. Emile Dodillon, *Hémo*, que nous analysons également.

Aussi intéressant, bien qu'ayant trait à l'amour d'un chat pour une femme, le chapitre que nous avons extrait de l'*Animale* de Rachilde.

Comme il ne s'agit pas ici d'une critique, mais d'une documentation, nous nous bornons à citer, autant que possible in-extenso, les passages des œuvres où nous avons, au cours de nos recherches, trouvé la description de scènes ayant trait directement ou indirectement à la Bestialité.

En dehors des récits mythologiques que nous avons rappelés à leur place, il faut citer comme illustrant directement une scène de bestialité, le passage qu'on va lire, extrait de l'*Ane d'or* d'Apulée.

Ce roman dont la vogue s'est si peu démentie que chacun y prend encore un plaisir extrême comme le fabuliste au conte de *Peau d'Ane*, n'est vraiment savoureux à lire que dans les anciennes traductions et, en particulier, dans celle de J. de Montlyard parue en 1631 [1]. Cette langue riche et colorée du XVIIe valait mieux que le style anémique des traducteurs plus récents pour dire les truculences du latin d'Apulée aussi bien que ses grâces ailées et ses délicatesses.

---

[1] Une réédition heureuse de cette traduction vient de paraître (éditeur Ch. Carrington), imprimée sur vergé de Hollande, avec en-têtes, lettres ornées et culs de lampe tirés en deux couleurs et enrichie de vingt et une eaux-fortes hors texte par Martin Van Maele.

Apulée

(*L'Asne d'or*, X⁰ livre, traduction J. de Montlyard)

Quand nous fusmes arrivez à Corinthe, partie par
mer, partie par terre, le peuple confluait à grosses
trouppes, non pas tant (ce me semblait) pour faire honneur à Thyase que pour me voir. Car le bruit de ma
galantise avait déjà si bien couru tout ce pays-là, que je
fis gaigner une grosse somme d'argent à celuy qui m'a-
vait en charge. Lequel voyant que plusieurs estaient
extrêmement désireux de voir mes gentillesses, leur fermait la porte et, les admettant l'un après l'autre, faisait
payer à chacun une pièce de monnoye et, par ce moyen,
amassait tous les jours bonne quantité d'argent.

Il se trouva parmi la foule une riche et puissante dame,
laquelle ayant comme les autres achepté ma veuë, et
trouvé beaucoup de plaisir à me voir faire de si grands
traits de souplesse, après avoir longuement admiré ma
gentillesse, devint petit à petit éperduement amoureuse
de moy : et ne trouvant aucun remède à sa passion désordonnée, ne convoitait pas moins les embrassements de
son asne que Pasiphaé ceux de son taureau. En fin elle

fit pache moyennant une grosse somme d'argent, *que je coucherais une nuit avec elle.* Et le meschant qui ne se souciait point pourveu qu'à quelque prix que ce fust il tirast profit à mes dépens, le lui octroya fort aisément.

Or ne fusmes nous si tost partis de la salle de nostre maistre, que nous trouvasmes la commère qui dès long temps nous attendait en ma chambre. Bons Dieux! l'honorable accueil qu'elle me fit! Quatre eunuques nous dressent de prime-entrée un lict par terre sur des oreillers et carreaux venteusement enflez d'un duvet délicat et le couvrent fort proprement de couvertures brochées d'or fin et d'écarlate ; puis estendent par dessus d'autres fort petits coussins, mais douillets au possible, que les dames ont coustume de mettre sous leurs testes et, pour ne retarder trop longuement par leur présence les plaisirs de leur dame, tirèrent la porte après eux et nous laissèrent seuls. Mais les flambeaux qui rendaient au dedans une fort grande lumière, nous blanchissaient les tenèbres de la nuict.

A donc elle se despouillant toute nue et desceignant la bande dont elle avait troussé ses poupines mammelles, s'approche de la lumière, tire une boeste de l'huile de bausme, s'en frotte tout le corps et m'en oingt ensuitte à bon escient, mais m'en verse avec beaucoup plus de soing dans les nazeaux. Puis me baisant d'une estroite et pressante affection, non point de ces baisers que les courtisanes donnent ordinairement ès bordeaux pour avoir de l'argent, ny de ceux que par leurs attraits elles obtiennent des survenants, mais bien d'un pur et sincère courage,

me tient en suitte tels et semblables mignons propos :
je t'ayme, tu m'as ravi, je n'en veux point d'autre, je ne
puis plus vivre sans toy, et plusieurs autres discours par lesquels les femmes sçavent fort bien attraire
les hommes, et tesmoigner leurs affections. Et m'empoignant par le licol, me fait aysément coucher de la
façon que j'avais appris, et ne me semblait pas que je
deusse faire chose ny nouvelle, ny mal aisée ; attendu
qu'après une si grande longueur de temps, j'avais à me
jetter entre les bras d'une si belle femme. Joint que je
m'estais trempé de très bon vin à bonne mesure, et par
une très odorante unction avais provoqué la convoitise
de ma luxure. Mais une chose me travaillait fort, son-
jeant avec une crainte non petite, comment je pourrais
avec si grosses et si longues cuisses monter sur une si
douillette dame ; ou bien embrasser avec mes durs
ongles des membres si blancs, si tendrelets, tous confits
en lait et miel ; et d'une si grande et tant énorme bouche
garnie de dents aussi larges que pierres de taille, baiser
ces petites lèvres empourprées d'une ambrosine rosée :
et finalement comme encore que tout le corps lui de-
manjeast jusques au bout des ongles, et que toutes les
parties de sa personne bandassent à luxure, elle pourroit
endurer un si desmesuré génital. Ha pauvre ! (ce disais-
je à part moy) tu gasteras cette genti-femme, puis on te
fera manger aux fères (*bêtes fauves*), et ne serviras que
pour enrichir le present que ton seigneur appreste pour
le peuple.

Cependant elle me jettait à la traverse quelques molles

atteintes, des baisers continus et sans nombre, des paroles mignardes, des œillades morsillantes. En somme :
Je te tiens (ce fait-elle) *je te tiens mon pigeon, mon
moineau,* et quand me fait bien cognoistre que mes
pensées étaient vaines, et ma crainte trop inepte. Car
m'accollant d'une très estroitte embrassade, elle me reçut
tout dedans, voir tout entier. Et autant de fois que pour
l'espargner je retirois les fesses en arrière ; autant de fois
s'approchant d'un effort enragé, et m'empoignant par
l'eschine elle s'attachait à moy d'une plus pressante liaison. De façon que je croyais, je vous assure, quelque
chose me manquer pour assouvir sa volupté : et faisais
mon compte que non sans cause on dit la mère de Minotaure avoir prins si grand plaisir avec son adultère mugissant.

Les Mille et une Nuits

Ce n'est pas sans raison que le premier traducteur français des Mille et une nuits qui voulut de cette forêt de
songes, faire un jardin à la française, a taillé, diminué,
rogné de toutes parts et réduit à des dimensions plus que
modestes, l'énorme et puissant livre. M. Galland fut dans
son rôle et l'on serait mal venu à lui reprocher ses pu-
deurs.

L'Orient véritable eut paru aux lettrés de son temps,
plus sauvage que Shakespeare ne le parut à Voltaire. Il
faut également avouer que dévêtus des oripeaux *grand
siècle* dont le traducteur voila sa nudité, le génie de ces
beaux contes peut offenser les prudes et qu'il faut le revê-
tir encore si l'on veut qu'il charme comme autrefois les
petits et les grands enfants.

Nous n'en voulons pour preuve que les quatre contes,
publiés ici pour la première fois en français :

*La Dame et l'Ours ; la Princesse et le Singe ; le Conte
du troisième voleur* et *la Trente-huitième histoire du
vizir.*

Tous se réfèrent à notre sujet.

La Dame et l'Ours

On rapporte qu'au temps d'Iman-El-Hakim vivait au vieux Caire un homme que l'on appelait Wardan. Cet homme était boucher et gagnait sa vie en vendant des animaux au marché. Un jour, une femme vint à lui, lui donna un dinar Egyptien — qui vaut deux dinars et demi — et lui dit : « Donne-moi un agneau ». Puis elle loua un porteur et mit l'agneau dans son panier et partit avec lui pour revenir le lendemain matin à la première heure. Et ainsi cet homme gagna, grâce à cette femme, dix *nakra* et même plus, chaque jour, et cela continua ainsi pendant longtemps.

Un jour, Wardan se mit à réfléchir à cette affaire et il dit: « Par Allah ! il est étonnant que cette femme achète chaque jour, sans exception, un agneau et le paie un dinar d'or tandis qu'elle pourrait l'avoir pour un dirhem ». Incapable de trouver aucune réponse à cette question, il alla trouver le porteur et lui dit :

— Vous emportez chaque jour un agneau pour cette femme. Où le portez-vous ?

— O mon maître, répondit le porteur, je suis dans le plus grand étonnement au sujet de cette femme. Chaque fois que j'emporte l'agneau qu'elle a pris à votre boutique, elle s'arrête et dépense un autre dinar pour de

la nourriture, des fruits, de la cire et du sucre ; puis elle
achète à un autre homme — un chrétien — des bougies
et deux mesures de vin et donne également pour ces
achats un dinar et elle me fait porter le tout au jardin
du Vizir. Là, elle me bande les yeux, si bien que je ne
puis voir où je vais, elle me prend la main et me conduit à un endroit où elle dit : « Posez à terre ce que vous
portez ». Je mets tout dans un autre panier qui se trouve
là, elle me rend le panier vide et me conduisant par la
main me ramène à l'endroit où elle m'a bandé les yeux,
m'enlève le bandeau et me donne dix dirhems en me
disant : « Ne détruis pas de tes propres mains tes moyens
d'existence ».

Et ainsi je m'en vais et garde le silence car je me dis :
« Voici une femme qui me donne dix dirhems tous les
jours, par Allah ! je ne m'enlèverai pas moi-même le
pain de la bouche. Et certainement si vous ne m'aviez
pas questionné sur ce sujet, je n'en aurais pas dit un
mot ».

Alors Wardan dit : « Puisse le Dieu très-haut aider
cette femme ! Notre affaire à nous est seulement de
gagner chaque jour, par elle, une certaine somme.
Qu'Allah la protège ! Ayez soin de ne rien dire à personne, ou elle nous quitterait et emploierait quelqu'un
d'autre ». Le portier jura qu'il ne parlerait de cette
affaire à personne à partir de ce jour.

Et Wardan raconte : « Mais des pensées que me sug-
gérait le diable, me hantèrent et je passai une nuit
d'insomnie. Le lendemain, la femme vint, me donna un

dinar, prit l'agneau, le donna au porteur et partit. Alors
je laissai la boutique à la garde d'un de mes aides et
suivis la femme, prenant soin de ne pas être vu. J'arrivai ainsi à l'endroit dont le porteur avait parlé. De là,
je vis la femme sortir de la ville et je marchai derrière
elle jusqu'à ce que nous soyions arrivés au jardin du
Vizir. Alors je me cachai, tandis qu'elle bandait les
yeux au porteur et je la suivis à la dérobée, tantôt me
cachant dans un endroit, tantôt dans un autre, jusqu'au
moment où j'arrivai à un lieu où se trouvait une grande
pierre. La femme descendit avec le porteur et je me
cachai derrière une pierre, attendant leur retour. Elle
revint bientôt, emporta tout ce qui se trouvait dans le
panier et disparut pendant un certain temps. Quand je
crus avoir assez attendu, je marchai vers la pierre. Je
vis sur cette pierre une plaque de cuivre, qui soulevée,
mit à jour un escalier. Je descendis à pas lents et avec
mille précautions et trouvai un corridor que je pris. Ce
passage était très éclairé, bien que je ne puisse découvrir d'où venait la lumière. Enfin j'arrivai à la porte
d'une chambre et je me cachai dans un coin. Au seuil
de cette porte il y avait quelques marches et dans la
chambre plusieurs saillies avec des ouvertures ; l'endroit
était sombre et d'un aspect désolé, plein de chauves-
souris.

J'attendis, bien caché, et voici ce que je vis : La femme
prit l'agneau et en coupa les meilleurs morceaux qu'elle
mit dans une casserole et jeta le reste à un ours énorme
qui se trouvait là, tel que je n'en avais jamais vu ; il était

aussi gros qu'un chameau. L'ours mangea, sans en rien laisser, tous les morceaux que lui jeta la femme. Puis celle-ci fit cuire sa part et quand ce fut fait, elle y mit de la crême et rangea tout dans un plat de cristal ; elle prit également les friandises qu'elle avait achetées et mangea jusqu'à ce qu'elle fût rassasiée. Ensuite elle mit de côté les fruits et les conserves et versa deux mesures de vin. Elle en but une dans une coupe de cristal et donna l'autre à l'ours dans un vase d'or égyptien, puis elle se dévêtit et l'ours s'approchant, elle lui donna le meilleur de ce qui appartient aux fils d'Adam. Il recommença dix fois et tous deux tombèrent côte à côte dans un profond sommeil.

Alors je me dis: « C'est maintenant le moment d'agir car si j'attends, l'ours me verra et me mettra en pièces ». Alors j'avançai, ayant en main le couteau dont je me sers pour séparer la viande des os et voyant que tous les deux restaient dans la plus complète immobilité, épuisés de fatigue, je ne pus m'empêcher de plonger ce couteau dans la gorge de l'ours. D'un seul coup je lui séparai la tête du tronc, mais il fit entendre un tel rugissement que les murs tremblèrent.

Alors la femme se réveilla prise de terreur et voyant l'ours tué et moi tenant un couteau à la main, elle crut qu'elle allait mourir et dit :

— O Wardan ! est-ce ainsi que tu me paies de ma bonté ?

— Malheur à toi, ô ennemie de ton âme, lui dis-je.

Il y a donc une disette d'hommes pour que tu sois obligée de commettre une action aussi horrible?

Elle baissa les yeux pendant quelques instants sans répondre, puis regardant l'ours et voyant qu'il avait la tête tranchée, elle dit:

— O Wardan, tu as deux partis à prendre: ou m'obéir et te procurer ainsi le salut et l'abondance jusqu'à la fin de tes jours ou me mécontenter et causer ainsi ta perte.

Je répondis: — Je choisis de t'écouter. Dis ce que tu veux. Parle, j'écouterai.

— Coupe-moi la gorge comme tu l'as coupée à l'ours puis prends tout ce que tu veux dans ce trésor et va-t-en et que la paix d'Allah soit avec toi.

— Louange à Dieu! dis-je. Je t'aime et je te rendrai plus heureuse que ton ours ne le pouvait faire. Retourne-toi vers Allah et repens-toi et je t'épouserai et nous vivrons jusqu'à la fin de nos jours avec ce trésor.

— O Wardan! Que ceci soit loin de moi! Comment lui survivrais-je? je jure par Allah le Très-Haut que si tu ne me tues pas je causerai ta ruine. Laisse toutes ces paroles ou tu es un homme perdu. C'est tout ce que j'ai à te dire et la paix soit avec toi.

— Je te tuerai donc, lui dis-je, et tu vas aller entendre la malédiction d'Allah.

Et disant ces mots, je la pris par les cheveux et lui coupai la gorge et elle partit vers la colère d'Allah et des anges et de tous les hommes.

Wardan continue ainsi son récit: « Voyant qu'elle

parlait sérieusement, je la saisis par les cheveux et lui coupai la gorge.

Je trouvai dans le trésor tant d'or, d'argent et de perles que je ne pus tout emporter. Alors je pris un des paniers du porteur, le remplis autant qu'il me fut possible, le couvris d'un linge que j'avais avec moi et remontai l'escalier.

Mais je n'étais pas arrivé à la porte du Caire que six hommes de Hakim Beamr Allah me barrèrent la route et me dirent :

— Halte !

— Que me voulez-vous ? demandai-je.

— Ne fais pas le fanfaron et ne dis pas de mensonge, mais viens de suite devant Hakim qui nous a ordonné de ne pas te faire de mal.

Je les suivis donc, mon panier sur la tête, devant Hakim. Quand je fus devant lui, Hakim dit :

— Wardan !

— Me voici, répondis-je.

— Tu as tué l'ours et la femme ?

— Oui, dis-je.

— Enlève le panier de ta tête et repose-toi. Le panier t'appartient et personne n'y touchera.

Je déposai donc le panier devant Hakim qui le découvrit, regarda son contenu, et le rouvrit en disant:

— Fais-moi tout connaître, bien que je sache ce dont il s'agit, comme si j'avais été présent.

Alors je lui racontai tout ce qui était arrivé.

Quand j'eus fini mon histoire, il me dit :

— Viens avec moi et remets-moi le trésor.

Alors Hakim monta à cheval et j'allai avec lui à l'endroit où gisait le trésor. Mais je trouvai l'escalier fermé avec la plaque de cuivre. Alors Hakim me dit :

— Enlève la plaque, Wardan.

— Par Allah ! je ne le puis.

— Personne autre que toi ne peut ouvrir la maison au trésor, mais à ton nom elle s'ouvrira.

Alors je marchai vers la plaque et prononçai le nom d'Allah et au seul toucher de ma main, elle s'ouvrit aussi facilement qu'il était possible.

— Descends, dit Hakim, et rapporte tout ce que tu trouveras.

— Pourquoi ne descendez-vous pas avec moi, voir la femme et la bête ?

— Je périrais, parce que personne ne peut y aller sinon celui au nom duquel est le trésor et c'est en ton nom qu'il est maintenant puisque tu as tué la femme et l'ours. J'ai lu cela dans une ancienne chronique.

J'attendrai que tu reviennes.

Alors je descendis et remontai tout ce qui se trouvait là. Et Hakim fit chercher des bêtes de somme et les chargea de tout ce qu'il y avait et me rendit le panier et tout ce qu'il contenait. Avec cela j'ai assez gagné pour bâtir le marché qui est connu au Caire sous le nom de Wardan.

Wardan passa sa vie à faire le bien durant tout le règne de Hakim, jusqu'à ce qu'il mourût, et ses enfants héritèrent de lui.

Voyez donc comment la passion peut conduire les femmes à la perdition de leurs âmes et comment elles entraînent les autres dans leur chute quand il s'agit de réaliser leurs désirs et quand elles sont excitées par leurs passions.

(354ᶜ et 355ᶜ Nuits.)

La Princesse et le Singe

Il y avait une fois une fille de Sultan dont le cœur fut pris par l'amour d'un esclave noir. Celui-ci eut sa virginité et elle devint passionnée pour le plaisir si bien qu'elle ne pouvait s'en passer même une heure et elle s'en plaignit à l'une de ses femmes qui lui dit que nul n'égalait en puissance le babouin[1]. Un jour il arriva qu'un bateleur passa sous sa fenêtre treillissée, menant un grand singe ; alors elle dévoila son visage et regardant le singe, lui fit des signes avec ses yeux, si bien qu'il brisa ses liens et sa chaîne et grimpa jusqu'à la Princesse qui le cacha dans un endroit secret auprès d'elle et nuit et jour il demeura là, mangeant et buvant et satis-

---

[1] C'est d'habitude le hideux cynocéphale abyssin qu'apprivoise le montreur de singe, nommé par le populaire Kuraydati. La bête a un penchant naturel pour les femmes ; j'ai entendu parler d'un de ces singes qui essaya de prendre une fille en pleine rue et n'en fut empêché que par une sentinelle qui fit usage de sa baïonnette. (Note de Sir Richard Burton).

faisant ses désirs. Le sultan, son père, ayant entendu parler de cette chose, voulut la tuer mais elle déjoua son
projet et, se déguisant en Mameluck, elle monta à cheval après avoir chargé une mule d'or et de lingots et de
choses précieuses pour une valeur inestimable, puis emportant le singe avec elle, elle s'enfuit au Caire où elle
établit sa demeure dans l'une des maisons en dehors de
la ville, sur la limite du désert de Suez. Et, chaque jour,
elle vint acheter de la viande à un jeune homme, un
boucher, mais elle ne venait vers lui que dans l'après-
midi et elle était alors si jaune et son visage était si bou-
leversé que le jeune homme se dit en lui-même : « Il
doit y avoir quelque mystère à propos de cette esclave ».
En conséquence (dit le boucher qui raconte cette histoire)
un jour qu'elle vint à moi comme d'habitude, je sortis
en cachette derrière elle et ne cessai de la suivre de place
en place, de façon à ce qu'elle ne me voie pas, jusqu'au
moment où elle arriva à son logis auprès du désert et y
entra. Je regardai par une fente de mur et la vis aussitôt
chez elle, allumer un feu et cuire le repas dont elle
mangea sa suffisance et servit le reste à un babouin qu'elle
avait auprès d'elle.

Puis elle quitta l'habit d'esclave et se para d'une très
riche toilette de femme et j'appris ainsi que c'était une
dame de qualité. Ensuite elle prit du vin, en but et en
donna à boire au singe et celui-ci la connut près de dix
fois sans se retirer jusqu'à ce qu'elle tombât en défail-
lance et il étendit sur elle une couverture de soie et retourna à sa place. Alors je m'avançai dans le milieu de

la pièce et le singe, s'apercevant de ma présence, m'aurait mis en pièces mais je sortis en hâte mon couteau et lui ouvris la panse d'où les boyaux sortirent. Le bruit éveilla la jeune dame qui se leva terrifiée et tremblante ; et quand elle vit le singe dans cet état, elle poussa un tel cri que son âme s'échappa presque de son corps. Puis elle tomba dans une crise de nerfs et quand elle revint à elle, elle me dit : « Qui t'a poussé à commettre cette action ? Maintenant, par Allah, envoie-moi le rejoindre ! » Mais je lui parlai longuement avec tendresse et m'engageai à remplacer le singe, si bien qu'à la fin sa douleur s'apaisa et je la pris pour femme. Mais quand je dus en venir à exécuter ma promesse, j'éprouvai un échec et me trouvai pris de court en l'occurrence, ne pouvant supporter un aussi pénible labeur ; je me plaignis donc de mon cas et fis part de ses exigences exorbitantes à une certaine vieille femme qui s'engagea à arranger l'affaire et me dit : « J'ai besoin que tu m'apportes une marmite pleine de vinaigre vierge et une livre de pariétaire ». Je lui apportai ce qu'elle demandait et elle mit la pariétaire avec le vinaigre dans la marmite qu'elle plaça sur le feu jusqu'à ce que l'herbe fût bien bouillie. Alors elle m'ordonna de cohabiter avec la jeune femme et je le fis jusqu'à ce qu'elle s'évanouit ; la vieille femme l'enleva à ce moment et lui mit les parties secrètes au-dessus de la marmite. La vapeur y monta et il tomba de ses parties quelque chose que j'examinai et voici : c'était deux petits vers, l'un noir et l'autre jaune. La vieille femme dit : « Le noir se nourrissait des embrassements du nègre et le

jaune de ceux du babouin. » Alors, quand la jeune
femme fut revenue de son évanouissement, elle resta près
de moi, pleine du bonheur et de la consolation de vivre
et ne se montra plus, comme avant, infatigable, car Allah
l'avait délivrée de cet appétit : là-dessus je m'émerveillai
et la mis au courant de ce qui s'était passé. J'ai donc
vécu avec elle et elle prit la vieille femme pour lui servir
de mère, et (dit celui qui m'a conté l'histoire) la vieille
femme et le jeune homme et son épouse vécurent en joie
et en gaîté jusqu'à ce que vint à eux le Destructeur des
plaisirs et le Briseur de tous les liens et gloire soit à
l'Unique toujours vivant qui ne meurt pas et qui a dans
sa main la Domination sur le monde visible et sur
l'invisible. [1]

(355e, 356e, 357e Nuits)

[1] La bestialité, très rare en Arabie, est commune parmi ces races, les
plus débauchées qui soient au monde : les Egyptiens proprement dits et
les Sindis. C'est pour cela que le Pentateuque, dans le but d'accroître le
nombre des naissances et par conséquent des guerriers. prononçait la
peine de mort contre celui qui couchait avec une bête (Deutér. XXVII, 21).
C. S. Sonnini donne dans ses *Voyages* un curieux exemple de la lubricité des Fellahs :

« La femelle du crocodile. dit-il, est pendant le congrès retournée sur
le dos (?) et ne peut se lever sans difficulté ! Croira-t-on qu'il se trouve
des hommes qui profitent de cette situation gênante de la femelle, chassent
le mâle et le remplacent dans cette effroyable conversation ? Horribles
étreintes dont la connaissance manquait pour compléter l'histoire dégoûtante de la perversité humaine ! »

Le voyageur français oublie d'ajouter que la superstition rend compte
de cet acte hideux qui procure à ceux qui s'y livrent le charme le plus
puissant qui existe pour atteindre aux honneurs et à la richesse. L'Ajaib
al-Hind parle (chap. XXXIX) d'un certain Mohammed bin Rullishad qui
eut des rapports avec une guenon. Celle-ci conçut des petits sans poils et
à visage quasi humain. Le récit dit que le père, par suite de ses pratiques
bestiales, perdit la vue.   (*Note de Sir Richard Burton*).

Le Conte du troisième Voleur

J'avais, étant jeune, une cousine, la fille de mon oncle paternel, que j'aimais et dont j'étais aimé, tandis que son père me haïssait.

Un jour elle m'envoya dire : « Décide-toi, et viens me demander en mariage à mon père » et, comme j'étais pauvre et que son père était un riche marchand, elle m'envoya comme dot cinquante pièces d'or que j'acceptai ; et, accompagné par quatre de mes camarades, je vins à la maison du frère de mon père et, quand j'y fus, j'entrai. Mais lorsqu'il m'aperçut, son visage exprima la colère et mes amis lui dirent : « Ton neveu demande en mariage la fille de son oncle » ; aussitôt qu'il eut entendu ces paroles, il leur répondit brutalement et m'injuria, me chassant de chez lui. Je revins de là navré de douleur et le cœur brisé et je pleurai jusqu'au moment où je fus de retour auprès de ma mère qui cria : « Que t'arrive-t-il, ô mon fils ? » Je lui racontai tout ce qui m'était advenu de la part de mon oncle et elle me dit : « O mon enfant, c'est à un homme qui ne t'aime pas que tu vas demander sa fille en mariage ! » A cela je répondis : « Mère, elle m'a envoyé un message m'ordonnant d'agir ainsi et, en vérité, elle m'aime. »

— « Prends patience, ô mon fils », dit alors ma mère.

Je raffermis donc mon cœur et ma mère me promit
toutes les faveurs et toutes les joies de la part de ma cousine ; d'ailleurs celle-ci pensait à moi tout le temps et
m'envoya même sa promesse qu'elle n'en aurait jamais
d'autre. Or, voici que de certaines gens se rendirent
près de son père, lui demandèrent sa fille en mariage et
se préparèrent à l'emmener. Mais quand des nouvelles
lui parvinrent que son père se proposait de la marier à
un de ces gens, elle m'envoya dire : « Tiens-toi prêt pour
cette nuit, j'irai te rejoindre. » Quand la nuit fut à son
plein, elle parut, portant une paire de sacs où se trouvait de l'argent et des vêtements et elle conduisait une
mule appartenant à son père, sur laquelle on assujettit
des sacs.

« Allons ! » s'écria-t-elle, et je me levai avec elle dans
les ténèbres et nous marchâmes tout droit vers la ville et
Celui qui voile nous déroba ; nous ne cessâmes de marcher qu'au matin où nous nous cachâmes de peur d'être
surpris. Et quand vint la nuit suivante, nous nous apprê-
tâmes et repartîmes, mais nous ne savions où, car le Pré-
destinateur existe et ce qui est décidé pour nous est comme
la Destinée. Enfin nous arrivâmes dans un endroit vaste
et découvert où la chaleur nous étouffa et nous nous
assîmes sous un arbre pour respirer. Alors le sommeil
s'empara de moi et je tombai dans un profond engour-
dissement par l'excès de fatigue, quand tout à coup un
babouin à museau de chien vint vers la fille de mon
oncle et l'assaillit et la connut charnellement ; puis ayant

ravi sa virginité, il s'enfuit, mais je ne sus rien, tant je dormais profondément. Quand je m'éveillai, je trouvai que ma cousine avait changé d'aspect, ses couleurs avaient pâli et elle se trouvait dans l'état le plus triste; je la questionnai et elle me dit tout ce qui lui était arrivé, puis elle ajouta : « O fils de mon oncle, on ne peut échapper au Destin. »

Puis elle parla sur la prédestination du Créateur jusqu'à ce qu'elle ne trouvât plus rien à en dire. Alors nous quittâmes ce lieu et reprîmes notre voyage jusqu'au moment où nous arrivâmes à une certaine ville, fréquentée par des marchands, où nous nous procurâmes un logement que nous meublâmes de nattes et des choses nécessaires. Je me mis en quête d'un kazi et on m'en indiqua un parmi les juges de l'endroit que j'invitai avec deux de ses témoins ; puis je fis l'un d'eux Waki[1] pour ma cousine et je l'épousai. Je la possédai et me dis : « Toutes choses dépendent du Destin et du Sort ». Je restai avec elle toute une année dans cette même ville, mais une maladie s'empara d'elle et la conduisit aux portes de la mort. Alors elle me dit : « Allah te bénisse, ô fils de mon oncle! Quand je serai morte et partie et que la Destinée d'Allah viendra sur toi et te forcera à te marier encore, ne prends pour épouse qu'une fille vierge ou du moins une femme qui n'a connu l'homme qu'une fois, car, par Allah, ô mon cousin, je ne te dis que la vérité en t'assurant que le souvenir du plaisir goûté

---

[1] Témoin qui déclare au nom d'une fille majeure le consentement de celle-ci au mariage.

quand ce babouin à face de chien m'a déflorée ne m'a jamais quitté depuis ». Disant ces mots elle expira et son âme s'envola de sa chair [1].   *(469ᵉ Nuit.)*

La trente-huitième histoire du Vizir

> Conte turc traduit pour la première fois par Burton et donné par lui à la suite de ses *Mille et une nuits.*

Il y avait dans la ville du Caire un marchand qui acheta un jour une jeune esclave et l'emmena chez lui. Il y avait dans sa maison un singe ; le marchand le prit et l'entraîna vers l'esclave, disant à celle-ci : « Donne-toi à cette bête et je te ferai libre ». L'esclave obéit par contrainte et elle conçut de cette union. Quand son temps fut venu, elle enfanta un fils dont tout le corps avait la forme humaine, sauf qu'il avait une queue comme un singe. Le marchand et l'esclave s'occupèrent à élever ce fils. Un jour, comme celui-ci venait d'atteindre cinq ou six mois, le marchand remplit de lait un grand chau-

[1] C'est là une croyance populaire en Egypte mais basée sur l'ignorance. Les parties sexuelles du singe bien que susceptibles d'une érection pareille à celle d'Osiris quand il prononce un serment sur son phallus sont de dimensions trop restreintes pour suffire aux exigences naturelles de la femme. Je m'en rapporte ici au désappointement général causé en Angleterre et en Amérique par l'exhibition des gorilles faite par mon ami Paul de Chaillu. Il avait pudiquement enlevé le pénis et les testicules de ces animaux et cette délicatesse exagérée fit s'élever beaucoup de murmures... surtout parmi le sexe curieux.   *(Note de Sir Richard Burton).*

dron et alluma un grand feu. Quand le lait fut bouillant,
il saisit le petit et le jeta dans le chaudron et la jeune fille
se mit à se lamenter. Le marchand dit : « Tais-toi, ne
te lamente pas, va-t-en et sois libre », et il lui donna des
sequins. Puis il revint et le chaudron avait bouilli à un
tel point qu'il ne restait même plus d'os. Le marchand
alors enleva le chaudron et plaça sept filtres l'un au-dessus de l'autre et il prit l'écume qui s'était amassée sur
le liquide et la fit passer par les sept filtres et il ramassa
ce qui tombait dans le dernier et le mit dans une bouteille. Et la jeune esclave conçut dans son cœur une
haine amère contre le marchand et se dit en elle-même :
« De même que tu m'as brûlé le foie, je te brûlerai toi
aussi, » et elle se mit à guetter l'occasion propice. Un
jour le marchand lui dit : « Apprête-moi à manger » et
il sortit. La jeune fille fit donc cuire les aliments et mé-
langea au plat un peu du poison qui était dans la bouteille. Quand le marchand fut de retour, elle apporta le
plat, le déposa devant lui et se retira dans un coin. Le
marchand prit une cuillerée de cette nourriture et aussitôt qu'il l'eut mise dans sa bouche, il reconnut que
c'était du poison et il jeta sur la jeune fille la cuiller qu'il
avait en main. Un morceau, gros comme un pois, de
cet aliment empoisonné tomba de la cuiller sur la main
de la jeune fille et l'endroit où elle tomba devint noir.
Quant au marchand, il devint noir par tout son corps
et il enfla au point de devenir comme une outre gonflée
et mourut. Mais la jeune esclave se soigna et se guérit et
elle garda ce qui restait du poison et en vendit à ceux
qui lui en demandaient.

Essais de Montaigne

Livre II, chapitre XII.

Montaigne, en ses *Essais*, effleure le sujet de la bestialité mais ne le traite qu'au seul point de vue de l'affection déréglée des bêtes pour les êtres humains : enfants, hommes ou femmes. Le passage ne vaut guère que par la langue délicieuse du vieil auteur, mais il mérite d'être cité comme témoignage du crédit qu'ont gardé si longtemps les fables antiques, prises dans leur sens littéral.

« Les animaulx sont beaucoup plus reglez que nous ne sommes, et se contiennent avecque plus de modération souls les limites que nature nous a prescripts ; mais non pas si exactement, qu'ils n'ayent encores quelque convenance à nostre desbauche, et tout ainsi, comme il s'est trouvé des désirs furieux qui ont poulsé les hommes à l'amour des bestes, elles se treuvent aussi parfois esprinses de nostre amour, et receoivent des affections monstrueuses d'une espece à aultre : tesmoing l'elephant corrival d'Aristophanes le grammairien, en l'amour d'une jeune boutiquiere en la ville d'Alexandrie, qui ne luy cedoit en rien aux offyces d'un poursuyvant bien passionné ; car, se promenant par le marché où l'on vendoit des fruits,

il en prenoit avecques sa trompe, et les lui portoit ; il ne
la perdoit de veue que le moins qu'il luy estoit possible ;
et luy mettoit quelquefois la trompe dans le sein par
dessoubs son collet, et luy tastoit les tettins. Ils recitent
aussi d'un dragon amoureux d'une fille ; et d'une oye
esprinse de l'amour d'un enfant, en la ville d'Asope ; et
d'un belier serviteur de la menestriere Glaucia : et il se
veoid touts les jours des magots furieusement esprins de
l'amour des femmes. On veoid aussi certains animaulx
s'addonner à l'amour des masles de leur sexe. Oppianus
et aultres, recitent quelques exemples pour montrer la
reverence que les bestes, en leurs mariages, portent à la
parenté ; mais l'experience nous faict bien souvent veoir
le contraire :

Nec habetur turpe juvencæ
Ferre patrem tergo ; fit equo sua filia conjux ;
Quasque creavit, init pecudes caper ; ipsaque cujus
Semine concepta est, ex illo concipit ales.
(Ovide, Metam., X, 3₂5)[1].

[1] La génisse se livre sans honte à son père ; la cavale assouvit les désirs
du cheval dont elle est née ; le bouc s'unit aux chèvres qu'il a engendrées ;
et l'oiseau féconde l'oiseau à qui il a donné l'être.

Extrait de Nicolas Venette

C'est également sur le témoignage de récits fabuleux que le vieux Nicolas Venette s'appuie pour démontrer la fécondation possible à la suite d'un commerce charnel entre les hommes et les bêtes. Du moins, sans en faire état, se réfère-t-il à ces récits en parlant d'une créature monstrueuse.

Venette II, chap. VIII : — Si l'on doute du mélange des hommes avec les bêtes, l'on n'a qu'à jeter les yeux sur l'antiquité ; l'on y verra Pasiphaé, femme du roi Minos, engendrer un Minotaure, par les plaisirs qu'elle prit avec un taureau ; on y verra encore cette belle fille, nommée Onoscélée, engendrée d'un homme et d'une ânesse. Si ces exemples sentent un peu la fable, au moins celle de cette fille toscane, qui accoucha d'un animal moitié homme et moitié chien, ne sera pas suspecte. Volaterran nous a laissé par écrit que ce monstre naquit durant le pontificat du pape Pie III, et qu'il avait les mains, les pieds et les oreilles d'un chien et le reste d'un homme. Ces monstres sont si véritables que l'on m'a assuré qu'il en naissait dans l'île de Formose, qui avaient la figure d'homme, avec une queue velue, d'un poil roux semblable à celle d'un bœuf. Si cela était impossible, comme quelques-uns se le persuadent, jamais l'Ecriture Sainte n'aurait fait une loi là-dessus, qui condamne à mort la bête et la femme qui s'y serait soumise.

Des Satyres

Par François Hedelin

Un livre sur la Bestialité serait, au point de vue documentation, d'une insuffisance notoire si l'on n'y rappelait qu'un ouvrage existe, presque entièrement consacré à des recherches sur les monstres nés du commerce criminel de l'homme et de la chèvre ou de la femme et du bouc. C'est le traité (paru en 1627) ayant pour titre : *Des Satyres, brutes, monstres et démons, de leur nature et adoration contre l'opinion de ceux qui ont estimé les Satyres estre une espèce d'hommes distincts et separez des Adamiques,* par François Hedelin, avocat au Parlement.

« L'auteur, dit l'érudit Alcide Bonneau en son avant-propos à la réédition faite par Liseux de ce livre tombé dans l'oubli, recherche curieusemenr ce que pouvaient être ces Satyres dont l'existence nous est attestée non seulement par les poètes grecs et latins, mais par les Pères de l'Eglise.

Ces recherches sont celles d'un théologien — l'auteur entra, par la suite, dans les ordres —, ce qui ne contribue pas peu à leur étrangeté. Du moment qu'on est certain, par la Genèse, qu'il n'y avait pas un seul Satyre dans l'arche de Noé, ces êtres singuliers doivent nécessairement rentrer dans une catégorie quelconque de ceux que Dieu créa durant les sept jours de la grande Semaine. Suivant les cas et les particularités qu'on peut déduire des récits des auteurs, Fr. Hedelin en fait tantôt des singes, le naturel lascif de ces animaux expliquant d'ailleurs autant que de besoin les enlèvements de nymphes ou de femmes, par lesquels se sont toujours distingués les satyres, quand on en rencontrait communément dans les bois ; tantôt des monstres, produits incestueux de l'homme et de la chèvre, ou de la femme et du bouc : les physiologistes ne croient guère à la fécondité de pareils croisements, mais quoi ! Saint Jérôme n'a-t-il pas vu, de ses yeux, dans le désert, des Satyres nés de filles et de singes ? Ces singes ou ces monstres ne sont donc que des animaux, des bêtes brutes, dépourvues totalement d'âme immortelle. L'hippocentaure et le Satyre avec lesquels saint Antoine, allant rendre visite à l'ermite Saint Paul, eut une conversation aussi longue qu'instructive, nécessitent naturellement une troisième catégorie, car ceux-là étaient non seulement raisonnables, mais doués de l'esprit de prophétie ; c'étaient des démons, affirme l'auteur, et il a ainsi réponse à tout. ».

Les pages suivantes de son livre ont trait plus spécialement au sujet qui nous occupe.

Laissons-le donc parler, car il est plaisant à entendre, ne serait-ce que par le ton sérieux qu'il prend pour débiter des fantaisies d'érudit en mal d'explication.

...Hérodote conte que dans les montagnes de Scythie vers
les Ægryppæes, habitent des hommes demy-boucs, ou
chèvre-pieds: faisant à sa mode un peuple de ces singes demy-hommes et demy-chèvres, ainsi qu'il a faict des Cynocé-
phales, qui sont d'autres singes ayant une teste de chien. Du
nom de ces singes furent autresfois nommées les Isles satyrides, si nous voulons croire ce que Pausanias nous en a
laissé, au rapport d'un Euphemus Carien. Cet Euphemus
luy conta, que navigeant avec bonne trouppe en Italie, la
tempeste les porta en certaines Isles nommées Satyrides,
où si tost qu'ils furent abordez accoururent sur le rivage
des monstres qui y habitent, tous couverts d'un poil
roux, et traisnans des queues non moindres que celles
d'un cheval, lesquels sans proferer aucune parolle, se
jettoient à corps perdu sur les femmes d'une fureur
d'amour si enragée, que pour se délivrer d'une telle violence, ils furent contraints de mettre à l'abandon au milieu de ces monstres une femme estrangere qu'ils
avoient dans le vaisseau, et se retirer en haute mer.

LIVRE III

Des Satyres monstres, et qu'ils ne sont point hommes

S'il est vray que cest Orateur romain, Antonius Julianus,
fut loué de ce que ayant à discourir sur le subject de quelques secrets mystères d'amour, il se couvrit la face d'un

voile, que dois-je attendre en cette rencontre, en laquelle je n'ay pas à traicter d'une passion que la nature ait rendu licite, mais des effets monstrueux des sacrilèges commis contre ses sainctes loix? Devrois-je pas non seulement me couvrir le visage, mais chercher des tenèbres plus que Cimmeriennes pour me cacher tout entier, ou bien sacrifier moy-mesme en cet endroit ma main et ma plume au sage Harpocrates?

Et le bon avocat, après toutes ces excuses, allongées de deux pages que nous supprimons, arrive à son sujet : « les conjonctions entre espèces différentes », et continue ainsi :

... La nature des créatures vivantes, non plus que le reste, ne se voit pas exempte de ces déréglements. Car bien que Dieu ait mis aux sentiments de tous les animaux et versé dans l'intérieur de leur estre des propensions certaines et arrestées de se joindre chacun à son semblable, afin de perpétuer son espece, et la rendre toujours esgalle à elle-mesme, toutefois on voit assez souvent deux animaux de diverse espece, sortant des termes qui leur sont prescrits donner naissance à des bestes qui, tenant de l'un et de l'autre, ne ressemblent ny à l'un ny à l'autre et demeurent inhabiles à toute génération : et cela s'appelle monstres. Moyse, ce grand prophète et législateur auquel Dieu descouvrit les plus secrettes justices de ses volontez, par Loy expresse deffendit aux Juifs de se rendre ministres de tels meslanges irréguliers : comme estant chose contraire à tout devoir raisonnable, de faire fourvoyer la nature des voyes que Dieu mesme luy a tracées et commandé de suivre.

Ana fut celuy qui trouva le premier l'invention d'avoir des mulets, où la traduction commune porte *Les eaux chaudes*, l'Hebraïque mit *Les mulets*, et la paraphrase, *Les Forts*, à cause de la force des mulets. Action certes digne d'Ana seul et de son origine: car, estant né de l'incestueux embrassement de Sebeon et de sa mère, il eut raison de rechercher les moyens de rendre toute la nature incestueuse, pour couvrir l'opprobre de sa naissance. Encor sembleroit-il que ces actions desreiglées seroient peu condamnables, voire nullement considérables, dans les bestes brutes, dont la vie et les œuvres sont indifférents au vice et à la vertu. Mais en l'homme, qui par la raison usurpe l'empire du monde, et s'esgalle à Dieu, y voir un si détestable esgarement de nature et d'esprit, cela semble non seulement hors de vray-semblance, mais un sacrilège à l'imaginer. Il est néanmoins aussi certain qu'incroyable qu'il s'en est trouvé, dont les désirs ont esté si désordonnez, l'humanité si brutale, et la raison si desraisonnée, que de rechercher l'assouvissement de leurs appétits enragez hors les inclinations naturelles de leur espece: et qui ont donné par ce moyen la naissance à des créatures abominables, l'horreur du Ciel, l'effroy de la terre, et qui portant en leur corps la figure humaine meslée avec la brutalle, decelent par un juste jugement de Dieu la honte et l'infamie de leurs parents. C'est ce qu'ont voulu signifier les ingénieux inventeurs de fables, qui disent qu'en la guerre des geans contre les Dieux, pendant que la Lune fut desvoyée de son mouvement ordinaire, et qu'elle se leva d'autre costé que dont elle avoit accoustumé, nasquirent des monstres, et force animaux d'estrange figure, icybas. Ayant voulu, soubs ce desvoyement de la Lune, comprendre les désirs forcenez et les fureurs d'amour contraires au cours ordinaire de la nature: car la Lune n'est autre que la Déesse Venus. Aussi les Ægyptiens l'invoquoient en leurs amourettes, et Isis, qui est la mesme Lune, préside, comme disoit Endoxus, et gouverne les amours.

Qui ne sait l'origine de ce Minotaure, plus honteux aux Crétois, que dommageable aux Athéniens? Et que ne présumera-t-on point des prodigieux accouchements d'Alcippe et Glaucippe? Ce monstre demy-homme et demy-chienne ne donna pas moins d'effroy à toute l'Italie, sous Pie VI, que ce chien adultère d'estonnement aux juges romains, et cet hippocentaure nouveau-né, d'admiration aux philosophes de Grèce chez Periande. De cette sorte de monstres sont les satyres, que nous comprenons sous la deuxième espèce, dont les membres diversifiez de deux natures sont des indices trop certains de leur origine. Le chevrier Crathin, de qui la mort ne fut pas seulement l'effet d'une nouvelle jalousie, mais le témoignage d'un celeste courroux, fut père d'un satyre monstre, demy-homme et demy-chèvre, que les habitans du pays mirent au nombre des Dieux, et adorerent sous le nom de Sylvain, ou Napæe. Tel sans doute fut ce dieu Pan dont Penelope accoucha, mettant son honneur à l'ombre du desguisement en bouc d'un Mercure supposé : à l'exemple de Philire, qui cacha l'infâme nais-

sance de Chyron, soubs la figure de Saturne et encore
d'Ixion, qui fit croire que les Centaures furent engendrés
dans les nues, et non pas dans les haras de Magnésie. Et
s'il est permis de philosopher sur l'histoire, il faut dire
que Valerie, qui se précipita pour l'horreur de son crime,
ayma mieux confesser un inceste avec son père, que
d'avouer une impiété moins humaine et naturelle, qui la
fit accoucher d'un enfant, que les latins nommèrent
Sylvain (du même nom que le fils de ce Chevrier Crathin) et les Grecs Ægypan : car de ces nopces aussi pro-
digieuses et desnaturées, dit Plutarque, sont procedez les
Ægypans. La prodigieuse salacité des boucs de Mendes,
rapportée par Pindare et Herodote, qui les a faict prendre
à quelques uns pour incubes, et la vie solitaire de la
plupart des habitans de ce pays, qui sont presque tous
chevriers, ont peu vray-semblablement mettre au jour
plusieurs de ces satyres monstrueux : et Virgile semble
avoir voulu toucher en passant la génération de ces
monstres demy-hommes et demy-chèvres, quand il
chante des forêts où Evander avait basti sa ville :

Les Satyres jadis habitoient des déserts,
Naturels citoyens de ce pays sauvage,
Parmy des hommes nez des chesnes entr'ouverts
Qui de l'honnesteté ne sçavoient point l'usage.

Comme s'il vouloit dire, que la raison grossière et
brutale des pastres qui fréquentoient ces lieux déserts,
ne pouvant résister à la fureur désordonnée qui les agi-

toit, les rendoit pères de ces satyres, dont on en voyoit quelques-uns seulement vivre parmy eux.

. . . .

Les juifs, poussez d'une juste et saincte apprehension de veoir naistre de ces monstres, decernerent peine de mort contre l'un et l'autre de leurs parents, ce qui s'observe encore aujourd'hui. Et les payens, esmeus d'un pieux estonnement quand ils naissoient, après certains sacrifices de propitiation, les enterroient vifs, ou les précipitoient dans les ondes expiatoires de la mer.

Mais s'estant la religion chrestienne accreue, et telles ceremonies peu à peu intermises, et en fin abolies, les historiens, comme escrit Ammian, ont négligé depuis de faire mention des monstres qu'ils ont veu naistre.

L'Abbé en belle humeur

L'Abbé en belle humeur, nouvelle galante, (par Macé avocat) publié pour la première fois à Londres en 1700, sous le titre : *La Prosélite en belle humeur*, ce mot de prosélite correspondant, aux pays protestants, à celui d'abbé, contient une amusante scène entre un mari et sa femme.

Le mari, Géronte, assez ridicule, vient d'épancher sa bile, rendu furieux par la jalousie, jalousie excitée par un singe, joujou vivant de la dame qui le choie et le caresse plus que de raison, à son gré.

.˙.

— Je ne sais pas, dit la femme, après avoir entendu les reproches de son mari, d'un air aussi doux que le sien lui avait paru sévère et épouvantable, qui vous a troublé l'esprit de la sorte, pour attaquer, comme vous faites avec tant de chaleur, la vertu et la fidélité inviolable que je vous ai promise jusqu'au dernier moment de ma vie. Je ne vois personne au monde, et vous êtes jaloux ; comment faut-il que je vive ? Dites-le moi, je vous en prie ; je vous ay sacrifié sans aucune crainte les plus beaux de mes jours, et vous m'accusez, Monsieur, d'avoir d'indignes engagements avec un autre homme que vous.

— Ils sont indignes, vous l'avez dit, madame, ces engagements d'une belle personne comme vous, et j'aimerois mieux vous voir une femme publique et abandonnée au premier venu, que d'être persuadé comme je suis, que vous êtes sensible aux caresses du plus laid animal qui soit sur la terre. Un singe, madame, fait vos ardeurs, et moi sur la fin de ma vie, je me vois exposé à la risée du public, et l'objet de vos mépris, par la préférence que vous faites d'une bête à votre Mari.

— Vous me jettez, Monsieur, s'écria Aminte, dans la dernière surprise. Quoi ? mon singe, ce vilain magot, que je caresse par un amusement innocent, comme toutes les autres femmes qui ont reçu comme moi de pareils présents, et qui n'y entendent pas plus de finesse que j'y en trouve, quoi ? vous avez la simplicité, monsieur, de croire que j'aime cette bête plus que vous ; il y a là-dedans une faiblesse qui me passe : un homme aussi pénétrant, aussi éclairé que vous, peut-il ainsi se laisser surprendre, et me rendre si peu de justice ?

— Oui, madame, je vous en rends si peu, reprit Ormon, qu'il n'est pas possible que vous m'ôtiez de la tête que votre singe ne vous fasse pas plus de plaisir que moi. Il est toujours à vos côtés ou sur vos genoux ; il n'est point de caresses dont vous ne l'accabliez durant le jour ; les nuits, madame, il les passe avec vous, lorsque je n'y suis pas, ce qui arrive très souvent, et je ne

me persuade que trop pour mon malheur, qu'il a autant de liberté avec vous que moi, et que rien ne vous
réjouit tant que ses badineries et ses jeux. Les singes,
continua-t-il, tiennent beaucoup du naturel des hommes,
leurs ressemblances et leurs passions en approchent infiniment. Enfin, que vous dirai-je, madame, j'ai l'imagination frappée ; je crois absolument que vous l'aimez, et
le désordre de ma cervelle est si grand là-dessus, que je
crains tout des faveurs que vous pouvez lui accorder.
Vous ne seriez pas la première dame qui auroit eu des
inclinations si basses pour des animaux ; les histoires
anciennes et modernes ne nous font que trop voir de
pareils malheurs ; et je vous assure bien, madame, que
je mourrois de désespoir, si je me voyois un singe pour
successeur.

Tout ce discours d'Ormon ayant donné le temps à
Aminte de se reconnaître, et voyant qu'heureusement
pour elle, ce n'étoit point l'intrigue qu'elle avait avec
Nico qui troubloit le repos de son époux, elle n'eut pas
beaucoup de peine à le faire revenir de ses erreurs, par
le sacrifice qu'elle lui fit de ce vilain animal. Je ne
croyais pas, lui dit-elle, qu'un homme d'esprit fût
jamais capable d'une extravagance pareille à celle-ci, et
dont j'ai un sujet très grand de me plaindre ; mais non,
monsieur, je tairai cette aventure, il y va trop de votre
honneur et de ma gloire pour la divulguer, je me con-
tenterai de vous prouver que je n'ai pas des ardeurs si
infâmes que celles dont vous me soupçonnez si injuste-
ment ; et pour vous donner, monsieur, là-dessus toutes

sortes de satisfactions, je vais faire jetter cette bête dans
la Seine avec une pierre au col, de peur qu'elle n'en
réchape, et je voudrois vous faire tout autre sacrifice
pour vous prouver que je suis honnête femme, et incapable d'aucun crime de cette nature.

Ormon, satisfait de l'offre que lui fit son épouse, en
parut fort content ; et elle alloit envoyer effectivement
son singe boire à la rivière, lors qu'un laquais entrant
dans la chambre, vint avertir que l'abbé Léonardin
venoit leur rendre visite. Après s'être remis un peu
l'esprit d'une conversation si extraordinaire, on donna
l'ordre de le faire entrer.

L'abbé étoit un homme de trente-sept à trente-huit
ans, très aimable de sa personne, et surtout très galant
auprès des dames, dont il étoit souvent favorisé. Il étoit
aussi ami particulier d'Ormon et de sa famille ; et depuis
son mariage, il s'étoit mis sur le pié de passer quelques
après-midi avec son épouse qui prenoit un grand plaisir
à l'entendre raconter toutes sortes d'histoires dont il
s'acquittoit en perfection. Il s'étoit acquis une entière
liberté auprès d'elle. Après les premiers complimens, et
ayant considéré avec attention les visages et les conte-
nances d'Ormon et de son épouse, qui n'étoient pas
encore tout à fait bien remis de leur dernier entretien :
Je vois bien, dit-il, que j'ai mal pris ma bisque dans la
visite que j'ai eu intention de vous rendre aujourd'hui,
puisque je vous ay si fort troublés à mon arrivée ; mais
je croyois, dit-il en riant, qu'il n'y avoit point d'heure
du berger pour les maris et femmes, et puisque je me

suis si lourdement trompé, et que la faute est faite, je vais la réparer et vous laisser quelque temps ensemble ; trouvez bon, dit-il en prenant le singe d'Aminte, que nous allions jouer ensemble dans la salle voisine, où effectivement il entra en le faisant sauter et gambader, comme il avait coutume de faire.

Ormon et Aminte le suivirent, lui disant qu'il se trompait, que sa venue leur avait fait tous les plaisirs du monde, et qu'il avait tort de leur faire une pareille insulte. L'abbé eut bien de la peine à les croire, il leur dit cent plaisantes choses, qui servirent beaucoup à dissiper les chagrins que tant de passions différentes venaient d'agiter dans leurs âmes. Le singe parut s'efforcer à leur donner plus de plaisir que de coutume, il voulait absolument faire la barbe à Ormon, qui ne se trouvait point du tout disposé à le souffrir : au contraire il le rebuta si fort, que le singe se mettant en colère lui eut donné quelques coups de griffes après lui avoir fait cent grimaces, si Aminte, à qui il obéissait au moindre signe, ne l'en eût empêché.

Je voudrais, dit l'abbé, pour cent pistoles avoir un pareil animal. Il ne vous en coûtera pas tant, lui dit Aminte, je vous en fais présent du meilleur de mon cœur. L'abbé surpris de cette honnêteté, qu'il ne savait à quoi attribuer, fit d'abord quelque refus de le recevoir, ne voulant pas, disait-il, la priver de ses plaisirs : mais Aminte l'ayant assuré que s'il continuait à le refuser, elle en allait faire présent à un autre, l'abbé prit le parti de l'accepter, et le donna sur-le-champ à son laquais, qui le porta chez lui.

Une Passion dans le Désert

Balzac, dans une nouvelle, raconte l'idylle d'un soldat et d'une panthère. Son talent rend attrayant ce récit fantastique. Il s'étend longuement sur la psychologie de cet amour d'abord platonique et gaze sur le reste.

Un soldat provençal était tombé au pouvoir des Maugrabins, lors de l'expédition entreprise dans la Haute-Egypte par le général Desaix. Il fut emmené par les Arabes, dans les déserts situés au-delà des cataractes du Nil.

Il parvint à s'enfuir et après une longue marche il se réfugia sous les rouges lambris d'une grotte.

Au milieu de la nuit, son sommeil fut troublé par le bruit extraordinaire d'une respiration dont la sauvage énergie ne pouvait appartenir à une créature humaine. Il aperçut dans l'ombre deux lueurs faibles et jaunes et distingua bientôt un énorme animal couché à deux pas de lui.

Etait-ce un lion, un tigre ou un crocodile ?

Bientôt les reflets de la lune lui permirent de reconnaître la peau tachetée d'une panthère. C'était une femelle. La fourrure du ventre et des cuisses étincelait de blan-

cheur. Plusieurs petites taches semblables à du velours
formaient de jolis bracelets autour des pattes. La queue
musculeuse était également blanche et terminée par des
anneaux noirs. Le dessous de la robe jaune comme de
l'or mat, mais bien lisse et doux, portait ces mouche-
tures caractéristiques, nuancées en forme de roses, qui
servent à distinguer les panthères des autres espèces de
félins.

Le courage du soldat faillit s'évanouir devant ce danger. Se considérant comme mort, il attendit bravement
avec une inquiète curiosité ce qu'allait faire la panthère.

L'animal étendit violemment ses pattes comme pour
les dégourdir, bâilla, montrant ainsi l'épouvantable appareil de ses dents, sa langue fourchue aussi dure qu'une
râpe, lécha le sang qui teignait ses pattes et son museau,
se gratta la tête avec des gestes non dépourvus d'élégance.

Le soldat saisit le poignard court qu'il avait dérobé aux
Maugrabins.

En ce moment, la panthère regarda fixement l'homme
sans avancer. La rigidité de ses yeux métalliques, leur
insupportable clarté firent tressaillir le soldat surtout
quand il vit la bête qui, lentement, s'avançait vers lui.

Le contemplant d'un air caressant comme pour le ma-
gnétiser, il la laissa venir près de lui et par un mouvement doux et amoureux, il lui passa la main sur tout le
corps, de la tête à la queue, en irritant avec ses ongles
les flexibles vertèbres qui partageaient le dos jaune de
la panthère.

La bête redressa voluptueusement sa queue, ses yeux s'adoucirent. Pour la troisième fois le provençal accomplit cette caresse, elle fit alors entendre un de ces ronrons par lesquels les chats expriment leur plaisir.

Le Provençal comprenant que, par ses caresses, il allait adoucir sa redoutable ennemie, les redoubla, de manière à l'étourdir. Quand il crut avoir éteint la férocité de sa compagne, il voulut partir de la grotte, la panthère le laissa partir, mais quand elle le vit gravir la colline, en trois bonds elle le rejoignit et vint se frotter contre les jambes de son galant en faisant le gros dos à la manière des chats domestiques quêtant une caresse.

Le Français essaya de jouer avec les oreilles, de lui caresser le ventre, en lui grattant fortement la tête avec ses ongles, il lui chatouilla le crâne avec la pointe de son poignard, épiant l'heure de la tuer, mais il eut peur d'échouer. Enfin, après plusieurs jours passés ainsi, le soldat se familiarisa avec le redoutable animal qu'il avait appelé Mignonne, en souvenir de sa maîtresse. La panthère répondait à son nom. Le Provençal avait fini par connaître les différentes inflexions de sa voix, l'expression de ses regards, les caprices de toutes les taches qui nuançaient sa robe. Il avait plaisir à contempler les lignes fines des contours, les blancheurs du ventre, la grâce de la tête.

Quelque rapide que fut l'élan de la panthère, elle s'arrêtait tout court au mot de « Mignonne ». Cette amoureuse était jalouse. Un jour que le soldat la délaissait pour examiner un oiseau qui planait au-dessus d'eux,

elle fit entendre un grondement irrité ; pour la consoler,
il revint vers elle, et, après s'être mutuellement regardés,
la panthère tressaillit quand elle sentit les ongles de son
amoureux lui gratter le crâne ; ses yeux brillèrent, puis
elle les ferma comme anéantie. Balzac gaze la fin de
l'histoire, qui se termina par un malentendu. Dans un
des plus beaux moments de leur passion, la bête se retourna comme si elle eût été enragée, et entama la cuisse
de son amant. Celui-ci, se méprenant sur cette caresse
et croyant qu'il allait être dévoré, plongea son poignard
dans le cou de son amoureuse. Elle roula en criant et
en regardant sans colère celui qu'elle aimait. Le soldat,
désolé, se mit à pleurer ; il lui semblait avoir assassiné
une personne véritable en tuant par méprise, après
l'amour, cette panthère domptée par ses caresses.

Le Lion du Soudan

Louis Noir, dans son roman : *Le Lion du Soudan,*
raconte l'enlèvement de deux jeunes et jolies femmes :
Leïda et Ferida. Les gorilles, pressant leurs proies sur
leur poitrine, couvraient de baisers tout en courant le
front et les joues de leurs victimes qu'ils garaient de
tout choc. Ivres de plaisir, ils s'étaient enfuis sous bois avec
une agilité étonnante ; ils bondissaient en rugissant de
bonheur. Ils déposèrent sur le gazon les deux jeunes
filles, gambadaient autour d'elles en poussant des cris
de joie ; ils se roulèrent sur l'herbe, cherchant par des
gestes et des caresses à les apaiser. Puis, reprenant les
jeunes filles à califourchon sur leur dos, ils repartirent
à travers les bois. Les prisonnières passèrent trois jours
avec les gorilles, usant de ruse pour laisser à leurs amoureux un peu d'espérance sans exciter leurs colères !

Leïda, qui était une fille intelligente, audacieuse, fortement trempée, menait son galant à la baguette. Sa
compagne plus timide, plus naïve, tremblait devant son
gorille, désespérée à la pensée qu'un moment viendrait
où le singe, perdant patience, se livrerait sur elle aux
derniers outrages.

« Je me souviens, dit alors Leïla, que notre cousine
M'bonna nous disait que son mari l'adorait parce qu'elle
ne lui rendait pas la pareille.

« En lui promettant un baiser pour le soir, elle le faisait marcher à la baguette toute la journée comme un esclave.

« Il faut que nos gorilles soient comme ce mari. »
Les singes étaient jaloux.

Un jour que le gorille amoureux de Leïda vit celle-ci entrer dans un fourré avec son camarade, il se mit à pousser des cris de douleur, ses yeux étincelèrent ; il ne se calma que lorsque Leïda revint vers lui. Enfin les deux jeunes filles purent, sans accrocs à leur vertu, échapper à leurs ravisseurs ; elles ne leur avaient donné que leurs mains à baiser, mais à ce qu'il paraît qu'il était temps. Du reste, pour tromper leur surveillance, la rusée Leïda dut les enivrer avec du vin de palmier. Les jeunes filles, en fuyant, se retournèrent souvent ; elles éprouvaient un certain regret. Elles avaient été aimées par ces monstres quasi humains, sauvées par eux. Elles ressentaient une certaine pitié en songeant à leur désolation lorsqu'ils se réveilleraient, mais décidément les gorilles étaient trop laids, et les deux héroïnes leur préféraient les blancs, d'autant plus qu'elles aimaient et étaient aimées de deux Français jeunes, beaux, valeureux.

Dans la suite du roman, les singes, désolés de la perte des deux jeunes filles, se mettent à leur recherche et meurent en combattant pour les reprendre à un éléphant à la garde duquel elles s'étaient confiées, le reconnaissant pour avoir appartenu à leurs amants, les chefs français, qui les avaient enlevées à leur tribu.

Récits de Voyages

M. de Chaillu a passé une partie de sa vie au milieu des forêts de l'Afrique centrale, il en a rapporté de curieux souvenirs concernant les animaux africains. Il a peint le gorille en homme qui l'a vu. Il dit que le lion, l'éléphant et le léopard redoutent ces grands singes, d'une force musculaire et d'une audace incroyables. La férocité, la vigueur et la ruse des hommes des bois en font les ennemis les plus dangereux non seulement pour les animaux mais aussi pour l'homme.

Hannon, le navigateur carthaginois, parle avec effroi des *sauvages velus* qu'il a rencontrés sur la côte occidentale d'Afrique il y a plus de deux mille ans.

Le gorille court sur ses jambes de derrière, la tête courbée, le corps incliné en avant, absolument comme un homme qui, les cheveux au vent, se sauve pour éviter la mort.

Son cri, dans sa sauvagerie, a quelque chose d'humain. Le terrible léopard des montagne le redoute, l'éléphant le fuit, le lion se rencentre peu dans les endroits où est le gorille.

M. de Chaillu raconte que deux femmes Mboudenos se promenant un jour dans un bois, l'une d'elles fut enle-

vée par un gorille ; l'autre, saisie de frayeur, retourna
faire part de cette nouvelle au village.

Quelques jours après la femme enlevée reparut, elle
ne voulut jamais expliquer ce qui s'était passé entre elle
et le gorille, mais elle ne paraissait nullement en vouloir
à son ravisseur.

Il est hors de doute que les négresses enlevées par les
gorilles n'ont pas eu à se plaindre des mâles qui les ont
prises pour compagnes, un peu par la douceur, beaucoup
par la violence.

Ces femmes n'avaient été nullement maltraitées par
ces amants redoutables; les gorilles les nourrissaient le
mieux qu'ils pouvaient, ils chassaient pour elles, leurs
bâtissaient des cabanes, se montraient complaisants et
empressés.

Le savant naturaliste ajoute que lorsqu'une négresse,
par épouvante, lassitude, surprise ou brutalité, finissait
par céder à un gorille, celui-ci lui témoignait sa reconnaissance du mieux qu'il pouvait. Dans une tribu du
Congo, les femmes furent un jour émerveillées de ce
que l'une d'elles contait sur les gorilles. Les Congolaises,
obligées par leurs maris à un rude travail, menaçèrent
de quitter le village ; quelques-unes mirent ce projet à
exécution et partirent en forêt où elles furent des mieux
accueillies par les gorilles. Les maris essayèrent bien de
reprendre leurs moitiés, mais en vain.

Sept ans après, des voyageurs anglais consignèrent
leurs observations dans les registres des annales géogra-
phiques. Ils racontèrent qu'ils avaient rencontré une

troupe de gorilles installée dans une espèce de village et qui se servaient du feu pour cuire les aliments.

Ils crurent avoir affaire à des nègres, mais ils reconnurent que c'étaient des singes, mariés à des négresses, qui leur avaient appris à faire du feu et leur avaient enseigné tout ce qu'elles savaient.

Les voyageurs anglais ne purent séjourner au village qu'une demi-heure, leur présence éveillait la jalousie des gorilles et ils craignirent la colère de ces animaux redoutables.

Femmes violées par des Gorilles

Un voyageur récemment arrivé de la côte Orientale d'Afrique, racontait après dîner ses aventures les plus curieuses. La conversation tomba sur la chasse.

— Je me souviendrai toujours, dit-il, d'une chasse au gorille. Je n'ai jamais rien vu d'aussi palpitant.

Les invités le pressant de leur narrer cette histoire, il continua :

— Les gorilles sont, d'après la science, des quadrumanes mammifères, appartenant à la subdivision des singes anthropomorphes et ayant d'étroits rapports avec les chimpanzés, bien que Isidore Saint-Hilaire ait essayé de les classer à part. Les nègres de Guinée considèrent les gorilles comme de « méchants nègres » qui vivent dans les forêts et les rochers où ils se bâtissent des abris, sortes de huttes de branches et quelquefois enlèvent des négresses pour leur harem, mais sont incapables de parler ou d'allumer du feu, deux choses qui sont le privilège exclusif de l'homme. Quelques gorilles armés de lourds bâtons feraient s'enfuir toute une armée d'indigènes.

J'étais, lors de cette aventure, à Denis, dans le Gabon, sur la côte de Guinée. Il y avait là une grande hutte si-

tuée sur la lisière d'une forêt, au bas d'une colline. Cette
hutte était habitée par un missionnaire anglais et sa famille. L'aînée des filles, Esther, avait dix-huit ans et
était très jolie.

Un jour, elle disparut. Je laissai sa mère et ses sœurs
en larmes et partis avec son père, escorté de chasseurs
indigènes, pour courir à sa recherche.

Après trois jours de courses infructueuses, nous reve-
nions absolument découragés, quand, au moment où
nous étions déjà proches de la hutte, nous aperçûmes
Esther, gisant au pied d'un gros arbre, toute meurtrie
et blessée, les vêtements déchirés et recouverts de sang,
elle semblait morte, mais ses yeux ouverts nous regardaient. Le missionnaire se mit à genoux et mit son oreille
sur la poitrine de la jeune fille.

Plutôt médecin que missionnaire, je devinais de suite
ce qui était arrivé et murmurais quelques mots à l'oreille
du père. Il frémit. On souleva la jeune fille, on l'emporta
avec mille précautions dans la hutte, tandis qu'un nègre
courant en avant allait dire à la mère qu'Esther avait été
retrouvée et qu'elle vivait.

La jeune fille avait été emportée au cours d'une promenade solitaire et violée par un gorille.

Meurtrie, saignante et presque morte de terreur, elle
n'avait pas même essayé de fuir et ne se souvenait plus de
l'endroit où son terrible ravisseur l'avait emportée. Elle
était fascinée comme un oiseau surpris par un serpent,
mais elle avait supplié l'animal, avec des larmes et des
sanglots, qu'il lui fasse grâce et, bien que le gorille n'ait

pu la comprendre, il sembla, comme le lion de Florence, avoir pitié de sa victime.

Peut-être la brute sentit-elle qu'elle avait capturé un être appartenant à une race supérieure, car il logea sa prisonnière dans un recoin inaccessible qu'on ne pouvait atteindre qu'en grimpant sur des arbres.

Le gorille apporta à Esther des fruits de toutes sortes, mais quand il vit qu'elle se mourait et refusait toute nourriture, il changea d'idée et sans penser davantage à sa passion, il rapporta Esther là où il l'avait enlevée et où nous la découvrîmes.

Pour un gorille, cette conduite était presque noble, mais elle nous permit de tirer de lui une terrible vengeance.

Laissant Miss Esther aux soins de sa famille, je repartis de suite dans la forêt. Je n'avais que trois compagnons : un matelot français, un soldat anglais et un petit *pointer*, mon vieux camarade de chasse. Nous prîmes quelques aliments, d'excellents fusils et de bonnes munitions. Quant au chien, il avait sa sagacité naturelle et une obéissance inconnue aux hommes.

Nous eûmes bientôt découvert la retraite du gorille. C'était un vieux mâle, vivant seul dans les endroits rocheux dont j'ai parlé. Il avait étranglé plus d'une négresse, mais on n'avait guère tenu compte de ses méfaits jusqu'au jour de l'enlèvement de Miss Esther.

Quand nous arrivâmes à sa retraite, il n'essaya pas de fuir.

Etonné à l'aspect de ces trois hommes s'avançant sur

lui de trois côtés différents, il poussa une sorte de cri de guerre, un rugissement rauque pareil au sifflement d'une sirène de navire, les poils de son cou se hérissèrent et nous vîmes ses narines se dilater. Ce redoutable adversaire dont les panthères elles-mêmes ont peur, nous regardait comme s'il se demandait lequel de nous il allait étrangler le premier.

Le matelot français fit feu, mais la balle ne fit qu'effleurer l'épaule du monstre. Celui-ci se retourna et bondit sur l'homme, saisit le canon du fusil avec ses dents et le brisa comme si ç'eut été un morceau de canne à sucre.

L'anglais tira. J'épaulai à mon tour mais j'avais peur de blesser le matelot. Pourtant, grâce à nos revolvers, nous eûmes bientôt criblé de balles le gorille.

Blessé comme il l'était, il était encore menaçant, hurlait et gesticulait. Il nous aurait mis en pièces, en dépit de ses blessures, si je ne lui avais logé dans l'œil une balle qui le fit rouler sur le sol, en proie aux convulsions de l'agonie.

Son dernier cri fut pareil à celui d'un homme qu'on assassine.

Nous étant approchés, nous le trouvâmes gisant dans une mare de sang, grattant furieusement la terre avec ses mains énormes. Sa carcasse était horrible. Nous fîmes du feu avec les restes de sa cachette en branches et nous le brûlâmes. Telle fut la fin de cet Almaviva primitif.

————••••••————

Le dépit amoureux d'un Singe

Le singe anthropoïde devient tout à fait le héros favori d'une certaine école de romanciers et cela leur fournit un réel appoint pour l'exécution de peintures brutalement réalistes.

Le singe par lui-même ne semble pas devoir offrir un très vif intérêt, mais comme il se rapproche de l'homme par son aspect et ses sentiments, surtout en ce qui concerne les relations sexuelles, on peut lui attribuer des facultés qui le rendent presque humain.

C'est ce qu'a essayé de faire M. Armand Charpentier dans *Le Roman d'un Singe*, mais sans grand succès. Le livre est assez faible; il n'est pas non plus immoral, bien qu'un avis imprimé derrière le titre porte qu'il n'est pas destiné à être lu par les petites filles qui n'ont pas fait leur première communion et même par celles qui l'ont faite.

Mais les uns et les autres peuvent le lire sans grand inconvénient, à notre avis, car s'il contient quelque indécence, celle-ci est si soigneusement célée qu'on ne la voit pas. Certaines théories énoncées sont assez immorales peut-être, mais comme il n'apparaît guère qu'on puisse les mettre en pratique, elles ne sauraient faire beaucoup de mal.

Le docteur Théodore Halifax, en dépit de son nom d'apparence anglaise, est un médecin français habitant les Batignolles. Il n'a qu'un ami, un athlète, nommé Yvonnet. Ce docteur achète à un soldat fraîchement débarqué d'Afrique, un grand singe nommé Golo et forme avec son ami le projet d'élever ce singe et d'en faire si possible un homme « autant du moins qu'il sera en son pouvoir », comme on dit dans les contrats.

Mais la compagnie d'un singe ne saurait suffire à leurs besoins intellectuels et le docteur Halifax se cherche une maîtresse tandis que Yvonnet tombe amoureux d'une jeune anglaise qui, ne pouvant gagner de l'argent comme gouvernante, se nourrit elle et son grand-père du gain de sa prostitution... ce qui ne la rabaisse nullement aux yeux du Docteur et d'Yvonnet, au contraire.

Le docteur Halifax prend pour maîtresse une femme mariée, jolie mais volage, nommée Bertrand. Celle-ci vient chez lui et Golo qui atteint l'âge de la puberté simiesque tombe amoureux de cette femme.

Le Docteur et Mme Bertrand remarquent tous les deux cette affection déplacée et cette dernière, le type absolu de la coquette, en est plutôt flattée. Quant à Halifax, il ressent de cela quelque gêne et est presque tenté de renvoyer sa maîtresse pour épargner à son élève les angoisses d'un amour malheureux.

La jeune anglaise Clara Gibsenne (*sic*) est tellement dépourvue de préjugés qu'elle pense certain jour à offrir

à Golo ses services professionnels pour permettre au
pauvre singe d'épancher son trop plein d'affection, mais
on ne peut savoir si elle réalise ses charitables intentions;
le passage du livre n'est pas clair ou peut-être a-t-il été
modifié par l'auteur ou l'éditeur timide.

En tout cas, le pauvre Golo ne va pas mieux et quand
Mme Bertrand, profitant de l'absence de son mari, vient
passer la nuit chez son amant, le malheureux singe,
dans une crise aiguë de jalousie, se suicide par pendaison.

Le docteur Halifax lui fait de belles funérailles, mais
ses efforts pour amener un prêtre à lire les prières des
morts sur son élève et ami défunt, ne sont pas couron-
nés de succès.

Le grand-père de Clara meurt à propos, car l'on
découvre que cet avare avait amassé près de 20.000 francs,
si bien que Yvonnet et Clara peuvent se marier et aller
ouvrir un bazar à Tombouctou.

Mais avant de partir, ils tiennent une séance de spiri-
tisme dans laquelle le fantôme de Golo évoqué, leur
apparaît et, bien que ce peu intéressant quadrumane
n'ait jamais pu ni parler ni écrire tandis qu'il était sur
terre, il s'exprime correctement et cite même des passages d'Allan Kardec dont les écrits sont sans doute fort
appréciés dans le monde des esprits. Golo informe ses
amis que ses futures incarnations comprendront : un
ouvrier nègre, un général chinois, un pharmacien anglais
et l'un des derniers papes. Ceci, bien entendu, n'est pas

tout le programme d'avenir qui lui est réservé, mais c'est tout ce qu'il peut en révéler.

Il faut espérer que si M. Armand Charpentier essaie de le suivre dans l'un quelconque de ses avatars ou dans tous, il nous donnera un livre meilleur que *Le Roman d'un Singe*.

L'Homme-Singe

Que le gorille ait l'habitude d'enlever des négresses et de les violer, il est permis d'en douter, mais si nous donnons à une assertion de ce genre plus de crédit que n'en comporte un récit de voyageur, nous n'en devons pas moins reconnaître que de telles unions sont infécondes.

Aucun explorateur africain n'a affirmé avoir rencontré dans un village indigène une créature moitié singe, moitié homme. Il est vrai que les sauvages auraient très probablement mis à mort la mère et son produit — nous n'osons pas dire enfant — mais les voyageurs auraient entendu parler d'un événement de ce genre et l'auraient consigné dans leurs notes.

Mais ce qui ferait hésiter un voyageur ne fait pas reculer un romancier, et M. Emile Dodillon a utilisé ce sujet dans un très curieux livre : *Hemo*. Nous pouvons lui être reconnaissants d'avoir écrit un roman physiologique ; c'est presque un rafraîchissement au regard de tant de fastidieuses études psychologiques.

L'histoire est celle-ci :

Jan Maas est le douzième fils, le plus jeune, d'un portier d'église à Rotterdam. A l'exception de l'aîné et de

lui-même, toute la famille meurt de consomption. Jan
est un étudiant, un rêveur ; il entretient de vagues espoirs
de régénérer la race humaine par l'union de races pures
auxquelles la consomption, la syphilis et autres maladies de civilisation sont inconnues.

Une mission inattendue qui lui est confiée, lui permet
de voyager et il part pour l'Afrique. Il échappe au danger de devenir la pièce de résistance d'un festin de can-
nibale en administrant une dose de quinine au chef malade d'un accès de fièvre, ce qui le fait prendre en grande
vénération par les indigènes. Un jour, il accompagne
une partie de chasse et est témoin de l'incident suivant :

« Une très jeune fille, intrépide chasseresse, les suivait. Elle se tenait un peu en arrière et s'était arrêtée
un moment pour admirer sa nudité dans une flaque
d'eau quand on l'entendit appeler au secours. Un énorme
gorille l'avait saisie et l'emportait. Le jeune homme qui
devait épouser cette fille fut le premier à courir à son
aide et parvint à transpercer l'animal d'une de ses
flèches empoisonnées. Se sentant blessé, le d'jinna —
c'est ainsi que les indigènes nomment le gorille — jeta
la jeune fille sur l'herbe et s'apprêta à la violer, comme
s'il voulait assouvir sa luxure avant de mourir. Mais les
hommes étant accourus tuèrent le monstre à coups de
lances. Le gorille tomba raide mort en arrière ; ses longs
bras puissants étendus et ses lèvres entr'ouvertes semblaient, malgré les longues dents canines qui les dépas-
saient, esquisser un sourire d'extase plutôt qu'une gri-

mace de haine. La jeune fille, qui n'avait aucun mal, se remit sur ses pieds en frappant sur ses grosses fesses pour en enlever la poussière, et sourit. Sur la route, au retour, elle avoua tout bas à Jan que sa peur n'avait pas été très grande, car les hommes velus des forêts ne font jamais de mal aux femmes. Jan, toujours curieux, lui demanda pourquoi elle avait crié ; elle expliqua que si elle ne l'avait pas fait, elle eût été considérée comme impure pendant sept semaines et que cela eût retardé son mariage.

Jan se bâtit une hutte sur la lisière de la forêt et toute la faune indigène lui rend visite à l'exception des gorilles, mais un jour, après un orage torrentiel, il entend des cris de détresse et, se rendant à l'endroit d'où ces cris lui parviennent, il trouve deux gorilles, un mâle et une femelle.

Le bras de la femelle est pris dans la fente d'un arbre et le pauvre animal semble devoir subir le sort de Milon de Crotone.

Jan court à son aide, mais le mâle se méprenant sur son intention, bondit sur lui et saisit dans sa mâchoire le canon du fusil de Jan. Le fusil part accidentellement et la tête du gorille est fracassée. Jan prend alors son couteau de poche qui contient une petite scie et délivre la jeune femelle. Mais la pauvre créature ne peut marcher, elle s'est également blessée au genou et Jan l'emporte dans sa hutte où, par ses soins et son attention, il acquiert sa reconnaissance.

Le bras fortement meurtri se gangrène bientôt. Jan

est obligé de lier solidement l'animal et de lui faire l'amputation de ce membre jusqu'à l'épaule.

D'ginna ne paraît pas trop souffrir de l'opération et s'endort presque aussitôt après, mais quand elle entre en convalescence, elle se refuse énergiquement à être soumise à la diète. Un jour même, Jan ayant refusé de lui donner à manger, elle lui mord le doigt si cruellement qu'il s'évanouit. La guenon, prise de remords, lui mit alors les bras autour du cou et le caressa comme il la caressait souvent.

Quand il revient à lui, il frappe sur la tête de l'animal, comme on frappe sur celle d'un chien.

Tout à coup, il se redresse, surpris d'un étrange contact. Les ténèbres régnaient dans la hutte. Rougissant de sentir qu'il avait rougi, honteux de sa honte même, il supposait déjà un simple hasard, quand les mêmes caresses se renouvellent d'une façon si précise et si définie qu'il est obligé de comprendre qu'elles lui étaient faites avec intention et il bondit hors de la hutte, fou de terreur.

La fraîcheur de la nuit et une pipe d'une sorte de tabac qu'il avait découvert, lui rendirent son sang-froid. Il se recouche, mais à peine est-il assoupi que les mêmes attouchements recommencent.

Alors il alluma sa lampe et n'osa plus l'éteindre. D'ginna reprit sa place, reposa comme elle le faisait durant le cours de sa vie sauvage, quand appuyée au tronc d'un arbre, à l'intersection de quelque grosse branche, ses mains sur ses genoux. Les yeux fermés, elle feignait de dormir, ce qui se voyait à la moue de ses lèvres, une moue d'enfant gâté. Jan, qui marchait de long en large dans sa hutte pour apaiser son horreur, voyait tout en passant et en repassant devant elle qu'elle lui lançait en dessous des regards singuliers, presque semblables à ceux dont les jeunes servantes de Haarlem agaçaient sa timidité quand il n'était qu'un jeune garçon.

« Peut-être était-ce un jeu de la lumière vacillant au vent de ses allées et venues ; pour la dixième fois au moins, il lui sembla que l'insomnie et la fatigue abusaient ses sens, et il regagna son lit : D'ginna doucement glissée à ses côtés le ramena à la réalité. S'esquiver au froid des grandes herbes ? Il savait trop la traîtrise de ces nuits suaves où les miasmes, le virus le plus pernicieux, tueurs lents mais plus impitoyables que les fauves, s'exhalent sans cesse d'un sol qui les accumule, les vivifie, les couve dans des siècles et des siècles de détritus organiques. Cependant il flageolait et dormait sur ses jambes. Réfugié dans ses livres, le remède ordinaire à ses ennuis, à ses maux, il tomba sur les théories modernes de l'origine de l'homme, théories dont il démêlait mal les complexités et les apparentes contradictions, son manque de hardiesse n'accordant jamais assez d'importance aux notions d'espace et surtout de temps, capitales en ces études. Automatiquement, il se retourna pour examiner la calme façon de D'ginna toujours appuyée à la muraille. Ainsi, cette créature n'est pas son aïeule directe comme tant d'esprits frivoles accusent les savants de l'enseigner, lesquels justement s'accordent à

le nier, mais descend avec lui, comme deux rameaux
latéraux, de la même souche génésique, d'un animal
inhabile à la marche debout et sans langage articulé.
L'imagination grisée, Jan supprimait les temps non
mesurables écoulés et se figurait cet ancêtre commun,
géant à quatre pattes, poilu et sans parole, inconnu et
disparu depuis la période miocène; d'un de ses flancs
naissaient les grands singes qui devaient le représenter
plus spécialement dans les anthropomorphes actuels; de
l'autre, l'homme primitif quasiment encore son semblable, mais qui bientôt taillera les silex de Thenay et
s'appropriant le soleil le domestiquera pour ses plus
fugaces besoins en trouvant le feu et le fixant à l'abri des
cavernes. Et D'ginna lui apparut alors moins différente
de lui-même, d'une race inférieure, mais voisine. Son
existence avec les pahouins lui facilita l'accueil de cette
conclusion, dès qu'elle eut commencé de poindre comme
une lueur en son cerveau. Il s'agenouilla sous le coup
de massue d'une idée subite. Toutes ses artères lui char-
rièrent de l'ivresse. Ne tient-il pas ce renom, cette gloire
scientifique, objet de tous ses rêves et pour laquelle il a
déjà tant souffert? Les rapports sexuels possibles ne
prouvent-ils pas une identité de nature? Il se releva,
s'approcha, et croyant bien n'agir que dans la plénitude
de son libre arbitre, se rendant cette justice qu'il n'obéissait à l'éréthisme d'aucun vil désir, il saisit D'ginna
maintenant résistante, et l'épousa.

Le lendemain, l'enthousiasme de l'expérimentateur ne
lui en imposant plus, il jugea son œuvre une tentation

diabolique, se considéra comme déchu à jamais, pleura sa candeur ancienne dans la forêt où il fuyait en évitant les flaques d'eau qui eussent pu le mirer. Mais les nuits l'incitant par de troublants souvenirs plus forts que des remords, il lutta en vain ; des doutes insidieux l'assaillirent ; l'hymen monstrueux devint définitif ; et le pauvre Jan offrit bientôt un rare exemple de dédoublement de la volonté. Le jour, il vaquait à ses besognes ordinaires de nouveau Robinson, plus léger même de soucis que par le passé, ne se rappelant rien, indifférent aux traces dont les brûlants baisers de D'ginna lui tatouaient le corps ; dès le crépuscule, comme les plaies mal guéries du chien enragé se rouvrent et l'aiguillonnent pour de plus féroces batailles, chacune des vieilles caresses semblait s'élargir, s'envenimer, et il se précipitait vers sa maîtresse pour lui en demander de nouvelles, plus âcres, plus profondes.

Il ne guérit de cette espèce de somnambulisme qu'un matin qu'il jardinait, en constatant la grossesse de son amie. En train de s'épouiller les plis de l'aine, à croupeton au soleil et un peu renversée en arrière, son ventre dans cette pose arrondissait au loin une ombre si ridicule que Jan d'abord refusa de croire ce qui lui sautait aux yeux. Atterré lorsqu'il comprit, le pacte rompu, l'ensorcellement dissipé, la mémoire éclaircie, il accepta l'aventure à titre d'expiation, puis se jura de confesser son crime avec une absolue franchise. Je serai déshonoré, songea-t-il, mais immortel ; les ignorants, les banals honnêtes gens me chasseront des pays civilisés pour que

ma vue n'y souille pas les femmes ni les filles, mais en
faveur du résultat leur apportant la solution expérimen-
tale des plus graves, des plus ardues questions de l'anthropologie, les fanatiques de cette science, en leur for
intérieur et dans leurs leçons orales sinon dans leurs
écrits, me pardonneront ce que le vulgaire appellera
mon immonde bestialité.

Des mois passèrent.

Le fleuve rentré dans ses rives, les sentiers praticables,
des pahouins arrivèrent le consulter pour leurs malades,
dont le nombre augmentait après chaque hivernage.
L'estimant toujours le maître de leurs médecins féti-
cheurs et conquis d'ailleurs par sa bonté, ils ne lui ménagèrent pas les cadeaux, renouvelèrent ses provisions
d'huile, de miel, de maïs, d'instruments de pêche, de
collets préparés pour la chasse des oiseaux et du menu
gibier, puis, heureux de voir enfin satisfaite son envie
de posséder un grand singe, ils le félicitèrent d'avoir pu
se procurer une femelle pleine, sachant, lui dirent-ils,
que lorsqu'elles sont dans cet état leur mâle les défend à
outrance. Un de leurs javelots endentés comme un
requin n'eut pas plus écharpé le cœur de Jan que ce
compliment. Il céla sa douleur soudaine. Mais les ayant
reconduits jusqu'aux bords du Como et se retrouvant
seul, l'idée qu'ils avaient peut-être raison, que probablement D'ginna était déjà grosse quand il lui avait tué son
vigoureux compagnon, le plongea dans une si cruelle
perplexité qu'il ne mangea ni ne dormit de plusieurs
jours. La créature qui naîtrait ne serait donc ni un

demi-homme, ni un demi-singe, mais un singe parfait. Et ses doutes sont d'autant plus graves qu'il n'a jamais aperçu chez D'ginna aucun signe de menstruation.

Des mois se passent. D'ginna s'alite et voici la très réaliste description de son accouchement :

« Des minutes, des siècles pour Jan, D'ginna se roidissait, hurlait dans d'atroces efforts, la bouche pleine d'écume, le corps tout entier tordu en arc de cercle, n'appuyant sur le lit que par la nuque et les talons. Elle s'affaissait. Mais montrant aussitôt que ce n'étaient là que les faux repos d'une machine animale à bout de forces et se recueillant pour de plus terribles accès, la mousse entre ses lèvres continuait à fluer, sanglante, spumeuse, et des contractures locales roulaient des nœuds le long des masses musculaires, laissant après leur passage, sur la peau, des sillons de poils aussi hérissés et vibrants que s'ils eussent été piqués sur des cordes sonores.

Comme il se penchait vers elle pour lui murmurer d'encourageantes paroles, évitant de la regarder et de la toucher, car elle le brûlait de ses yeux et au moindre contact le rejetait en arrière d'une secousse électrique, un cri, mille fois plus âpre que tous les autres et qu'on eût dit le déchirement produit par la détente subite d'une âme faisant éclater son enveloppe charnelle, pénétra Jan jusqu'aux moëlles. Il l'avait tirée en travers, au bord des couvertures, et lui maintenait les genoux remontés et fléchis sur le bassin, position qu'il croyait le plus favorable à l'agrandissement des voies génératrices. Tout à coup, il se sentit les cuisses inondées. La poche des eaux se rupturait. Parmi les débris informes, tièdes, fades, qui suivaient et grouillaient à ses pieds et d'où sortaient des rugissements qui le rendaient fou de joie et de terreur tout ensemble, Jan, abandonnant la mère retombée inerte, démêlait, non sans peine, le nouveau né, et opérait le détachement complet des membranes placentaires et la ligature du cordon ombilical.

Dès que D'ginna est suffisamment remise — car Jan insiste pour qu'elle se repose un mois entier, tout comme une dame à la mode — l'heureux père conduit la mère et l'enfant vers un étang délicieux qu'il a découvert et là baptise son fils et lui donne le nom de Hemo, le mot grec désignant le sang, voulant montrer qu'il avait, dans ses veines, du sang d'homme.

Mais si Hemo n'est qu'un demi-homme, D'ginna, elle, est absolument singe. Elle regrette sa liberté ou peut-être honteuse d'avoir offensé la morale simiesque en s'unissant à un homme, elle essaye de s'échapper, en emportant Hemo. Jan les poursuit et arrive juste à temps pour voir D'ginna tomber dans un marais, mais elle lui tend dans un dernier effort le petit Hemo et se noye.

De nombreuses pages sont maintenant consacrées à la description de l'enfance de Hemo. Son père tient un journal dans lequel il note avec soin sous les rubriques « Hemo-homme » et « Hemo-singe » tout ce qui peut servir à indiquer la catégorie vers laquelle incline le monstre hybride, mais Jan est obligé de s'avouer que les deux colonnes se balancent exactement. Il procure à son « fils » une petite négresse pour compagne de jeu et, peut-être, future femme : Hemo remarque les différences anatomiques qui existent entre lui et la petite et goûte ainsi pour la première fois à l'arbre de la science du bien et du mal.

Hemo, plus âgé, vagabonde, et un jour qu'il se trouve assez loin de la hutte paternelle, il est pris par un chasseur indigène et vendu pour un vieux pistolet à Sir Thomas Stayel, un voyageur anglais envoyé en Afrique par la Société anti-esclavagiste. Jan tombe malade de la fièvre en apprenant cette nouvelle et ne peut poursuivre les ravisseurs de son enfant. Quand il revient à la santé, le rêve de sa vie est pour jamais détruit, et le cœur brisé, l'esprit égaré, il ramasse le peu qu'il possède et se décide à retourner dans la maison de son père, pour y finir ses jours.

Quelques années après, il est en Hollande. Là, un journal qui lui tombe dans les mains lui apprend qu'un singe, merveilleux auteur, joue le rôle de Pierrot, dans une pantomime, en un music-hall d'Amsterdam, avec une troupe de clowns anglais. Dans un numéro plus récent, il lit que le singe Hemo (le voyageur anglais avait su le nom par les indigènes et l'avait retenu) a tué le malheureux acteur avec lequel il jouait, jaloux de ses attentions vis-à-vis de la jeune anglaise qui remplissait le rôle de Colombine.

L'engagement de la troupe est naturellement rompu, les représentations cessent et le singe homicide est enfermé dans une cage du Jardin zoologique de la ville.

Jan a la chance de rencontrer Miss Betty, la jeune

anglaise dont les beaux yeux ont fait de Hemo un assassin. Elle et sa sœur soutiennent leur père, du produit de leur prostitution. Elle raconte à Jan que dans la pantomime où jouait Hemo, l'arlequin était lié et enfermé dans un matelas par son rival Pierrot, qui prend ensuite une épée et l'enfonce à plusieurs reprises dans le matelas. L'auteur bien entendu s'était dérobé par une trappe. Hemo tenait parfaitement son rôle, mais il finit par découvrir qu'il y avait autre chose qu'un amour de théâtre entre Arlequin et Colombine et, un soir, au lieu de placer le matelas contre la trappe, il le mit en un autre endroit et y enfonça rageusement son épée. La salle applaudissait frénétiquement, croyant à une scène réaliste fort bien jouée, mais quand on vit sortir des coulisses le régisseur et les machinistes épouvantés, tout le monde comprit que l'on venait d'assister à un véritable meurtre.

Miss Betty s'était évanouie. Quand elle revint à elle, elle sentit qu'Hemo l'emportait et grimpait aux frises en la tenant serrée contre lui, mais il l'étreignait si doucement et la regardait avec tant d'amour qu'elle ne ressentit aucune frayeur et, quand il l'eut mise en sûreté et se retourna, féroce, montrant les dents à la foule des machinistes, des soldats, des pompiers qui le poursuivaient, elle ne put s'empêcher de lui crier : « Hemo ! à moi ! reviens ! je t'aime ! »

Le pauvre Jan, après avoir entendu cette histoire, s'en va comme un fou.

Un soir, il entend les cris de : « Au feu ! au feu ! ». « Où est-ce ? » demande-t-on. «Au jardin Zoologique !... la maison des singes est en feu ! »

Jan court vers le lieu du sinistre et trouve le malheureux Hemo se balançant à un trapèze au-dessus des flammes, ne pouvant s'échapper de la cage de fer qui le tient prisonnier. Jan tombe à genoux et crie : « Hemo ! mon fils ! mon fils ! »

A ces mots, le singe disparaît dans Hemo et l'homme se révèle. Tout l'enseignement patient auquel Jan a consacré des années porte ses fruits à cette minute suprême et Hemo chante son hymne funèbre au feu, jusqu'à ce que n'en pouvant plus, suffoqué, il ouvre les bras dans un dernier adieu à son père et tombe dans les flammes.

Jan tombe à son tour comme foudroyé. Quand il revient à lui, sa raison l'a quitté. Il finit ses jours dans un asile d'aliénés, son pauvre esprit usant ses dernières lueurs à vouloir résoudre les grands problèmes qui l'ont tant torturé : la religion, l'origine des espèces, etc.

Ainsi finit un livre qui pour n'être pas d'une lecture très plaisante, n'en est pas moins puissamment écrit et qui donnera matière à réflexion à ceux qui étudient ces questions si graves avec un cerveau mieux équilibré que celui du malheureux Jan Maas.

L'Animale

(Par Rachilde)

La plupart des auteurs que nous avons cités, sauf Montaigne en un court passage de son œuvre et Balzac, dans son récit d'*Une passion au désert*, s'étendent avec une complaisance plus ou moins grande sur l'amour de l'être humain pour la bête. Cependant, bien que non perverti mais encore bien étrange, le sentiment d'attachement à forme sensuelle de la bête pour l'homme aurait dû tenter davantage les écrivains soucieux des arcanes de la nature et de la vie. Un auteur féminin, mais de cerveau viril, d'un talent délicat et sauvage, Rachilde qui, si elle est d'imagination perverse, l'est aussi naturellement que l'on respire, a décrit dans son étrange roman l'*Animale*, la passion d'un chat pour sa maîtresse. C'est une des plus belles pages de son livre.

« Ce fut durant cet hiver noir qu'à vivre en un perpétuel tête-à-tête avec son chat elle découvrit une passion dont elle n'avait point encore goûté ; Laure *sentit* que Lion était amoureux d'elle, cela sans trop d'étonnement, sa névrose s'accommodant de toutes les situations ridicules. Cet amour d'une bête pour elle se témoignait jusqu'à l'évidence, et elle aurait dû s'en émouvoir plus

tôt ; le pauvre petit avait dû bien souffrir de la jalousie.
Des heures passaient dans une mutuelle contemplation,
et, gravement tendre, l'animal lui parlait le langage si
éloquent des yeux. Blottis près du foyer après leur triste
repas, où, se bourrant de pain, elle sacrifiait la moitié
de sa viande à la voracité du joli fauve pour qu'il eût sa
ration ordinaire, ils restaient mollement étendus sur les
coussins. Laure s'hypnotisant peu à peu, cherchant des
pensées dans ces trous de lumière qui reflétaient l'ardeur
des braises, croyait se plonger dans un abîme de volup-
tés mystiques et les étincelles phosphorescentes, tantôt
vertes tantôt rouges, allumaient en elle un délicat incendie. Il y avait là des horizons inconnus, tout un monde
qui se livrait à elle par ces petites fentes mystérieuses.
Lorsqu'il allait se frotter aux astres en courant sur les
toits, ce chat n'en rapportait-il point comme une divine
essence d'amour ? Cette essence irisait son poil et le faisait luire de toutes les nuances des arcs-en-ciel, elle im-
prégnait ses prunelles d'une flamme extatique, elle
aiguisait ses dents, les faisait à la fois cruelles
et douces, elle donnait à sa langue rose tour à tour la
fine aspérité qui vous irrite et la mièvrerie qui vous
câline, et cet être exclusivement né pour les caresses ne
vivait ainsi que pour son plaisir !

Dans l'étroitesse de leur existence, où l'amour d'un
homme ne trouvait plus de place, elle fit ses délices de
son chat et jouit véritablement d'un bonheur animal
très exquis. Ces deux simples créatures, si naturellement compliquées, s'entendaient à merveille et ressen-

taient les mêmes ennuis, les mêmes impatiences, les mêmes joies. Quand Laure avait la migraine, Lion s'agitait, fouettant sa queue sur ses flancs, miaulant, le nez levé comme pour se débarrasser d'un poids pesant sur son crâne, semblait souffrir du même mal. Quand Laure avait froid, la nuit, dans son grand lit jaune, Lion se faufilait sous les couvertures, venait se presser contre elle, et s'exaspérant du même froid, ronronnait à perdre haleine pour tâcher de réagir. Quand Laure boudait, regrettait le temps écoulé, pensait à ses autres amoureux plus pratiques, Lion, rencogné, pelotonné en une boule de mauvaise humeur, fermait les yeux, tarissait ses effluves de radieuses tendresses, ne donnait plus signe de vie ; et quand Laure, heureuse sous un pâle rayon de soleil, daignait enfin reprendre les jeux avec de joyeux gestes de rusée, Lion bondissait, déployait des grâces et avait l'air de s'amuser rien que pour la distraire, elle, sa reine !

Parfois, couché dans le berceau de ses genoux, il posait sa patte, à mouvements réflexes, sur sa main, et un malicieux sourire flottant dans ses moustaches blanches de vieux penseur, ses deux petits crocs ressortis, le bout de sa langue à peine tiré, recourbé en pétale de dahlia, il avait l'air de lui dire :

— Non, je n'en suis pas un, mais pour la fidélité je les vaux tous.

Parfois, pris d'un délire extraordinaire, la bête s'élançait de la hauteur d'un meuble sur elle, la prenait en traître par derrière, s'agriffait à ses épaules comme

quelqu'un qui essaye de vous renverser, lui mordillait
la nuque en poussant des clameurs sauvages où écla-
taient toutes les imprécations du respectueux amour qui
se révolte ; et Laure se sauvait, l'emportant jusqu'à son
lit, inquiète de le trouver si puissant, le roulait dans le
satin en le fustigeant à coups d'éventail, parce qu'elle
en avait eu tout soudainement la terreur, s'était vue à sa
merci et sentait son sexe se troubler à ces appels déchi
rants d'un autre sexe.

Il la flairait aussi plus tenacement aux époques de ses
retours de mois, pendant les jours où elle sentait plus
fort la femme, se rapprochait davantage de la femelle.

Comme exultant, il la suivait pas à pas, avec des
allures de passionné, reniflant les jupons douteux, grattant les étoffes traînant dans les angles sombres, mettant des linges en lambeaux et revenant ensuite sur ses
talons, la gueule mi-ouverte, les yeux féroces, comique
à force d'être enamouré d'une chose impossible, pleurant
d'un ton navrant de quémandeur idiotisé que jamais
rien n'assouvira.

Il tyrannisait Laure avec des habitudes égoïstes, la
faisant se tenir les bras arrondis pendant des journées
entières, ne se dérangeant pas pour manger, exigeant
qu'elle lui coupât sa viande par bribes imperceptibles
qu'il daignait, tous les quarts d'heure, mâchiller du bout
des lèvres. Il demeurait ensuite là pour sa digestion, la
tête appuyée mollement sur le sein de la jeune femme,
ses pattes réunies en bouquet, ou brusquement déten-
dues comme des ressorts, jetant des syllabes de miaule-

ment, des demi-mots bas afin de la distraire quand il la voyait prête à le lâcher.

— Rien que nous deux ? paraissait-il dire, savourant sa jubilation intime, tellement intime qu'il n'en laissait plus deviner aucun frémissement, finissant par faire semblant de dormir.

Un lien électrique les unissait. Lion comprenait à un geste que Laure allait ouvrir la porte, sortir pour aller chercher leur dîner. Il s'empressait autour d'elle, voulant lui manifester son plaisir et son chagrin, plaisir de manger bientôt une friandise, chagrin de ce qu'elle aurait froid dehors, toute seule. Souvent, assis sur le palier, il guettait sa rentrée, déjà disposé à des scènes de jalousie parce qu'il avait trop attendu.

— Comment ferons-nous, disait naïvement la jeune femme, quand nous serons trois encore ?

Plus leur intimité devenait profonde, plus l'animal semblait se hausser à une dignité d'homme et se montrait gourmand de sa chair, impérieux dans ses caresses, surtout volontaire dans ses capricieuses fantaisies.

A la Noël, comme il lui avait volé sous ses yeux le pauvre morceau de pâté qu'elle avait acheté pour leur réveillon, elle le gronda, se fit sévère, se rappelant les corrections maternelles de jadis ; elle se saisit du petit balai aux cendres, le menaça, le poursuivit, mais le cynique animal se retourna, les yeux fulgurants, d'un bond énorme lui sauta au visage et elle crut qu'il allait la mordre, lui labourer les joues de ses griffes ; elle cria de peur malgré elle, mais lui, la tenant par le cou de ses deux pattes nerveuses, se contenta de la lécher sur les paupières qu'elle avait tout de suite baissées. On eût dit que, désirant d'abord la massacrer, il avait réfléchi qu'après tout elle était sa maîtresse, et que, se bornant à lui prouver sa force, il daignait l'épargner pour ce jour-là. Laure fut si attendrie qu'elle pleura. Désormais, chaque fois qu'elle voulut le gronder, il employa le même moyen, se précipita sur elle et demanda pardon, lui faisant tomber les bras d'admiration reconnaissante.

Toute détraquée par le contact de cette fourrure, qu'elle galvanisait de sa chaude humanité, où elle introduisait son fluide cérébral, elle perdait, abîmait son esprit dans la contemplation de l'impossible. Elle en avait aussi la frayeur et l'attirance, comme si, par ces petites fentes lumineuses où brillaient les étincelles d'un feu diabolique, un vide l'aspirait toute, la buvait. *Quelqu'un, quelque chose*, peut-être l'âme de la bête elle-même (a-t-on dit tous les mystères de ce monde muré ?), lui lançait un sort derrière cet ondoyant fantôme de chat, l'envoûtait, et elle se laissait docilement subjuguer, satisfaite de perdre en intelligence ce que Lion lui rendait en caresses. Vieille fille par certaine manie d'ordre, à cause de certaines idées provinciales qui lui restaient, elle devait bien réaliser le rêve que ce chat pouvait former d'une compagne.

Soigneux de sa personne, Lion se lustrait toute l'après-midi ; Laure était capable de repriser sa robe ; gourmands autant l'un que l'autre, ils s'extasiaient devant les bons plats, et tout se passait dans leur commun logis d'une façon aussi correcte qu'extravagante. Ils dormaient

le jour, couraient les toits la nuit, se plaisaient aux
mêmes évocations de chimères et s'évanouissaient dans
les mêmes accès de paresse.

Au carnaval, la malheureuse fille, n'ayant presque plus
d'argent, dut renoncer à le nourrir de viande. Elle trem-
pait leur pain dans un sou de lait pour eux deux, et Lion
dépérit. D'ailleurs une sorte de langueur s'était déjà
emparée de la belle bête, qui devenait maussade, dédaignait tous les jeux, et s'étirait en des poses d'hystérique
avec des bâillements fous. On se chauffait mal, Laure
avait mis ses derniers bijoux au Mont-de-Piété, s'en-
dettait à présent chez ses fournisseurs. Ils demeuraient
des jours couchés dans leur lit, grelottant, se serrant
davantage, ayant tous les deux ils ne savaient quelles
crispations de mauvais augure. Lui la contemplait déses-
pérément, devinant, d'instinct, des choses horribles cou-
vant dans l'atmosphère ténébreuse, et Laure, toujours
fataliste, lui souriait, s'amusait encore de lui en dépit de
la faim qui la torturait, du froid qui lui voilait l'avenir
d'un linceul blanc. Une fois, comme il se roulait dans sa
main, ayant une vague envie de la griffer, grondant sour-
dement, elle osa jouer avec la mignonne corne de corail
s'érigeant parmi les soies rousses de son ventre, et eut
le geste moqueur de les tourner contre leur infortune,
la jettatura! Le soir de ce jour, Lion, peut-être offensé,
l'air morne, grimpa péniblement l'échelle qui conduisait
au toit. Elle ouvrit le vasistas, il regarda la lune, miaula
tout d'un coup, bondit, les poils hérissés, puis se sauva
en poussant de sinistres hurlements, de ces cris bizarres
qui vous font croire à des tueries.

Demomousike

D'une série de petits poèmes en prose que, sous le titre
de « *Demomousike* », M. Giulio d'Aspremont fit paraître
dans le *Mercure de France*, nous détachons pour son
ton très spécial et son accord avec notre sujet, cette

MUSIQUE ÉGYPTIENNE

Dans le ciel bleu-noir tacheté d'or, la lune jaune plane
sur le sable jaune fané. Le sphinx, éternelle divinité pétri-
fiée, fixe de son séculaire regard l'horizon lointain dont
à chaque aube naîtra l'astre fulgurant dont il est l'emblè-
me. Derrière, les immenses triangles rosés, tombes sa-
crées que les siècles respectèrent et que la civilisation
profana, profilent leurs gigantesques silhouettes dans
l'onde rouge, débordante et fécondatrice du père nourri-
cier, le Nil qui, tout puissant, terrible et doux, caresse le
monstre accroupi sur son sein.

Le vent du Nord, soufflant à travers ces énormes
amas de pierre, chante un chant profond et mystérieux.
Au milieu des anciennes ruines, l'Arabe chante: il chante
les chansons d'amour, les petites filles aux seins ronds et
durs comme des pommes vertes et fraîches, mouillées
d'une goutte de rosée, aux ventres polis, aux triangles

sacrés, qu'une main habile dépila d'un précoce duvet, aux lèvres pourprées, toujours ouvertes aux mâles ou féminines amours, comme une bouche aux tendres baisers, ou à la langue forte, douce et pénétrante. Il chante et rêve aux lascifs ébats des beaux éphèbes nubiens, aux splendides torses de bronze se roulant dans des spasmes d'érotiques jouissances sur le sable tiède et velouté. Et son chant doux devient frétillant et gai. Allah ! c'est de la vieille insatiable qu'il chante, qui n'ayant plus personne pour la satisfaire, a recours à son baudet, à qui une continence forcée permet de ne pas être trop dégoûté de la vieille rousse [1], qui l'excite et l'oblige à lui faire ce qu'il préférerait faire à l'ânesse d'à côté ; ou c'est du juif qu'il raconte, qui, par économie, fait subir à sa chèvre le sort que les gamins lui réservent pour la fin du Ramadan ; ou des habitants de la Thébaïde, qui, profitant de la position incommode de la femelle du crocodile, qui attend son mâle, remplacent ce dernier dans de monstrueux accouplements [2].

[1] Les femmes arabes, après un certain âge, doivent teindre leurs cheveux.

[2] Ce fait se trouve relaté aussi par des européens qui visitèrent anciennement la Thébaïde.

Chez les Gorilles

Les Rosny, ces écrivains d'une belle fécondité et d'un talent incontestable, ne connaissent pas de sujet qu'ils ne puissent traiter et ne reculent devant aucun. Leur maîtrise les sauve de l'équivoque.

C'est donc sans surprise que sous le titre « *En forêt* » nous avons pu lire, signé de ce J.-H. Rosny, marque célèbre, en dépit de la réclamation d'un homonyme, professeur de japonais fâché bien à tort d'une confusion possible, le récit captivant d'un cas de bestialité :

— C'est une blague, n'est-ce pas, dit, au début, un des causeurs à un dîner colonial.

C'est une blague, l'enlèvement des femmes nègres par des gorilles ?

— Une blague, non pas ! se récria Mosc... C'est une belle et bonne réalité... Seulement, en général, ce n'est pas le gorille qui enlève... l'animal est trop primitif pour ça... il se contente d'opérer sur place... Non, c'est la femme qui fiche le camp... quitte à revenir et à calomnier le singe. Entre nous, la dame nègre ne vaut pas

plus cher que son congénère mâle... Au point de vue
mœurs, je vous les donne l'un et l'autre comme de fort
inconscients animaux, allant où l'instinct les pousse...
et retenus seulement par des motifs de crainte... N'allez
pas en conclure que la bestialité soit un vice nègre. Ce
serait plutôt un vice arabe... Pour un nègre ou une négresse, le gorille est bel et bien un homme!...

Quand j'avais vingt-quatre ans, continue le voyageur,
moi aussi je m'étais persuadé que le gorille est un homme... La thèse m'était chère.

Et il explique comment, féru des mêmes idées que le
héros du roman de E. Dodillon, il profita d'une mission
en Afrique pour essayer, dit-il, de lier connaissance avec
le cousin pauvre. Parvenu à l'orée d'une grande forêt il
résolut d'y camper plusieurs mois. L'endroit n'était pas
trop malsain, les vivres abondaient, les tribus nègres du
voisinage étaient d'humeur bénévole, voire serviable.
En trois semaines, il eut une case bien aménagée et ses
compagnons des paillotes à leur convenance.

Et le narrateur entre au vif de son curieux récit.

J'y vivais très heureux, d'autant plus heureux que le
principal du bonheur ne me manquait pas, — je veux
dire que j'avais une compagne. Non pas une négresse,
ou même une Africaine Maure, Arabe, ou Kabyle, mais
une métisse hispano-indienne, — que j'avais ramassée
en cours de route, dans un moment critique pour la
pauvre fille. Elle possédait ce qu'il faut pour donner de
la satisfaction à un galant homme. D'abord, en cheveux
et en yeux, elle avait de la bonne marchandise castil-

lane, — une grande herbe du diable qui éblouissait en *noir*, charmante à manier, à flairer et à mordre ; deux grands iris charbon et vieil or, qui papillotaient autour de pupilles expressives, phosphoreuses et tendres. Le visage avait de la ligne et de la passion ; le corps remuait agréablement, selon des cadences précises et variées. Au total, c'était une belle fille, extrêmement réjouissante pour un voyageur et que je n'étais pas loin d'aimer pour de bon. Quant à elle, elle parut solidement éprise de ma personne... Nous vivions donc contents dans ma case. Ma joie s'accrut encore lorsque j'appris positivement que notre forêt était une forêt à gorilles. J'allais donc enfin les connaître, ces excellents cousins, et qui sait, peut-être en apprivoiser quelques-uns, établir les éléments d'une colonie anthropoïdienne.

Plein de mon sujet, j'en parlais à ma compagne avec un enthousiasme tout flambant neuf... Et j'eus, ma foi, la chance d'en rencontrer un groupe, un matin que nous explorions. Un *pater familias* passa devant nous avec trois femelles et plusieurs gorillots de divers âges. Les adultes étaient de formidables créatures, entre les bras desquels nos plus illustres hercules n'eussent point pesé lourd. Comprenant que la conversation ne serait guère commode, nous nous bornâmes à rester immobiles, nos fusils prêts : la famille passa avec un air de méfiance, mais sans aucune démonstration hostile... Je remis à plus tard la suite de nos relations.

Quelques semaines s'écoulèrent, sans que nous eussions revu nos gorilles. Peut-être se méfiaient-ils, peut-être avaient-ils tout naturellement changé d'habitat. Je ne m'en inquiétais pas, je ruminais une méthode dont j'attendais merveille et qui me faisait prendre patience. Une chose me chiffonnait un peu : c'étaient les allures de ma compagne. Elle devenait fantasque, capricieuse, distraite. Elle se sauvait souvent toute seule vers la forêt. Et surtout, elle se montrait bien moins affectueuse que de coutume. Je ne voulus pas d'abord me préoccuper de ses allures. Je crus à quelque ennui, à quelque nostalgie. A la longue, cela m'énerva. Une vague jalousie me sillonna l'âme et comme la jalousie va vite, je soupçonnai Costanza de quelques fugues avec un des nègres de mon escorte. Je me mis à l'épier. Elle le sentit, sans doute ; elle déjoua mes manœuvres avec une habileté incomparable. Jamais sauvagesse ne sut mieux se dérober à toute poursuite, mieux donner le change et mieux dominer l'ennemi. Piqué au jeu, je déployai toutes les ruses ; je fis des progrès considérables dans l'art de dérober mes démarches. Néanmoins, je n'avais obtenu aucun résultat, lorsque, un matin, je vis Costanza se glisser le long de la case et disparaître dans les hautes herbes et la broussaille.

Cette fois, je résistai à l'envie de la suivre. Armé de ma longue vue, je veillais sur ses mouvements. Elle fit une série de crochets très habiles, revint deux ou trois fois sur ses traces, et faillit échapper même à l'instrument sûr qui la visait. Parfois, je restais une bonne minute sans la voir. Au total, je pus toujours retrouver sa silhouette, jusqu'à ce qu'enfin elle eut disparu dans la forêt...

« Que faire ? Comment la rejoindre ? Pure affaire de chance ! » pensai-je. « Il faut surtout aller vite. »

Je montai sur l'unique bête de course qui nous restait, et partis au galop. Arrivé à la forêt, j'attachai ma bête, je marchai au petit bonheur. Une heure se passa sans amener aucun résultat ; je commençais à désespérer, lorsque, assez loin, sous la futaie, il me sembla apercevoir une forme humaine, une forme *vêtue*. J'allais m'élancer, mais j'eus une seconde fois l'idée de recourir à ma longue vue. Je ne m'étais pas trompé. Ce que, grâce à une disposition particulière des arbres et des feuillages, j'avais entrevu, était une forme humaine, et c'était bien Costanza. Debout dans une sorte de clairière, elle semblait attendre... et cette fois je me sentis certain qu'elle me trompait, sinon avec un de mes hommes, du moins avec quelque moricaud du voisinage... Je l'aimais assez pour souffrir en toute circonstance, mais dans cette solitude où elle était en somme la seule femme vraie, la souffrance fut plus amère, souillée de honte ignoble... Tandis que je tremblais de douleur et de rage, un être grisâtre se glissa dans la clairière, un être qui ne marchait ni à deux, ni à quatre pattes... qui avançait à la manière dont aurait pu avancer un agile cul-de-jatte. Je reconnus un gorille.

— Ma foi ! me dis-je... s'il l'étranglait, elle n'aurait que ce qu'elle mérite.

Il s'approchait d'elle, sans qu'elle fît un mouvement...
et j'attendais le drame, lorsque soudain, je le vis se dres-
ser, la saisir entre ses bras immenses...

Le dégoût, la fureur, une convulsion de tout l'être me
tinrent d'abord immobiles, puis, je levai mon fusil, je
tirai sur l'immonde couple, je m'élançai sous bois.

Dès que j'eus quitté mon observatoire, je ne vis plus
rien, je perdis du temps en orientation, et quand j'arrivai à la clairière, il n'y avait plus personne...

Je n'espérais plus revoir Costanza, fit mélancolique-
ment l'Africain Mosc. Toutes mes recherches, durant
plus de trois mois, avaient été vaines, et j'étais reparti
vers de nouveaux territoires. Un hasard extraordinaire
me remit en face de la misérable créature, cinq ans
après — à deux ou trois cents milles de l'endroit où elle
avait disparu.

J'explorais la forêt de Ngamo. Un matin que je m'étais
arrêté en compagnie de quelques guerriers Boungos,
nous vîmes des gorilles filer sous bois. Je fis signe à mes
hommes de se tenir immobile et j'observai. Il y avait un
vieux et un jeune mâles, deux femelles, des petits et un
être singulièrement humain, à moitié caché dans une
prodigieuse chevelure noire :

— Une femme ! me dis-je.

Je fis involontairement un pas en avant. Les gorilles
m'entendirent ; les deux mâles se tournèrent avec un
air mi-effaré, mi-menaçant ; le plus vieux gronda...
Cependant, la créature aux vastes cheveux s'était arrêtée :
et rejetant vers la droite sa crinière, elle montra un vi-

sage basané, où demeurait quelque grâce, et de très beaux yeux hagards, farouches, des yeux de bête encore confusément imprégnés de lueurs humaines. Elle nous considéra une minute avec fixité, tout son corps tremblait ; quelque vague souvenir parut palpiter sur sa face ; et c'est alors que je reconnus Costanza... Je poussai une exclamation qui fit profondément tressaillir le pauvre être. Elle fit deux bonds vers moi. Mais l'apparition d'une sorte d'enfant fantastique, à la chevelure et au visage humains, au corps et aux membres d'anthropoïde, détourna son attention... ainsi que l'intervention du vieux mâle qui lui allongea une bourrade... Elle repartit. Une incertitude cruelle me bouleversa le cœur. N'était-il pas de mon devoir de délivrer Costanza de cette existence infâme ? Pouvais-je laisser une de mes semblables parmi les brutes ?

Je me tournai vers mes compagnons pour donner un ordre d'attaque. Mais les paroles ne vinrent pas jusqu'à mes lèvres.

A quoi bon, pensai-je, n'est-elle pas doublement perdue ? De plus, elle et son enfant ne risquent-ils pas de périr dans la bagarre ?...

La lutte intérieure dura. Quand j'adressai enfin la parole à mes hommes, il était trop tard pour rien entreprendre : les gorilles étaient loin.

*
* *

Il ne s'agit, on le devine, dans le récit précédent, que

d'une fantaisie, brillante comme toutes celles dues à l'imagination de ces remarquables écrivains, mais cette fantaisie est écrite avec un art si vrai qu'il pourrait suggérer aux esprits non prévenus la communication faite aux auteurs d'un événement authentique.

Disons bien vite qu'il n'en est rien.

A titre de curiosité, nous avons invoqué le témoignage des auteurs eux-mêmes.

— « *Non*, nous ont-ils répondu en termes formels, *le conte « En forêt » n'est basé sur aucun document strictement scientifique.* » Et l'avis, également sollicité par nous du savant Dr Metchnikoff, met un point final à la discussion que certains pourraient naïvement entreprendre :

Monsieur,

Il n'existe pas d'observation scientifique permettant de croire à la possibilité de relations sexuelles entre les humains et les singes, même anthropomorphes.

Recevez, etc...

Elie METCHNIKOFF.
Chef de service à l'Institut Pasteur.

La Charmeuse

Quand on étudie l'Anormal — et toute étude est suscitée par son apparition dans le champ des observations quotidiennes — on est bien vite obligé de conclure sinon à l'inexistence d'une frontière nettement délimitée entre ce qui est normal et ce qui ne l'est pas, du moins à l'impossibilité presque absolue d'indiquer le point neutre, le croisement certain des deux routes où les fous se séparent des sages.

La vérité est que cette frontière est différente pour chacun. Le plus grand nombre ne la franchissent jamais. Quelques-uns se hasardent à poser un pied timide en dehors du sentier battu ; d'autres s'aventurent plus loin mais retournent assez vite sur leurs pas. Beaucoup usent de cette sorte le *riche métal de leur volonté* et finissent un jour par ne plus revenir.

Ces notations donnent le pourquoi de la multiplicité des cas de folie et, en particulier, de folie passionnelle. Elles créent également une distinction nécessaire, savoir : qu'il ne faut pas classer sous une même étiquette les anomalies semblables en apparence. C'est une loi qui tend plus que jamais à s'imposer à l'esprit des savants véritables et des chercheurs désintéressés. C'est elle qui, pour deux actes de même nature, fait prononcer un verdict entièrement différent.

Deux cas de bestialité, par exemple, commis dans des circonstances identiques, peuvent avoir des mobiles si différents qu'il est impossible de les considérer comme produits par une même forme d'aberration mentale. D'autre part, on ne saurait, sans injustice, assimiler à des faits certaines actions dont le mobile échappe. Qu'un nerveux éprouve une sensation voluptueuse en caressant la fourrure électrique d'une chatte, il n'y a là rien d'anormal et cette sensation pourrait même, s'il y a névrose, s'exagérer jusqu'à l'orgasme sans que l'on doive prononcer le mot de bestialité puisqu'elle pourrait s'expliquer par une association d'idées, un rappel trop ardent d'amoureux souvenirs.

L'explication est moins facile quand l'animal caressé est un objet de naturelle répulsion, aussi bien par sa forme que par son contact. Ce ne peut être alors que par une perversion des sens que l'homme ou la femme le recherchent et parce que leurs nerfs exacerbés ont besoin, pour entrer en vibration, des secousses brutales avoisinant celles que produit la souffrance.

C'est une détraquée de ce genre que le héros d'un conte impressionnant, « *La Charmeuse* », dû au talent subtil de M. Robert Scheffer, rencontre en se promenant à une heure matinale, au Bois de Boulogne, près du lac. « Une femme, unique en l'endroit, se tenait sur la berge ; des soies légères accusaient la rondeur souples de ses formes. Un peu cambrée en arrière, le bras haut levé, elle présentait un grignon à un cygne de belle envergure. Celui-ci, dressé sur ses pattes, allongeait son col interminable vers la main qui le tentait, et ses vastes ailes déployées semblaient envelopper la femme dans leur blancheur. Et le geste de l'une était si provocateur, l'attitude de l'autre si expressivement amoureuse, que je ne pus me retenir de proférer un « Bravo ! » approbatif.

La jeune femme se tourna vers moi et sourit :

— N'est-ce pas, fit-elle, il est magnifique? Son cou, il est si long, si onduleux ; on dirait un serpent blanc.

A son accent, je sus qu'elle était étrangère, et je m'en réjouis, imaginant, je ne sais pourquoi, qu'elle serait d'accueil plus facile. Déjà, j'aimais ses yeux qui avaient la couleur de l'Océan, et, comme lui, étaient profonds. La tête, petite et d'une pâleur mate, me plut par l'irrégularité charmante des traits et la sensualité naïve qu'elle exprimait; sous le chapeau, les cheveux d'un or vigoureux flamboyaient.

Un compliment fort direct fut ma réponse. Et, tout de suite, comme elle ne s'offensait pas, je lui proposai de la guider par le Bois vers des sites pittoresques.

— Oh! je connais! dit-elle. Mais vous pouvez m'accompagner quand même, si vous avez le temps. Je rentre chez moi, à Auteuil.

A peine si, d'un coup d'œil, elle s'était assurée de la correction de mon costume, qui lui garantissait un homme « comme il faut ». Au reste, moi ou un autre, elle n'en prenait souci. Il l'ennuyait simplement d'être seule, eut-elle soin de me faire entendre, et une petite causerie sans conséquence abrégerait la route.

N'espérant plus rien, le cygne, le plumage hérissé, s'éloignait lentement.

Indifférente à s'enquérir de ma personne, elle me fit d'une voix chantante des confidences assez décousues, avec un surprenant abandon. J'appris ainsi qu'elle s'appelait Tatia Sergof, qu'elle était Russe, mais née à Batavia, où elle avait demeuré jusqu'à ces derniers temps. Maintenant, son père et sa mère étaient morts, lui laissant de la fortune; elle n'avait pas de famille, et elle voyageait. D'abord, elle avait résolu d'explorer Paris.

— Je suis une créature bizarre, très bizarre, conclut-elle inopinément, en roulant langoureusement les r.

Des galanteries de ma part n'obtinrent aucun succès.

— Oh! laissez, disait-elle avec une froideur décourageante. Ça ne me fait pas d'effet; les paroles non plus ne m'émeuvent pas. Vous verrez, vous comprendrez.

Ainsi devisant, Tatia Sergof et moi nous étions entrés dans Auteuil; nous nous engageâmes dans une ruelle en pente qui se faufilait entre de vieilles murailles gardiennes de parc à l'abandon.

— Là, je demeure, dit Tatia en poussant une grille rouillée qui se referma derrière nous.

L'impression d'isolement fut immédiate et complète. Les cimes des ormes et des peupliers découpaient un horizon étroit et leur feuillage semblait arrêter les bruits du dehors; du lierre séculaire se nouait à leurs troncs larges, sombre et surabondant. Une végétation puissante envahissait l'enclos, pareil à une jungle en miniature. Au fond d'une allée herbeuse s'élevait un pavillon tapissé de glycines. Assise sur la dernière marche du perron, une vieille négresse, le chef enturbanné d'un foulard orange, attendait. Elle se leva, baisa la main de Tatia, mais me regarda de travers. Un ara bleu qui se balançait, accroché à son anneau de cuivre, poussa un cri strident ; Tatia le gratta au-dessous de l'aigrette, et il se pâmait sous la caresse. Puis ce fut un chat du Siam qui se frotta contre elle, sauta sur ses épaules, où il adopta une pose hiératique. Elle éparpilla autour d'elle des miettes de pain ; des pierrots voletèrent, les plus. hardis prenant dans sa main, de sa bouche, tandis qu'impassible le chat les considérait.

— Vous voyez, j'aime les animaux. Les animaux, ils sont très supérieurs aux hommes, affirma Tatia.

Et elle m'invita à me reposer dans la maison, où la température était agréable.

L'imprévu de la rencontre, l'exotisme du milieu me ravissaient et m'ébahissaient. Mon ébahissement se changea en extase, quand, après m'avoir laissé seul quelques instants dans une pièce spacieuse, mais assez obscure, bordée de divans bas, des nattes jetées sur le parquet, Tatia reparut, mais si légèrement vêtue que la blancheur de son corps rayonnait sous les tissus.

— J'aime être à l'aise, m'expliqua-t-elle.

Et sans aucun souci de pudeur, elle s'étendit sur un des divans. Je fus empêché de témoigner éloquemment mon admiration par l'arrivée de la négresse, qui nous versa dans de petites tasses du café d'un arôme rare. Sitôt qu'elle se fut retirée, je m'agenouillai devant Tatia, je saisis sa main...

— Non, non, laissez, laissez, vous dis-je, proféra-t-elle de sa voix chantante. Je suis bizarre, très bizarre donc. Je n'aime pas les hommes que pour me distraire, quand je m'ennuie. Je n'aimerai que celui qui n'aura pas peur, et, tous, ils ont eu peur jusqu'à présent.

Sans m'attarder à pénétrer le sens de ces paroles « bizarres », j'insistai, et si vivement, que Tatia répéta :

— Vous verrez, vous aurez peur.

Alors elle siffla doucement, longuement, musicalement. Et voici qu'au haut d'un bahut quelque chose bougea.

Ce quelque chose, qui ressemblait à un paquet de cordages goudronnés, je l'avais bien aperçu tout à l'heure, mais sans y prendre autrement garde. Maintenant, cela s'agitait, se soulevait, se déroulait. Une tête hideuse s'érigea, puis déborda le bahut, et elle oscillait, approchant sans hâte le col, suivie du corps qui coulait, lisse et rond le long de la paroi...

— Pyrh, mon ami, susurrait Tatia. N'est-ce pas qu'il est beau et énorme ? Je l'ai rapporté de Java : nous avons été élevés ensemble.

Moi, j'avais fait un bond en arrière. Tremblant, je me tenais dans le cadre de la porte, fasciné pourtant par la vue du python qui développait ses lourds anneaux, rampait vers Tatia.

L'aspect d'un reptile me cause plus que de l'effroi, quelque chose d'indicible, une horreur sacrée qui me paralyse, me glace. Je défaillais, et néanmoins je ne fuyais pas, subissant l'attrait qu'exerce sur nous l'horrible.

Tatia s'était levée. Le serpent l'enlaçait, il chargeait de ses pesants replis ses jambes, ses bras, son cou ; un instant, sa petite tête triangulaire dominant la tête de Tatia se darda de mon côté, et il me sembla que ses prunelles jaunes pétillaient de malice. Les bras écartés, comme portant un monstrueux collier, Tatia fit un pas en avant ; involontairement, je reculai. Alors, elle rit.

— N'est-ce pas, vous avez peur, donc ! Pyrh, mon ami, tu es beau, et il ne voit pas que tu es aussi beau que fort, mais il a peur ! Maintenant, assez ; retourne-t'en.

De rechef elle siffla d'étrange façon ; obéissant à l'impérieuse mélopée, le python se dénouait, glissait vers le parquet...

Pour moi, je m'étais réfugié sur le perron, où l'ara bleu se balançait toujours d'un air stupide à son anneau. Tatia me rejoignit.

— Voilà, dit-elle paisiblement. Il faut aimer Pyrh pour que j'aime, moi. Vous reviendrez ?

Quoiqu'elle fût délicieuse ainsi, en pleine lumière et demie-nue, je frissonnais encore de terreur et de dégoût ; l'image du python se substituait à la présence de Tatia, et j'ignore ce que je répondis.

Pourtant, je revins. Une curiosité malsaine me poussait, et aussi l'espoir que Tatia finirait par se donner, sans condition... Mais j'étais loin de compte.

Elle me reçut amicalement, comme une vieille connaissance, et ne m'introduisit point dans la maison.

— On est mieux dans le jardin, dit-elle, et vous y

êtes plus en sûreté. Vous savez, *il* dort dans la chambre.

J'essayai de protester. Elle haussa les épaules et prononça d'un air placide :

— Vous m'aimez, mais vous avez peur de *lui*. Je n'appartiendrai jamais qu'à l'homme qui m'embrassera quand *il* sera sur moi.

Folle, hystérique, perverse ? Je ne l'ai jamais démêlé. Mais j'ai vécu des heures étranges en compagnie de Tatia, de sa négresse et de sa ménagerie, dans ce mystérieux jardin d'Auteuil aussi éloigné de Paris qu'une station de l'Extrême-Orient. Je ne l'aimais pas : je la désirais passionnément. Une fièvre sensuelle me consumait. Afin de lui complaire, j'avais tenté de vaincre ma répugnance pour le python, sans y réussir, d'ailleurs. Néanmoins, je lui affirmais que je faisais des progrès, et, peu à peu, m'accoutumais à voir — d'un peu loin — le reptile se suspendre comme une lourde liane à son corps qui ne fléchissait pas. Elle me félicitait dédaigneusement de mes efforts et ne croyait pas à mes progrès.

... Un après-midi, au mois d'août, je me trouvais chez Tatia. La chaleur était étouffante ; de lointains roulements de tonnerre annonçaient l'orage qui se préparait. Tatia ne jouissait pas de son beau calme habituel ; l'électricité qui saturait l'atmosphère l'énervait, et, en prévision de l'averse prochaine, elle avait fait rentrer son ara bleu, son chat de Siam, et elle-même, sous prétexte de s'aérer ou pour m'exaspérer, s'était complètement déshabillée. Enervé, moi aussi, au delà de toute expression, j'oubliai un redoutable voisinage et la saisis violemment dans mes bras.

— Non, pas vous, fit-elle, irritée. J'ai besoin de fraîcheur. Pyrh !

Sans qu'elle eût besoin de moduler son sifflement coutumier, le python, levé sur son bahut, déjà se dépliait, avec une vivacité insolite, avançait vers nous... Du coup, je lâchai Tatia, ridicule et poltron, je reculai vers la porte.

Pyrh s'enroula autour de sa taille et simultanément autour de son cou, la ceinturant d'un double anneau de bronze ; les mains fines de Tatia se joignirent sur sa tête qu'elle approcha de sa bouche.

— Viens donc me prendre maintenant ! me cria-t-elle, triomphante.

Un éclair zigzagua, suivi à bref intervalle d'un sec coup de tonnerre.

— Pyrh ! tout doux ! intima-t-elle.

Soudain, de l'angoisse convulsa ses traits.

— Pyrh ! râla-t-elle.

Le python avait brusquement resserré son étreinte : sa tête agile, où vibrait la languette fourchue, dansait au-dessus des cheveux de Tatia ; sa queue mince flagellait ses jambes. Ses mains impuissantes cherchaient à l'écarter ; bientôt elles retombèrent inertes.

— Au secours ! exhala-t-elle.

Les yeux jaillissaient des orbites ; je crus entendre un craquement..... Elle s'affaissa.

— Au secours ! clamai-je, ce pendant que l'ara se démenait et déchirait l'air de ses cris ; et, fou d'horreur, je me précipitai dehors, culbutant au passage la négresse qui accourait.

L'averse qui tombait me fut bienfaisante.

Si Tatia s'est tirée d'affaire, je n'en sais rien, car je n'ai jamais remis les pieds dans la maison d'Auteuil.

" White Stains "

Si nous ne redoutions de nous aventurer sur une pente assez glissante, nous aurions encore à analyser, en les tenant du bout des doigts, des pages extraites de ces livres toujours détruits et toujours renaissants dont notre Bibliothèque Nationale possède quelques échantillons, soigneusement verrouillés dans une petite armoire décorée du nom très solennel d'Enfer. On se doute bien que la littérature — non pas érotique mais obscène, — n'a pu manquer de joindre au ragoût épicé de ses descriptions, le piment étrange de la bestialité.

Quelque désir que nous ayons d'être aussi complet que possible, nous ne pouvons que reculer devant une pareille besogne.

Disons seulement que *Gamiani*, pour ne parler que de l'une des plus connues parmi ces œuvres plus ridicules que dangereuses, renferme deux scènes de bestialité décrites avec un luxe de détails qui fait honneur à l'imagination délirante de l'auteur. Une édition, devenue d'une rareté incroyable et parue en 1834, de ce livre que certains attribuent, on ne sait pourquoi, à Alfred de Musset, est ornée d'aquarelles, véritables œuvres d'art, qui commentent en l'aggravant la lubricité du texte.

Deux de ces aquarelles illustrent les scènes dont nous parlons ; l'une représente un gorille qui, séparé seulement par les barreaux de sa cage d'une femme nue, commet avec elle ce crime qu'ils auraient tous deux, au moyen-âge, expié par le feu ; l'autre qui pourrait illustrer la fameuse scène de l'Ane d'or montre un de ces doux quadrupèdes savourant, *more canino,* l'amour d'une femme prosternée, le dos tourné vers lui.

Nous ne pouvons joindre à ce très rapide aperçu, le lecteur le comprendra sans peine, aucune citation. Un curieux hasard cependant a fait tomber entre nos mains un livre moderne, un recueil de poésies vraiment étranges et, pour le plaisir des seuls érudits, nous en détachons sans la traduire la page qu'on lira plus loin. Ce livre intitulé « *White Stains* » est l'ouvrage posthume d'un jeune anglais, George Archibald Bishop, dénommé sur la page de titre : un névropathe du second empire et qui mourut, dit la préface (fort curieuse et brillamment écrite) dans l'incendie qui détruisit en 1870 l'asile de fous où une tentative d'assassinat commise dans des conditions exceptionnelles, une sorte de délire furieux, l'avait fait interner.

Il serait malséant et inutile de parler de ce livre et de son auteur, plus malséant encore de citer une seule ligne de ses poèmes, si ceux-ci ne portaient la marque d'un génie singulier.

Ceux de nos lecteurs auxquels est familière la langue anglaise nous sauront gré de leur avoir fait lire cette page plus remarquable certes par sa forme que par son sujet.

With Dog and Dame

An October Idyl.

The ways are golden with the leaves
    That Autumn blows about the air,
    The trees sing anthems of despair,
And my fair mistress binds the sheaves
Of yellow hair more loose, and weaves
    More subtly bars of song, that bear
    Bright children of love debonair,
And laughter lightly comes, and reaves
The garland from our sorrow's brow,
    Life rises up, is girt with song,
    Joy fills the cup, that flashes clear.
The year may fade in whispers now,
Shadow and silence now may throng
    The seasons—we are happy here.

Autumn is on us as we lie
    In creamy clouds of latticed light
That hint at darkness, but descry
    A rosy flicker through the night,
My mistress, my great Dane, and I.

We linger in the dusk—her head
  Lolls on the pillow, and my eyes]
Catch rapture, as upon the bed
  He licks her lazy lips, and tries
To tempt her tongue.   My fires are fed.

Her heavy dropping breasts entice
  My teeth to jewel them with blood,
Her hand prepares the sacrifice
  She would desire of me, the flood
That wells from shrines of Paradise.

Her other hand is mischievous
  To bid the monster Dane grow mad,
His red-haw gaze grows mutinous,
  Her eyes have lost the calm they had,
My body grows all amorous.

My tongue within her mouth excites
  Her dirtiest lust, her vilest dream ;
His greedy mouth her bosom bites ;
  He cannot hold, his eyeballs gleam ;
He burns to consummate the rites.

I yield him place : his ravening teeth
  Cling hard to her—he buries him
Insane and furious in the sheath
  She opens for him —wide and dim
My mouth is amorous beneath.

Her lips devour me, and I rave
   With pleasure to discern the love
They twain exert, my lips who lave
   With double dew distilled above;
To dog and woman I'm a slave,

Nor move, though now essays the Dane
   To cool his weapon in my mouth;
Her lust bestrides me, and is fain
   To quench in his sweet sweat her drouth
Her finger probes my bowel again.

All three enjoy once more, and I
   Am ready ever to renew
These bestial orgie-nights, whereby
   Loose woman's love is spiced, as dew
On tender spray of spring doth lie.

Like the cold moon to earth and sun
   My mistress lingers in eclipse,
We wake her passion, either one
   Licking each pouting pair of lips
Till new sweet stream of nectar run.

'Tis Autumn, and the dying breeze
   Murmurs « embrace »; the moon replies
"Embrace"; the soughing of the trees
   Calls us to linger loverwise,
And drain our passion to the lees.

’ Tis Autumn, The belated dove
　Calls through the beeches, that bestir
Themselves to kiss the skies above,
　As I will kiss with him and her.
Leave us, sweet Autumn, to our love.

Mémoires d'une Princesse russe

Il nous reste à citer, pour clore cette enquête forcément abrégée dans le domaine de la littérature, une note assez curieuse que l'auteur des « Mémoires d'une Princesse russe » a jointe à son livre pour expliquer un passage plutôt scabreux. L'ouvrage lui-même appartient d'ailleurs à cette catégorie de livres auxquels nous faisions allusion plus haut et qui, imprimés, suivant la formule, sous le manteau, se lisent portes closes et verroux tirés. Il ne laisse pas d'ailleurs d'être écrit dans une langue fort élégante.

.·.

Les idées que la Princesse paraît dans une certaine mesure, avoir mises en pratique ne sont pas, après tout, si imaginaires qu'on pourrait le supposer. Sans doute le sujet est un de ceux qu'il est bien difficile d'aborder, la pensée même en est répugnante et fait se révolter aussi bien les instincts naturels que le sens commun. Nier, toutefois, que de tels rapports soient possibles, c'est vouloir ignorer les annales judiciaires aussi bien que les écrits de toutes les époques.

Ce n'est que mû par le désir de rechercher les grandes vérités que révèle l'étude de l'humanité qu'on peut s'occuper d'une question de ce genre mais il serait indigne de la science de se refuser à cette étude sous le faux prétexte d'une pudeur mal comprise.

Si la femme — pour ne parler que d'elle — ne peut connaître d'autres rapprochements que ceux des mâles de son espèce, pourquoi trouve-t-on des dénonciations en termes si exprès dans le Lévitique où l'écrivain inspiré admet tacitement l'existence de faits monstrueux ?

Dans l'Inde, en de certaines contrées montagneuses, les femmes indigènes que leurs travaux tiennent dans les pâturages ont des rapports avec les petites races de poneys que l'on trouve là partout.

Les habitants considèrent ce fait comme insignifiant.

Je me souviens — et ceci montrera le degré de cette curieuse indifférence — d'un domestique indigène qui vint me demander de faire subir un châtiment corporel à sa jeune et belle épouse parce qu'elle passait *trop de temps* avec les poneys, un temps qu'elle eût employé de façon plus profitable avec son seigneur et maître.

Comme j'exprimais mon étonnement, le drôle ajouta d'autres détails, paraissant goûter un plaisir tout particulier à ses contes par le menu. Il finit en m'assurant que toutes les jeunes femmes du pays en faisaient autant : il me supplia de ne pas avoir pour cela mauvaise opinion de sa femme... ce n'était que cette scandaleuse perte de temps qui le faisait se lamenter : « Sahib ! Sahib ! punissez-la ».

Le petit âne commun en Algérie et que l'on voit fréquemment dans le sud de la France, sert, paraît-il, à des satisfactions hors nature.

Sans aller plus loin, nous pourrions mentionner des cas sans nombre où le chien joue un rôle singulièrement actif. Il est pas de villages en Angleterre, en France ou en Allemagne où ne traîne quelque histoire sur le compte de l'un ou l'autre des habitants. On peut dire, il est vrai, que ce sont de malicieuses inventions. Sans doute en est-il ainsi dans certains cas, mais d'où cette idée pourrait-elle surgir s'il n'y avait jamais eu de fait ?

Il en est un entre autres, qui s'est produit en Angleterre et il est si caractéristique que nous le rappelons ici comme venant à l'appui de notre hypothèse. C'est devant un tribunal que fut apportée, bien curieusement, la preuve de ce cas de bestialité. Dans une auberge de campagne, on avait remarqué qu'une jeune fille, une servante de la maison, traversait la cour située derrière l'auberge bien plus souvent que son service ne l'exigeait et que chaque fois, un grand chien noir la suivait. Deux jeunes gars se mirent à la surveiller, par curiosité et aussi — le procès en fit la preuve — parce qu'ils avaient contre elle un sujet de dépit.

Ils firent le tour du bâtiment, escaladèrent un mur et déplacèrent une des tuiles rouges formant le toit du hangar où se rendait cette fille. Devant le tribunal, ils jurèrent que, de ce poste d'observation, ils avaient vu entrer la servante accompagnée du chien et ils décrivirent ensuite, avec une précision et des détails si cho-

quants et si révoltants — ainsi que le fit remarquer le
juge — que le jury repoussa leur témoignage. Tous
deux étaient cependant bien d'accord et avaient été inter-
rogés séparément.

L'acquittement de l'accusée semblait certain quand, à
la grande surprise de tous ceux qui se trouvaient dans
la salle, on vit tout à coup cette jeune fille fondre en
larmes et déclarer qu'elle était coupable.

Se cachant la figure dans les mains, elle dit au juge
que « si les femmes savaient ce que c'est qu'un chien,
elles ne voudraient plus jamais d'homme ». Le juge prononça donc une condamnation, mais des vices de forme
ayant été relevés, ce jugement fut cassé.

Index

Index

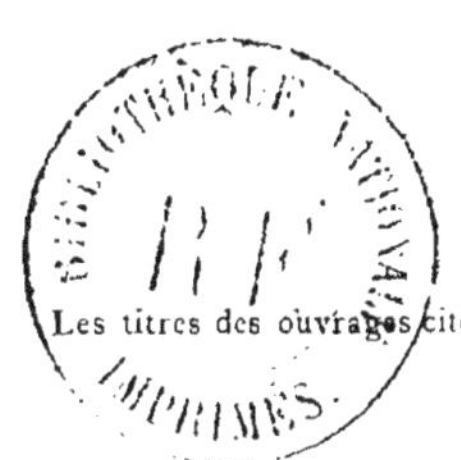

Les titres des ouvrages cités sont en italiques ; les noms des auteurs en capitales.

———

Abbé (l') en belle humeur, 348 à 352.

Acinaces (*Cimeterre*), lion apprivoisé de Caracalla, 4.

Adamites (les), 3o, 31.

Ælien, 244.

Agnan, démon chez une peuplade du Brésil, 42.

Agrippa de Netlesheim et son chien, 41.

Aigle. — Jupiter en — 19 ; aigle amoureux d'un jeune garçon, 244.

Aix (Parlement d'). — Arrêt ordonnant l'exécution de l'animal complice du crime de bestialité, 23g.

Albigeois (les), 3o.

Alcipe, mère d'un éléphant, 43.

Ane d'Or (l'), 315 à 318.

Anesse. — Actes de bestialité sur une. — v. : Grondeau, de la Soille, Gerbourt, Macé Avril, Toussaint Boudier, Jean Périer, Claude Fabre, Charles Basse, Claude Parisot, Charles Chambéry, Jean le Gaigneux, Jean de la Salle.

Animale (l'), 383 à 38g.

Annales du Portugal, 13.

Anthropologie criminelle, 273.

Apis (le Bœuf), 18.

Apollon changé en vautour, 19 ; en lion, 19.

Apulée, 314 à 318.

Arabie. — Bestialité en —

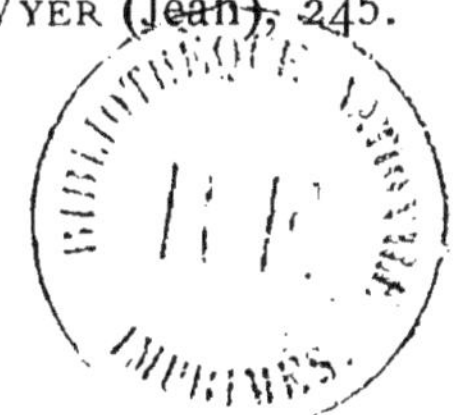

Table des Matières

Table des Matières

ALENÇON. — IMP. VEUVE FÉLIX GUY ET Cie

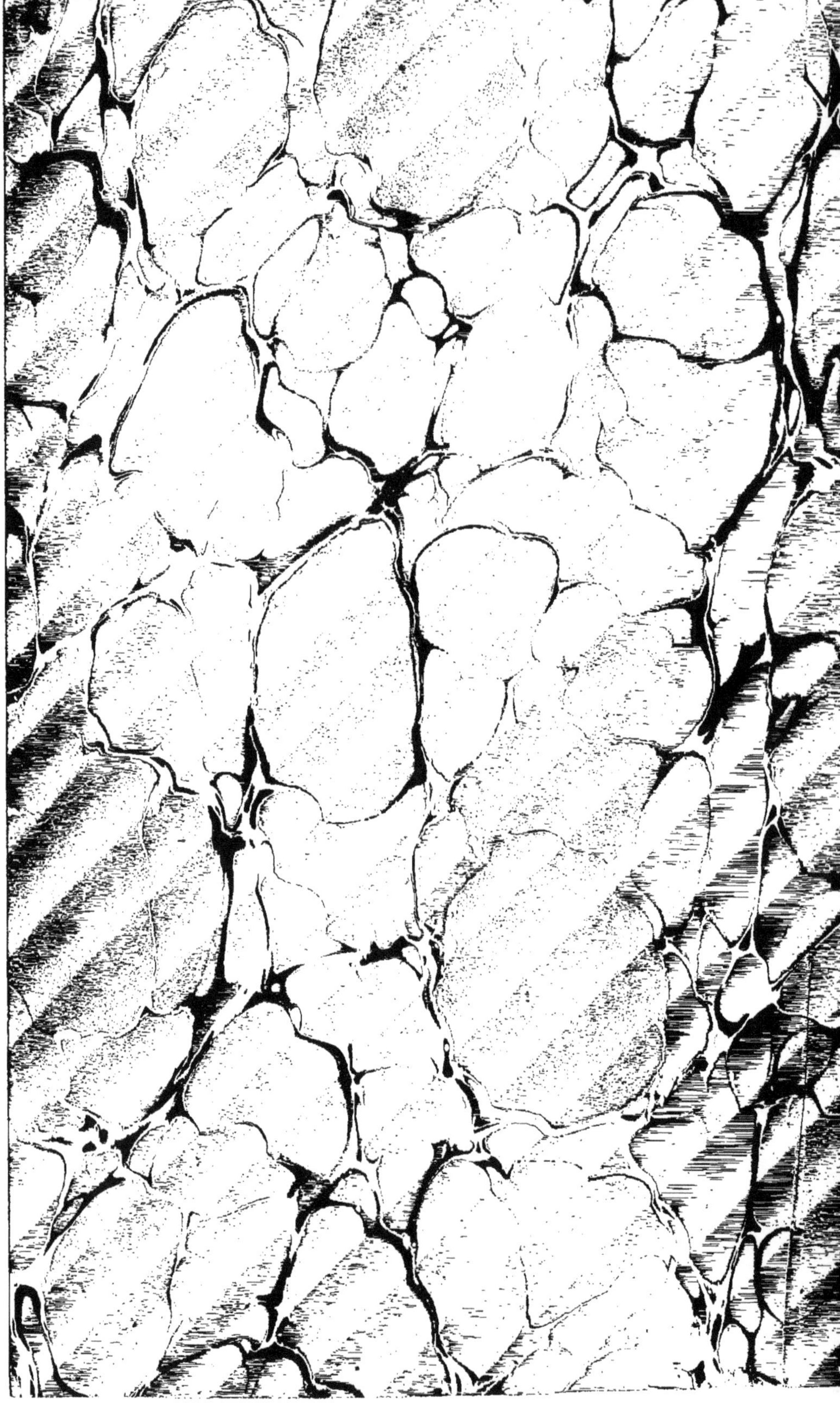

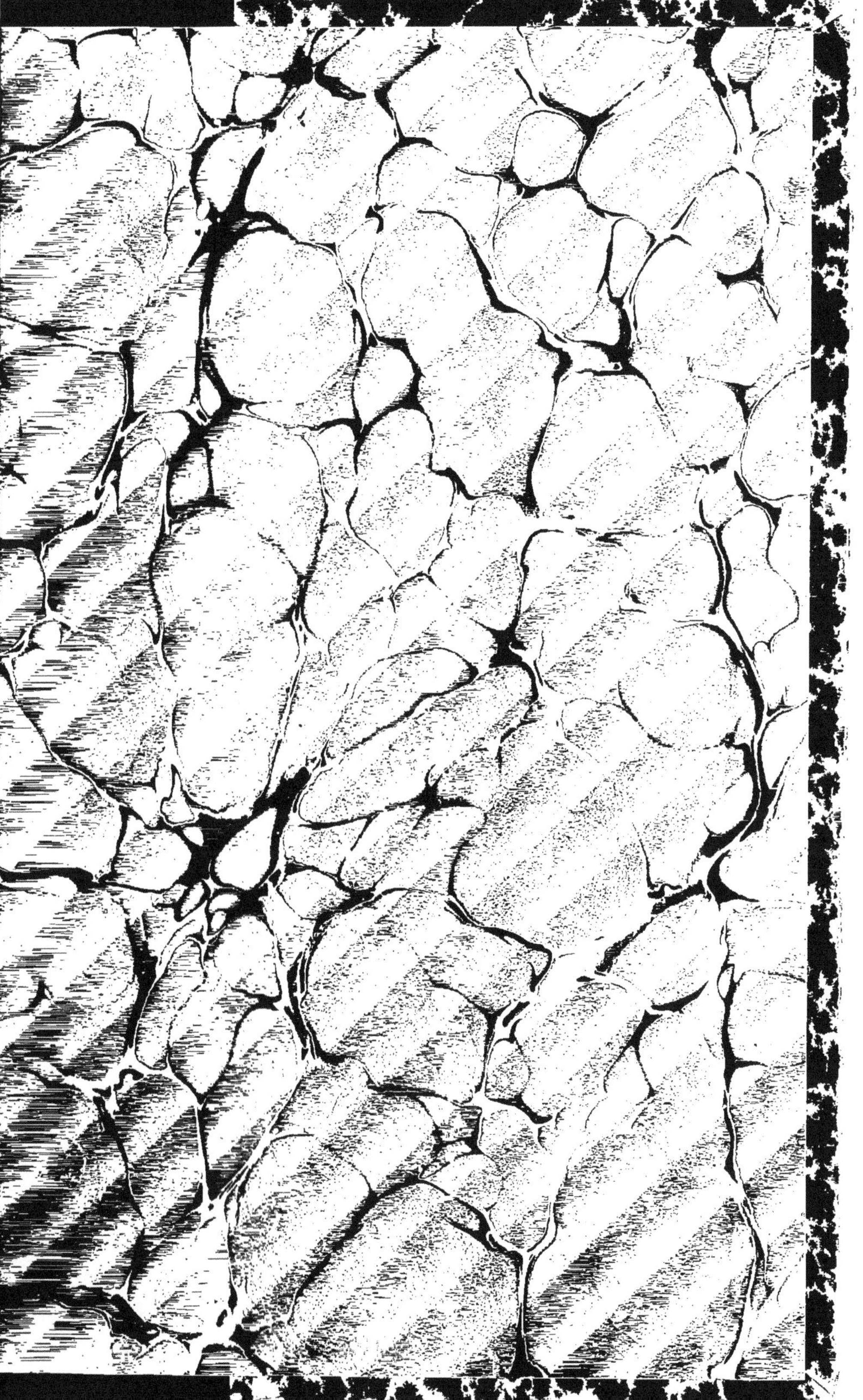

BIBLIOTHEQUE NATIONALE DE FRANCE
3 7531 00192860 6

www.ingramcontent.com/pod-product-compliance
Ingram Content Group UK Ltd.
Pitfield, Milton Keynes, MK11 3LW, UK
UKHW022051120726
13694UKWH00001B/85